체질과
증세에 맞는
맞춤형
식품 처방

약손의 몫을 다하는 **민간요법**

고양이가 소화 장애를 일으키면 꽈리풀을 뜯어먹고, 거미가 벌에 쏘이면 명아주풀에 몸을 비벼 해독하며, 독사에 물린 동물은 쥐방울풀을 먹는다. 그리고 구렁이가 상처를 입으면 소루쟁이에 몸을 돌돌 말아 걸쳐서 스스로 치료한다.

인간도 여느 동물과 마찬가지로 아주 오랜 옛날부터 이러한 자연요법을 터득해 왔으며, 이러한 경험과 예지를 체계화해 오늘의 민간요법을 이룩하였다. 이로부터 학문적 원리에 따라 의학을 발전시킨 결과 기사회생의 신약을 개발해 내게 된 것이다.

동서양을 막론하고 민간요법이 난치병을 치료하는 데 신비롭고도 기적적인 약손의 몫을 다하는 까닭은 수없이 긴 세월에 걸쳐 얻은 경험과 예지를 체계화한 데 바탕을 두고 있기 때문이다.

피마자가 고대 이집트부터 설사제로 쓰이고, 햄릿의 아버지를 독살하는 데 썼던 히요스잎에서 근육 긴장·이완제가 추출되고, 로미오를 죽음으로 몰아넣었던 독약 아코니트가 현재도 신경통 치료제로 쓰이는 것도 다 이런 이유 때문이다. 그래서 18세기 영국의 약물학자 에드워드 스톤은 '하나님은 치료약을 언제나 그 병의 원인 옆에 갖다 놓아 두신다.' 고 하였고 동양에서는 '의식동원(醫食同源 : 치료약과 음식은 같은 데 뿌리를 둔다)' 이라고 하였다.

결국, 병이 있는 곳에는 반드시 약이 있기 마련이요, 그 약은 생활주변에서 쉽게 구할 수 있다는 뜻이다. 그리고 그 약은 마치 음식과 다름없이 항상 가까이에 있다는 것이다.

이런 원리에 바탕을 두고 엮은 것이 바로 이 책이다. 그렇다고 무의미한 민간요법마저 망라한 것은 결코 아니다. 이 책은 가정에서 손쉽게 취급할 수 있는 요법 중에서 의학적으로 충분히 입증할 만한 내용만 엄선하여 질병마다 대처하는 요령을 간략하면서도 이해하기 쉽게 설명해 놓았다. 이렇게 질병과 그 질병의 증세 및 가정요법을 누구나 이용하기에 불편함 없이 엮은 것이 이 책의 특징이다. 가까이 두고 필요할 때마다 펼쳐 보는 가정의 필독서로서 큰 역할을 할 것이라 확신한다.

아무쪼록 이 책이 가정의 행복과 건강을 위한 충실한 반려자가 되어 국민건강 향상에 밑거름이 되기를 바라면서 감수의 변을 대신하는 바이다.

한의사 · SBS TV동의보감 진행 신 재 용

가족의 건강을 지켜 주는 **약차와 약술**

〈약이 되는 차와 술〉 편을 감수하면서, 이 책을 읽는 독자들에게 건강차·약용술을 직접 만들어 보라고 꼭 권하고 싶었다.
약용술이나 건강차는 특별한 전문 지식이 없어도 계절 식품이 무엇인지 알고 약효가 있는 야생초·야생열매·야생뿌리·야생줄기 등만 가려낼 수 있으면 누구라도 담글 수 있다.
약차를 만들 때는 분량으로 대충 한 줌, 물의 양도 2~3컵 정도를 기준으로 하면 된다. 물론 기호에 맞게 그 양을 조절할 수도 있다.
또 약용술은 과실로 담그는 과실술, 잎과 뿌리 또는 줄기로 빚는 건강술, 희귀한 생약재로 빚는 약용술 등 어느 한 가지도 몸에 이롭지 않은 것이 없다. 그 맛과 영양이 뛰어나 자양술이라고도 하고 몸을 보하여 건강을 증진시키므로 건강술이라고도 하며 신체의 기능 장애나 질병을 예방·치료해 주어 약용술이라고 하는 이유도 그만큼 건강에 도움을 주기 때문이다.
약용술·건강술을 담그는 작업은 취미생활로도 바람직하고 재미 또한 만만치 않다. 제철에 아름답게 피는 꽃이나 싱그러운 열매를 찾아 예쁜 병에 정성스레 담갔다가 마시면 자신과 가족의 건강을 돕는 데 한몫할 수 있음은 물론, 친구나 친지가 찾아왔을 때 진주, 미주, 기주를 대접할 수 있으니 이 또한 얼마나 즐거운 일인가?

다만, 조심해야 할 점은 아무리 좋은 차나 술이라도 지나치게 많이 마시면 독이 된다는 사실이다. 또, 숙성 기간을 참지 못해 서둘러 마신다든지 속성 효과를 기대해서는 안 된다는 점이다.

모자라거나 넘치지 않게 지시한 분량을 꾸준히 마시다 보면 고혈압·저혈압·당뇨병 등 각종 성인병은 물론, 병 후 회복, 건강증진에도 뛰어난 효과를 얻을 수 있을 것이다.

특히 여성의 경우, 피부미용이나 머리카락이 거칠어졌을 때, 나이 들면서 생기는 흰머리 예방에도 효과 있는 차와 술이 있다는 것을 알리고 싶다.

이 책에 소개하는 차와 술은 우리가 익히 아는 약재와 식품으로 이루어졌다. 만드는 법도 쉽고 간단하므로 시간 날 때 틈틈이 담갔다가 가족들의 건강을 지키는 데 도움이 되었으면 한다.

자연미용연구가 강 봉 수

1. 걱정되는 증세를 다스리는 식품 처방

contents

contents

2. 성인병을 이기는 식품 처방

3. 건강한 아이로 키우는 식품 처방

contents

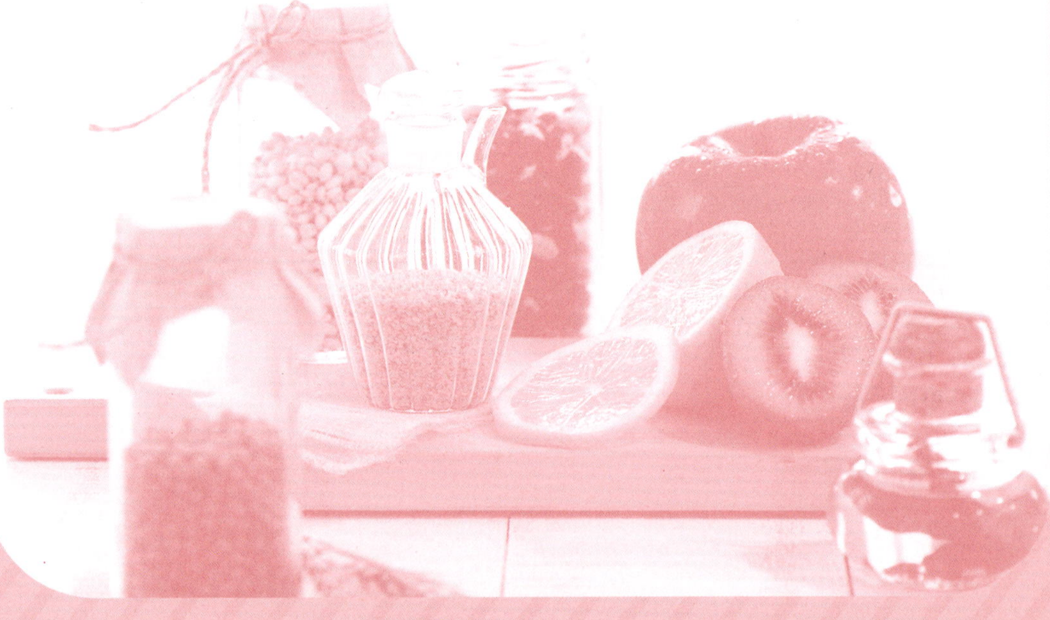

4. 여성의 병 치료하는 식품 처방

5. 약이 되는 식품과 영양소

Chapter 1 내 몸에 약이 되는 식품

Chapter 2 내 몸이 원하는 필수 영양소

contents

special book

베이고, 다치고, 넘어지고

알아두면 약이 되는 셀프 처방

먹으면 치료가 되는 약재

질경(도라지)

약효 기침, 가래, 기관지 천식에 효과가 있으며, 가슴과 목의 통증을 완화한다.

용법 1회에 말린 약재 4g 정도를 물에 넣고 달이거나 가루로 빻아 복용한다.

산초

약효 소화불량, 식체, 위하수, 구토, 이질, 설사 등에 효과적이다.

용법 1회에 1~2g씩 물 200㎖를 붓고 달이거나 가루로 빻아 복용한다.

갈근(칡뿌리)

약효 발한, 해열 및 숙취 해소에 효과가 있으며 근육의 긴장을 완화해 준다.

용법 말린 갈근 6~12g 정도에 물 300㎖를 붓고 반으로 줄 때까지 달여 마신다.

당귀

약효 어혈을 풀어 주고 피를 맑게 해 주며 저혈압, 협심증, 중풍 등에 효과적이다.

용법 하루에 12g씩 물 300㎖를 붓고 차로 끓여 마신다.

상엽(뽕나무잎)

약효 혈압 및 혈당을 내려 주며 기침, 가래를 완화한다.

용법 하루에 20g씩 물 300㎖를 붓고 달여 수시로 마신다.

감초

약효 특유의 단맛이 있어 각종 처방에 첨가한다.

용법 1회에 2~4g 정도씩 다른 재료와 함께 섞어서 사용한다.

두충

약효 기력 및 정력 증강, 혈압 강하, 이뇨 효과가 있으며 태아를 보호해 준다.

용법 잎이나 줄기 껍질 8~12g에 물 300㎖를 붓고 끓여서 차처럼 마신다.

영지

약효 만성 기관지염을 비롯한 호흡기 질환, 고혈압, 당뇨병 등 성인병에 효과적이다.

용법 하루에 5g씩 물 300㎖를 붓고 달여 차처럼 마신다.

결명자

약효 시력을 보호하고 눈의 피로를 회복시켜 주며, 간장 기능을 강화한다.

용법 하루에 20g씩 물 300㎖를 붓고 끓여 수시로 차처럼 마신다.

복령(백복령)

약효 이뇨, 항균 작용 및 혈당치 강하 작용을 하며 위산 분비 억제 작용이 있다.

용법 하루 4~16g 정도에 물 300㎖를 붓고 달여 식후 3회 마신다.

오갈피(가시오갈피)

약효 당뇨병, 관절염, 신경통, 동맥경화증, 저혈압에 효과적이다.

용법 하루에 15g씩 물 300㎖를 붓고 끓여 마신다.

구기자

약효 강장, 보양 및 시력감퇴, 신경쇠약에 효과적이며, 간장을 강화시켜 준다.

용법 말린 열매 20g에 물 300㎖를 붓고 달여 차처럼 마신다.

복분자(산딸기)

약효 자양·강장·강정 작용을 하며 신체 허약증에 효과가 있다.

용법 말린 것 12g 정도에 물 300㎖를 붓고 달이거나 빻아서 가루를 복용한다.

오미자

약효 자양, 강장, 기침·천식 억제 효과가 있으며 피로회복을 돕는다.

용법 말린 열매 20g 정도에 물 300㎖를 붓고 끓이거나 우려서 차처럼 마신다.

으름덩굴

약효 신경통, 관절염, 월경불순, 소변이 잘 안 나올 때 효과적이다.

용법 줄기 12g에 물 300㎖를 붓고 달이거나 잎을 볶아 말려서 차처럼 마신다.

지황(숙지황)

약효 당뇨병, 전립선비대증, 백내장, 간장병, 고혈압 등에 효과가 있다.

용법 숙지황 10~20g 정도에 물 300㎖를 붓고 달여 마시거나 생으로 조려서 먹는다.

호박씨

약효 기억력 증진 및 혈중 콜레스테롤치를 떨어뜨리는 효과가 있다.

용법 껍질을 벗겨서 심심풀이로 먹거나 강정을 만들어 먹기도 한다.

익모초

약효 생리불순, 생리통, 요통, 냉증, 대하증 등 여성의 병에 효과적이다.

용법 생즙을 마시거나 말린 약재 20g에 물 500㎖를 붓고 달여 마신다.

진피(귤껍질)

약효 신경성 소화장애, 신경안정, 감기, 기침에 효과가 있다.

용법 말린 귤껍질 40g에 물 300㎖를 붓고 달여 차처럼 마신다.

홍화(잇꽃)

약효 정혈 작용이 있어 월경불순, 혈액순환 장애, 산후 훗배앓이에 효과가 있다.

용법 홍화꽃 말린 것을 1회에 3~4g씩 뜨거운 물을 부어서 우려 마신다.

인진(약쑥, 사철쑥)

약효 생리불순, 생리통, 수족냉증 및 냉·대하, 산후 자궁수축에 효과적이다.

용법 말린 쑥 20g에 물 300㎖를 붓고 달여 수시로 마신다.

차조기(자소엽)

약효 감기 예방 및 진해, 거담, 해독 효과가 있다. 피부병과 신경증에도 좋다.

용법 말린 잎 12~20g에 물 300㎖를 붓고 끓여 마신다. 피부병에는 목욕물에 사용한다.

홍화씨

약효 홍화와 효과가 같다.

용법 하루에 말린 씨 20g씩 물 300㎖를 붓고 달여서 마신다.

작약

약효 근육을 풀어 주고 울혈을 제거하며 혈액순환을 돕고, 설사에도 효과적이다.

용법 하루 16g 정도에 물 300㎖를 붓고 달여 식간에 마신다.

치자

약효 두드러기, 여드름, 타박상, 구내염, 위장염, 두통 등에 효과가 있다.

용법 하루 6~12g 정도에 물 300㎖를 붓고 달여서 마시거나 바른다.

황기

약효 식은땀이 날 때 좋으며 원기회복에 탁월한 효과가 있다.

용법 하루 12g 정도에 물 300㎖를 붓고 달여서 마신다.

지실(탱자)

약효 위장 기능 강화, 자궁수축, 두드러기 같은 피부병에 효과가 있다.

용법 12g 정도에 물 300㎖를 붓고 달여서 증세에 따라 마시거나 바른다.

해바라기씨

약효 고혈압, 동맥경화, 심장병 등 각종 성인병에 효과적이다.

용법 껍질을 벗겨서 그냥 먹거나 강정을 만들어 먹는다.

황률(밤 말린 것)

약효 소화불량, 설사를 다스리며 자양강장, 원기회복에 효과가 있다.

용법 다른 약재와 함께 달이거나 삼계탕 등에 넣어서 하루 7개 정도씩 먹는다.

1. 걱정되는 증세를 다스리는 식품 처방

병원을 찾을 만큼 통증이 심하거나 심각한 증세가 나타난 것은 아닌데 그대로 넘기기에는 걱정되는 증세가 있다. 이럴 때는 그냥 지나치지 말고 주변에서 쉽게 구할 수 있는 식품들을 이용해 증세를 다스리자.
일상생활을 하면서 우리가 쉽게 접하는 식품들이 때로는 약이 되고 건강을 지키는 열쇠가 된다는 것을 깨닫게 될 것이다. 자신의 체질에 맞는 식품을 가려 그 식품으로 음식을 만들고 즙을 내어 신비한 약효를 경험해 보자.

각기병 증세가 있을 때

현미밥을 먹고 팥 삶은 물을 마셔 부기를 가라앉힌다

Dr. say 비타민 B_1이 부족하면 각기병에 걸리기 쉽다. 이 병에 걸리면 몸이 나른하고 손발이 저리며 가슴이 울렁거린다. 또한 숨이 차고 식욕이 떨어지며 다리가 붓는다. 특히 최근에는 흰 쌀밥 중심의 식생활과 인스턴트식품의 섭취가 늘어나면서 각기 증세가 더욱 늘어나고 있다. 그 밖에 편식하는 사람, 청량음료·설탕을 즐기는 사람에게도 각기가 잘 나타난다. 예방하려면 식생활 개선이 우선이다. 식품들을 골고루 섭취하고 특히 현미, 배아미 등으로 비타민 B_1을 보충하면 병세가 좋아진다.

현미밥 | 각기 증세에 효과가 있다

현미는 100g 중 비타민 B_1을 0.36mg 포함하고 있는데 비해 백미(흰쌀)는 0.09mg 정도밖에 포함하고 있지 않다. 게다가 흰쌀은 물에 씻거나 밥을 지으면 비타민 B_1이 대부분 사라진다고 볼 수 있으므로 각기병 증세가 있는 사람은 주식을 현미밥으로 바꾸는 것이 좋다.

돼지고기 수육 | 몸이 잘 붓는 사람에게 좋다

돼지고기는 다른 고기에 비해 비타민 B_1을 많이 함유하고 있는데 특히 살코기 부분에 많다. 비타민뿐만 아니라 단백질도 상당량 들어 있어 영양의 밸런스가 맞지 않아 생기는 각기병에는 더없이 좋다. 돼지고기 500g을 기름기는 제거하고 덩어리째 냄비에 담아 고기가 잠길 정도로 물을 붓는다. 여기에 된장 1큰술을 풀고 껍질 벗긴 생강 1쪽을 얇게 저며 넣어 푹 삶은 다음 먹기 좋은 크기로 썰어 먹는다. 이렇게 조리하면 돼지고기 특유의 누린내가 없어지고 맛도 부드러워진다. 이 외에도 돼지고기를 생강즙에 재워 구워도 비타민 B_1을 보충하기에 좋다.

보리탕 | 각기 증세를 억제해 준다

웰빙 붐이 일면서 다시 우리 식탁에 오르내리기 시작한 보리밥은 맛도 좋고 소화가 잘돼 각기병 예방이나 비타민 B_1의 공급원으로 권할 만한 곡류다. 각기에 걸렸을 때 보리탕, 보리죽, 보리차 등을 꾸준히 먹으면 증세가 가라앉는다.

팥 삶은 물 | 각기에서 오는 부기를 가라앉힌다

심장병을 비롯해 신장병, 각기병 등 모든 부기 증세를 다스리는 데 예로부터 팥이 쓰여 왔다. 물 3컵에 팥 30g 비율로 달여 하루에 3회씩 나누어 마시면 효과가 있다.

명자나무 달인 물 | 각기로 인한 부기에 효과적이다

가을에 푸른기가 남아 있는 명자나무 열매를 따서 4~6조각으로 쪼갠 다음 햇볕이 잘 드는 곳에서 말려 약재로 사용한다. 각기로 인한 부기가 있을 때는 물 3컵에 말린 명자나무 열매 10g 정도를 넣고, 물이 반으로 줄어들 때까지 달여서 하루에 3회씩 나누어 마신다. 말린 명자나무는 한약재 시장에서 구할 수 있다.

탱자잎탕 | 부기를 서서히 가라앉힌다

탱자의 어린 잎을 따서 물을 붓고 달여 마시는 탱자탕은 상비약으로 만들어 놓고 매일 마시면 부기가 조금씩 가라앉는다. 또 가을에 덜 익은 듯한 열매를 따서 소주에 3개월 정도 담갔다가 마시면 위가 튼튼해진다.

plus tip

그 밖에 효과가 있는 식품

쇠간, 닭간, 귀리, 오트밀, 구운 김, 장어, 시금치, 당근 등에는 많은 양의 비타민 B가 함유되어 있으므로 적극적으로 섭취한다. 현미를 주식으로 할 때는 반찬으로 쑥갓, 순무, 양파, 두부, 달걀 등을 준비하면 좋다.

감기에 걸렸을 때

기침·가래를 가라앉히는 칡차, 생강탕 등을 마신다

Dr.say 감기는 대부분 바이러스가 원인인데 피로·수면부족·영양실조·추위 등으로 인해 몸의 저항력이 떨어졌을 때 걸리기 쉽다. 초기에는 몸에 오한이 느껴지고 열이 나며 두통, 재채기, 콧물 등 여러 가지 증상이 나타난다. 감기 증세가 나타나면 충분한 영양섭취와 보온, 휴식을 취하고 비타민 A·C를 적극적으로 먹어 체내의 저항력을 높인다. 며칠 동안 계속해서 열이 내리지 않고 기침·가래가 심하며 가슴이 답답한 증세가 있을 때는 병원을 찾는다.

금귤 | 기침을 멎게 하는 효과가 있다

낑깡으로 불리는 금귤은 껍질에 비타민 C가 다량 함유되어 있다. 중국에서는 오래 전부터 약재로 널리 쓰여 왔는데, 감기, 기침, 목의 통증을 가라앉히는 데 효과가 있다. 술을 담가 마시면 일 년 내내 복용할 수 있다.

박하탕 | 발한을 촉진해 열을 내려 준다

박하의 주성분은 산뜻한 향을 내는 멘톨로 한방·양방에서 모두 사용한다. 박하탕은 땀을 내고 열을 내리는 작용 외에도 두통을 다스리고 위를 튼튼하게 해 주는 약효가 있다. 잎·줄기 모두 말려서 약용으로 사용하지만 감기로 인한 열이나 두통에는 잎만을 사용한다. 잘 말린 잎을 잘게 썰어 1작은술 정도 넣고 끓인 물을 부어 잠시 두었다가 녹차처럼 마신다. 거름망이 있는 다기나 찻잔을 사용하면 편리하다.

무탕 | 목의 통증이나 기침에 효과적이다

목의 통증과 심한 갈증에는 무탕을 권한다. 무를 강판에 갈아 1/4컵 정도 담고 끓는 물을 부어 따뜻하게 마신다. 이때 꿀이나 레몬즙을 넣으면 맛이 더욱 좋다.

생강탕 | 기침과 가래를 멈추게 한다

감기의 두통·기침·코막힘·한기 등에 효과가 있으며 특히 기침·가래에 효과가 뛰어나다. 곱게 간 생강즙에 뜨거운 물을 붓고 입맛에 따라 꿀을 넣는다.

달걀흰자·연근즙 | 목감기에 특히 좋다

달걀흰자는 목구멍을 부드럽게 하고 기침을 멎게 하는 역할을 한다. 달걀흰자에 피로회복과 정신안정에 효과가 있는 연근으로 즙을 내어 섞으면 목감기에 특히 좋은 양치약이 된다. 이 양치약으로 양치를 하면 목감기에 효과를 볼 수 있다.

칡차 | 초기 감기에 잘 듣는다

지하 30cm 밑에서 자라는 뿌리에 약효가 있다. 잔뿌리는 떼고 깨끗이 손질해서 말린 것을 한방에서는 '갈근'이라 하여 달여서 마시거나 생약인 갈근탕의 주성분으로 사용한다. 칡의 성분에는 땀을 흘리게 해 열을 내리는 작용이 있는데, 감기의 초기 증세인 두통·어깨나 목덜미가 뻐근한 증세를 완화하거나 방지하는 데 도움을 준다.

구운 매실 | 열을 내려 준다

검게 구운 매실은 기침을 멎게 하고 열을 내리는 데 효과가 있다. 매실을 석쇠나 프라이팬에 얹고, 약한 불에서 거뭇거뭇해질 때까지 서서히 굽는다. 매실이 다 구워지면 2개를 대접에 담고 흑설탕 50g과 1/2컵 분량의 뜨거운 물을 부어 우려나면 그 물을 따뜻할 때 마신다.

갑상선 장애일 때

요오드 성분이 풍부한 다시마탕, 톳나물술을 마신다

Dr.say

갑상선 호르몬의 분비가 심해져 생기는 것이 바세도우씨병이다. 20~30대에 많이 걸리고 여성이 남성에 비해 걸릴 확률이 3~5배 정도 높다. 목 아랫부분이 크게 부어오르고 눈이 튀어나오며 갈증이 자주 나는 등 여러 가지 증상이 나타난다. 의사의 지시대로 전문 치료를 받아야겠지만, 온몸의 신진대사량이 급격히 늘어나 체력 소모가 심해지고 먹어도 살이 빠지므로 고단백, 고비타민 식품을 섭취한다. 사춘기 전후 소녀에게 자주 나타나는 단순성 갑상선종은 크게 걱정하지 않아도 된다.

다시마탕 | 갑상선이 부었을 때 효과적이다

다시마는 해조류 중에서도 요오드 성분을 가장 많이 함유하고 있어 반찬으로 만들어 먹거나 탕약으로 톳나물과 함께 달여 마시면 뛰어난 효과를 얻을 수 있다. 요오드 공급은 갑상선종뿐만 아니라 바세도우씨병의 후유증에도 도움이 된다. 특히 수술이나 방사선 요법 등으로 갑산성 호르몬 분비가 저하되었을 때 다시마를 적극적으로 섭취한다.

톳나물술 | 응어리를 풀어 준다

톳나물은 딱딱하게 응어리진 부분을 풀어 주고 소염 작용을 해 준다. 또한 그 속에 함유된 요오드 성분은 갑상선의 활동을 높여 주므로 갑상선종 증세가 있는 사람에게 좋은 식품이다. 생톳나물을 이용해 담근 톳나물술을 매일 아침저녁으로 1잔씩 마시면 효과를 볼 수 있다. 단, 과음은 피한다.

복숭아 | 밤에 식은땀을 흘릴 때 먹으면 좋다

복숭아는 바세도우씨병으로 인해 심하게 땀을 흘리거나 목마른 증세를 나타낼 때 특효약이다. 수분이 풍부하고 땀을 막는 작용을 하므로 밤에 식은땀을 흘리는 사람에게 아주 좋은 식품이다. 신선한 복숭아일수록 약효가 더욱 좋다.

찹쌀가루 | 땀을 심하게 흘릴 때 먹는다

찹쌀은 땀을 심하게 흘리거나 잦은 소변, 피로 등으로 고생하는 사람에게 좋은 식품이다. 같은 양의 현미와 밀을 볶아 분마기에서 가루를 낸 다음, 현미수프에 10g씩 넣어 먹으면 식은땀이 멎지 않을 때 효과가 좋다.

연꽃씨 달인 물 | 신경을 안정시켜 준다

연꽃씨는 위장을 튼튼하게 할 뿐 아니라 강정·강장 작용, 강심 작용 등 보신에도 좋다. 연꽃씨 달인 물을 차 대신 마시면 가슴이 두근거리는 증세에도 효과가 있다. 연꽃씨 10g을 깨끗이 씻어 잘 달구어진 프라이팬에 볶은 다음 냄비에 옮겨 담고 물 3컵을 부어 물이 조금 줄어들 때까지 팔팔 끓여 마신다.

검은콩·밀 껍질 달인 물 | 피로를 풀어 준다

바세도우씨병의 증세로 쉽게 피로해지고 수면 중 심하게 땀을 흘릴 때 먹는다.

백합뿌리찜 | 불면을 해소한다

불면증도 바세도우씨병의 한 증세다. 이럴 때 꿀을 넣고 찐 백합뿌리를 잠들기 전에 먹으면 숙면을 취할 수 있다.

plus tip

갑상선 장애일 때 피해야 할 음식

소주, 맥주, 양주는 물론 알코올 성분이 들어 있는 모든 음료는 금하고, 그 밖에 커피·진한 차, 담배 등도 피하는 것이 좋다. 바세도우씨병은 몸과 마음의 안정을 취해야 하며, 치료 효과를 높이려면 짜거나 매운 음식을 즐기는 식성이라도 싱겁고 담백하게 먹는 습관을 들인다.

겨드랑이에서 냄새가 날 때

생강 달인 물을 마시거나 호두연고를 바른다

Dr.say

액취증은 겨드랑이 아래의 땀샘에서 자극적인 냄새가 나는 증세를 말한다. 사춘기 이후의 남녀, 특히 여성에게 많다. 땀샘에는 체온조절을 위해 땀을 분비하는 에크린샘과 사춘기 이후에 분비되기 시작하는 아포크린샘 2종류가 있다. 이중 겨드랑이에서 나는 불쾌한 냄새는 아포크린샘의 분비가 많아져 나는 것이다. 유전성이 강하며 대부분 가벼운 증세는 병원 치료 없이 없앨 수 있으므로 청결에 주의한다. 너무 심할 때는 전기찜질이나 수술을 받는다.

생강 달인 물 | 잡균의 번식을 막는다

생강은 음식을 만들 때 쓰는 양념으로, 고기나 생선의 냄새를 없애는 데 많이 사용한다. 이와 마찬가지로 몸에서 나는 냄새도 막아 준다. 생강에는 뛰어난 살균력이 있으므로 겨드랑이에서 자극적인 냄새를 일으키는 피부의 잡균 번식을 막을 수 있다. 생강 달인 물을 수건에 적셔서 이것을 겨드랑이 아래에 대 주면 효과가 있다. 단, 상당히 자극이 강하므로 피부가 약한 사람은 주의해야 한다.

현미식초 | 강한 살균 효과가 있다

현미식초는 강한 살균력을 갖고 있어 냄새의 원인이 되는 피부의 잡균을 죽게 한다. 또 땀샘을 수축시키는 작용도 있어서 땀의 양을 줄여주므로 겨드랑이에서 나는 악취를 예방하는 데 적합하다. 현미식초를 탈지면이나 거즈에 적셔서 땀을 잘 닦고 겨드랑이 아래에 대 준다. 이렇게 하면 4~5시간은 심한 냄새를 막을 수 있다.

복숭아씨 | 땀 냄새를 줄여 준다

익지 않은 복숭아씨를 곱게 갈아 거즈에 골고루 펴 바른 다음 겨드랑이에 붙이고 반창고로 고정한다. 하루에 1회씩 하면 나쁜 냄새가 줄어든다.

호두연고 | 겨드랑이에서 나는 자극적인 냄새를 없앤다

호두를 꾸준히 먹으면 신장 기능이 활발해져서 피부가 아름다워진다. 또한 호두는 식용으로뿐만 아니라 외용약으로도 이용된다. 호두를 곱게 갈면 기름이 나와 연고 상태가 된다. 이 호두연고를 겨드랑이 아래에 붙이고 골고루 마사지하면 겨드랑이에서 나는 고약한 냄새가 없어진다. 이 연고를 붙이기 전에는 반드시 겨드랑이 아래를 깨끗이 씻는다. 깨끗하지 않은 상태로 연고를 바르면 효과가 없다.

태운 매실가루 | 해독·살균 작용을 한다

매실에 들어 있는 카테킨산은 설사를 멈출 뿐만 아니라 해독 작용과 살균 작용을 하여 겨드랑이에서 나는 나쁜 냄새를 없애 준다. 사용할 때는 매실을 까맣게 태워서 겨드랑이 아래에 대고 마사지한다.

명반찜질 | 땀 분비를 줄여 준다

명반이 땀의 분비를 막는 작용을 한다. 구운 명반을 분마기에 갈아 가루로 만든 다음 거즈로 싸서 겨드랑이 아래에 붙인다. 명반에는 수렴 효과가 있어서 피부를 수축시키는데, 이렇게 하면 땀구멍이 막혀 발한이 억제된다.

plus tip

그 밖에 효과가 있는 식품

말린 차조기잎을 잘게 부수어 베보자기에 담고 뜨거운 목욕물에 담가 우려낸 다음 물이 미지근해지면 10~15분 정도 입욕한다. 이 약초목욕은 땀이 많이 나는 것을 예방하고 땀 냄새 제거에 효과가 있으며 피부미용에도 좋다. 1회 사용량은 100~150g, 증세가 심할 때는 1일 2~3회 반복한다.

귤 껍데기 20g에 물 1컵을 붓고 중불에 달여 하루에 2회씩 마신다.

결막염일 때

감자생즙을 바르거나 돼지고기구기자볶음을 먹는다

Dr.say 결막염은 눈의 흰자위를 덮고 있는 얇고 투명한 결막에 염증이 생기는 것으로, 흔히 '유행성 결막염' 혹은 '아폴로 눈병'이라 부른다. 급성 결막염은 세균이나 바이러스에 의해 감염되며 눈물과 눈곱이 많아지는데 항생제·안약 등으로 치료하면 1~2주 정도면 낫는다. 만성 결막염은 세균 감염 외에 손, 눈썹, 약품에 의한 자극이 원인이 되는데, 가벼운 증세라도 만성이 되면 시력이 떨어질 수 있으므로 안과 전문의의 치료를 받고 주위 사람에게 옮기지 않도록 각별히 신경을 쓴다.

감자생즙 | 눈곱·충혈되는 눈병에 효과적이다

감자는 알칼리성 식품으로 양질의 단백질과 무기질, 칼슘, 인, 철, 전분 등과 비타민 A, C가 들어 있는 영양이 풍부한 식품이다. 눈병에 걸렸을 때는 생감자를 강판에 곱게 갈아, 그 앙금을 거즈에 고르게 바른 다음 눈에 대고 안대로 고정해 주면, 눈이 짓무르고 눈곱이 끼며 충혈될 때 효과를 볼 수 있다.

녹차와 참기름 | 결막염 치료에 효과가 있다

중불로 진하게 달인 녹차 1컵에 소금 1/2작은술을 넣고 골고루 섞이도록 젓는다. 이것을 거즈나 탈지면에 적셔 눈을 닦은 다음 참기름 한방울을 눈에 떨어뜨린다. 급성 결막염에는 차게 식혀서 사용하고 만성 결막염에는 따뜻하게 사용한다. 참기름은 염증을 억제하는 작용 외에 고름이 나는 눈병에도 효과적이다. 단, 모든 점안 방법은 신중해야 한다.

돼지고기구기자볶음 | 시력감퇴를 예방해 준다

구기자는 전국 각지에 분포하며 잎·줄기·열매·뿌리를 모두 사용하는 불로장수 식물로, 예로부터 자양강장제로 사용되어 왔다. 자잘한 고추 모양의 과육에는 단백질, 타닌, 회분, 가용성 전분 등이 풍부해 눈을 밝게 한다. 여기에 비타민 B_1이 풍부한 돼지고기를 넣어 함께 요리하면 시력감퇴를 예방하고 눈병으로 시달린 눈을 진정시키며 특히 노안에 좋다.

머위잎 | 살균 작용이 뛰어나다

머위가 가진 헤키세날이라는 성분은 강한 살균 작용을 한다. 다래끼처럼 고름이 고이는 증세에는 머위잎(관동화잎)으로 약을 만들어 환부에 붙여 주면 효과가 좋다.

질경이가루 | 다래끼의 고름이 묻어 나온다

질경이의 잎을 따서 거뭇거뭇해질 때까지 구운 다음 손으로 비벼 가루를 낸다. 그 가루를 따뜻할 때 다래끼가 난 눈에 붙이고 안대로 고정한 다음 하룻밤을 그대로 잔다. 다음 날 안대를 떼면 고름이 묻어 있을 것이다. 눈을 깨끗이 씻고, 다시 한 번 같은 방법을 실시한다.

plus tip

그 밖에 효과가 있는 식품

삼백초생잎 2~3장을 잘게 썬 다음 서로 비벼서 부드러워지면 거즈에 묻혀 눈에 바른다.
눈이 피로할 때 눈에 **꿀**을 한 방울 떨어뜨려도 좋다. 눈의 상태가 나쁘면 나쁠수록 자극을 더욱 강하게 느끼게 되는데 한참 지난 뒤에는 시원해진다. 어린아이들에게는 자극이 너무 강할 수 있으므로 사용하지 않는다. 또한, **당근**에는 비타민 A로 변하는 카로틴이 많아 주스나 즙을 내어 매일 꾸준히 마시면 좋다.

산초밥 | 다래끼의 염증을 가라앉힌다

산초는 눈의 통증이나 다래끼 등 염증이 있는 눈병을 진정시키는 데 뛰어난 효과가 있다. 익기 전의 푸른 열매를 잘 으깬 쌀밥으로 싸서 먹으면 다음 날로 부기가 가라앉는다. 잘 익은 산초열매를 1주일 가량 햇볕에 바짝 말려 1회 20알씩, 하루 3회 복용해도 같은 효과가 있다.

관절염 일 때

토란으로 아픈 관절 부위를 찜질하면 통증이 줄어든다

Dr.say

관절염의 종류는 100여 가지로 매우 다양하며 그 원인과 증세도 한마디로 말하기는 어렵다. 다만 나이가 먹어감에 따라 누구나 찾아올 수 있는 증세이므로 평소에 관절을 잘 관리하여 관절염에 걸리지 않게 주의하는 것이 가장 중요하다. 대개 관절염은 관절에 무리가 가거나 세균에 감염되었을 때, 혹은 노화현상에 의해 뼈가 변형되었을 때 나타난다. 아픔의 강도는 다양하며 견디지 못할만큼 아픈 경우도 있다. 평소 가벼운 운동으로 관절을 단련하고 몸을 따뜻하게 해 준다.

장어구이 | 관절염을 예방·치료한다

예로부터 자양·강장제로 먹어온 장어는 체력을 강화하고 영양가 또한 풍부해 현대에도 귀한 생선류로 꼽힌다. 중국에서는 류머티즘이나 신경통·관절염 등에 장어가 좋다고 하여 고급요리로 친다.

장어의 지방을 구성하는 불포화지방산은 모세혈관을 튼튼하게 해 주고 몸의 생기를 왕성하게 해 준다. 평소 장어를 즐겨 먹으면 관절염 예방은 물론 치료에도 도움이 된다. 장어의 독특한 냄새를 싫어하는 사람은 조리할 때 맛술을 조금 넣거나 생강이나 마늘 등 향신료를 사용하면 향과 맛이 부드러워져 부담없이 먹을 수 있다.

토란찜질 | 통증을 가라앉힌다

관절이 붓고 열이 나며 통증이 있을 때 토란과 생강을 갈아서 밀가루와 섞은 찜질약으로 아픈 부위를 찜질한다. 찜질하는 방법은 찜질약을 거즈 위에 손바닥 두께로 바른 후 그 위에 거즈를 한 겹 더 덮고 아픈 부위에 붙인다. 찜질약이 마르면 다시 갈아서 붙인다. 토란은 해열 작용을 하며 어혈을 풀어 주기도 하여 관절염 외에 복막염, 늑막염, 편도선염, 신경통, 치통에도 효과가 있다. 단, 자극이 강하므로 피부가 약할 때는 주의한다.

게찜질 | 부기를 가라앉힌다

게는 몸을 식혀 주는 작용이 뛰어나 열이 있고 통증이 심할 때 찜질하면 열이 식고 아픔이 가신다. 살아 있는 싱싱한 게를 골라 등딱지·호흡기·모래주머니 등을 떼고, 발 끝도 깨끗이 손질한 다음 잘게 토막 내어 분마기에 넣고 곱게 빻는다. 빻은 게살을 거즈에 두껍게 펴 바르고 얇은 거즈 한 장을 그 위에 덮어 아픈 부위에 붙인다. 이렇게 여러 번 찜질하면 관절염 증세가 진정되고 부기도 가라앉는다. 단, 게를 식용으로 먹는 것은 피한다.

제비꽃즙찜질 | 진통 효과가 뛰어나다

우리나라 어디에서나 흔히 볼 수 있는 들꽃으로 오랑캐꽃이라고도 한다. 예로부터 타박상이나 관절염 증세가 있을 때 제비꽃을 소금으로 문질러서 그 즙을 아픈 부위에 붙이면 잘 듣는다고 전해지고 있다. 관절이 아플 때는 말린 질경이와 섞어 만든 즙으로 찜질하면 진통효과를 얻을 수 있다. 잘 말린 질경이와 제비꽃을 같은 분량으로 넣고 물의 분량이 반으로 줄어들 때까지 달여 그 즙을 거즈나 천에 적셔 통증을 느끼는 관절 부위에 찜질한다. 즙이 뜨거울 때 해야 효과가 있다. 단, 급성 화농성 관절염일 때는 온습포를 피한다.

찔레나무열매찜질 | 관절염·타박상 부기에 좋다

산이나 들에서 흔히 볼 수 있는 장미과의 찔레나무는 가을이 되면 붉고 둥근 열매를 맺는데, 바로 이 열매에 약효가 있다. 생약명으로 '영실'이라 불리는 이 열매를 파란 기가 조금 남아 있을 때 따서 햇볕에 바짝 말렸다가 탕으로 달여 마시거나 분마기에 찧어서 아픈 부위에 찜질하면 관절염이나 타박상으로 인한 부기가 가라앉는다.

구내염일 때

염증을 가라앉히는 가지연고를 바르거나 연근 달인 물을 머금는다

Dr.say

구내염은 여러 가지 원인으로 인해 입 안이 헐어 아픈 병이다. 구내염의 종류에는 입 안이 불결하거나 비타민 B가 부족해서 일어나는 카타르성 구내염, 위장 장애나 스트레스 등이 원인이 되어 생기는 궤양성 구내염, 입 속 점막에 작고 얕은 궤양이 발생하는 애프터성 구내염, 또 아이들에게 많은 괴저성 구내염이 있다. 구내염은 일단 나아도 재발하는 경우가 많으므로 균형 있는 식사를 하고 하루에 4~5회 양치질을 하여 입 안을 깨끗이 유지한다.

토마토주스 | 갈증을 풀어 준다

토마토는 심한 갈증을 해소하고 위액을 촉진해 음식의 소화를 도우며, 위를 튼튼하게 한다. 또한 토마토에 포함된 비타민 B_2는 피를 맑게 하고 혈관을 튼튼하게 하는 등 구내염에 좋은 효과가 있다. 가벼운 구내염 증세가 있으면 신선한 토마토로 주스를 만들어 몇 분간 입 안에 머금고 있는다. 이렇게 수시로 반복하면 효과가 좋다.

보리죽 | 위궤양으로 인한 구내염에 좋다

보리에 포함된 식물성 섬유와 피틴 성분은 장의 활동을 돕고 소화를 촉진해 구내염에 걸리기 쉬운 사람에게 매우 좋다. 입맛이 쓰고 혀에 백태가 끼는 구내염은 위장에 원인이 있는 것이므로 보리죽이나 끓는 물에 보릿가루를 타서 마시면 증세가 호전된다. 보리죽은 식사 대신 먹어도 좋다. 끓는 물에 탄 보릿가루는 하루 3회 식후에 마신다.

꿀에 갠 코코아가루 | 헐은 점막을 보호해 준다

코코아가루는 살이 헐어 있는 부위에 바르면 효과가 있다. 코코아의 성분 중에는 점막이 헐었을 때 이것을 오므라들게 하는 수렴 작용이 있기 때문이다. 코코아에는 이 밖에도 테오브로민과 카페인이 들어 있어 이뇨와 강장 효과도 볼 수 있다. 만들기도 매우 쉽다. 코코아가루와 꿀을 적당량 섞어 잘 개기만 하면 된다. 이것을 헐은 입 안에 요령껏 바르는데, 침에 씻기기 쉬우므로 자주 덧발라 준다.

연근 달인 물 | 염증을 가라앉힌다

연근에 풍부하게 들어 있는 타닌에는 염증을 가라앉히는 소염 작용, 조직을 긴장시켜 조여주는 수렴 작용, 상처 부위의 피를 멎게 하는 지혈 작용, 단백질의 응고 작용 등이 있어 구내염 치료에 효과적이다. 연근을 얇게 썰어 물을 붓고 달여서 이 물로 하루 5~6회 양치질을 한다. 며칠 분량을 미리 만들어 놓고 사용해도 좋은데, 이때 용기는 유리병을 사용한다.

결명자즙 | 구내염의 조기 치료에 탁월하다

결명자는 통증을 억제하고 소화를 촉진하는 효능이 있다. 결명자 5~10g에 3컵의 물을 붓고 껍질이 터져 진득한 속이 나올 때까지 달인다. 이 즙을 입 속에 2~3분 정도 머금고 있다가 뱉는다. 이것을 여러 번 되풀이하면 구내염의 초기 치료에 효과를 볼 수 있다.

가지연고 | 입속 병의 특효약이다

여름철 채소에는 몸을 식히는 것들이 많은데 그중에서도 가지는 열을 내리고 통증을 가라앉히는 데 효과가 있어 예로부터 구내염에 특효약으로 알려져 있다. 구내염에 걸렸을 때는 가지를 검게 구워 분마기에 넣고 갈아서 꿀로 잘 버무린 다음 염증이 생긴 부위에 바르면 잘 듣는다. 가지 꼭지를 햇볕에 바짝 말려 가루를 내어 환부에 바르면 염증이 가라앉고 치통 예방에도 효과가 있다.

구토를 할 때

설사를 하면서 구토를 할 때는 매실장아찌 달인 물을 마신다

Dr.say

구토를 일으키는 원인은 식중독이나 소화불량으로 인한 것이 대부분이다. 하지만 구토증세가 자주 나타나면 암이 원인이 되어 일어날 수도 있으므로 가볍게 생각하지 말고 전문의와 상담한다. 또 식중독에 의한 구토증일 때는 참기보다 적극적으로 토해 버리는 편이 좋다. 구토증은 위 속의 유해물질로부터 몸을 보호하려는 반사 작용이므로 약을 먹어 억지로 참지 않는다. 토해 버리면 해로운 물질을 장으로 보내지도 않고 살균 효과도 있어 세균 감염을 막아 준다.

소금물 | 구토를 쉽게 해 준다

과음이나 과식으로 인한 구토증은 위장이 가득 차서 구토하고 싶은 것이므로 즉시 토해 버리는 편이 오히려 몸에 좋다.

음식물에 의한 중독도 마찬가지다. 이때 일어난 구토증은 몸을 보호하려는 자연스러운 현상이다. 해로운 물질을 토하게 해 장으로 보내지 않으려는 것이다.

이럴 경우, 소금물로 구토를 유도하면 어렵지 않게 토해낼 수 있다. 소금은 염증을 가라앉힐 뿐만 아니라 살균 효과가 있으므로 세균 감염도 동시에 막아 준다. 미지근한 물 1컵에 소금 1작은술을 녹여서 마신다.

매실장아찌 달인 물 | 설사를 동반하는 구토에 좋다

매실은 예로부터 식용은 물론이고 약용으로도 폭넓게 이용되어 왔다. 매실장아찌는 포도

상구균이나 결핵균 같은 세균에 대해 대단히 강한 살균력을 갖고 있다. 또 정장 작용도 있어 세균성설사나 만성설사, 식욕부진, 식중독이나 약물중독, 구토 등에 효과가 뛰어나다. 구토를 할 때는 매실장아찌 달인 물을 마시면 더욱 좋다. 아무것도 먹고 싶지 않을 때라도 매실의 신맛이 식욕을 돋워 준다. 매실장아찌 달인 물은 설사를 하는 구토증에 특히 잘 듣는다. 2컵의 물에 매실장아찌 1개를 넣고 그 양이 반으로 줄어들 때까지 달여서 마신다.

생강엑기스 | 구토증을 멎게 한다

생강은 구토증을 막아 주는 효과가 뛰어나다. 구토증이 잘 멎지 않을 때는 생강엑기스를 마신다. 갑작스런 구토에는 생강즙을 마셔도 상관없다. 생강을 1작은술 분량이 되도록 갈아서 거즈에 싸서 짠다. 이것을 1컵의 물에 풀어서 마신다.

삽주뿌리와 탱자열매가루 | 복통을 일으키는 구토에 좋다

과식으로 복통이나 구토, 설사를 일으켰을 때 또는 세균 감염이 된 음식을 먹어서 구토증이 있을 때 삽주뿌리와 탱자열매를 가루로 만들어 먹으면 효과가 있다.

삽주는 야산, 메마른 땅에서 잘 자라는 여러해살이 풀인데 이 뿌리를 쌀뜨물에 12시간 정도 담가 두었다가 그 물을 새것으로 갈아서 다시 24시간 동안 담가 둔다. 삽주뿌리가 다 불었으면 껍질을 벗기고 햇볕에 말려 곱게 가루로 만든다. 탱자열매도 말려서 가루로 만들어 삽주 뿌리와 2:1의 비율로 섞는다. 이것을 한 번에 10g씩 하루 3회 먹는다.

닭·아가위 국물 | 체해서 일어나는 구토에 효과적이다

닭은 지방질이 적은 고단백 식품으로 메티오닌이라고 하는 아미노산이 많아서 지방간 예방에 효과가 있다.

특히 닭 모래주머니의 노란색 막은 위의 활동을 활발하게 하여 위액의 분비를 촉진하고 소화가 잘되도록 돕는다. 아가위열매도 위를 보호하고 소화를 촉진해 구토에 효과가 있다. 손질한 닭 속에 아가위열매 20g을 넣고 삶아서 그 국물을 소량씩 나누어 마신다.

귀울림증이 있을 때

호두나 말린 밤을 달여 공복에 마시거나 무즙을 귓속에 바른다

Dr.say

소리로 인한 자극이 없는데도 귀에서 윙윙 하는 금속음이 계속 들리거나 맥박소리 같은 것이 들리는 증세를 '귀울림증'이라 한다. 원인은 여러 가지지만 몸이 건강한 상태에서는 자연스러운 생리 반응이므로 특별히 걱정할 필요는 없다. 그러나 몸과 마음이 피로하거나 정서적으로 불안할 때, 체력이 떨어졌을 때 그런 증세가 자주 일어나므로 너무 심각하게 생각하지 말고 규칙적인 리듬으로 생활하고 적당한 운동으로 기분을 바꿔 스트레스가 쌓이지 않도록 한다.

무즙 | 귓속에 발라 준다

무를 곱게 갈아 즙을 짜낸 다음, 귀이개 등에 솜을 말아서 즙을 살짝 묻혀 귓속에 골고루 바른다. 하루에 3~4회씩 며칠 바르면 곧 좋아진다.

잣과 오미자차 | 귀울림의 주원인을 다스린다

귀울림은 중이나 내이, 또는 청신경 등에 변화가 있을 때 자주 나타난다. 이 밖에 귀의 핏줄에서 박동이 느껴져 나타나기도 하는데, 이것은 뇌의 핏줄 계통 장애에 의한 것으로, 고혈압, 동맥경화, 신장병이 원인이다.
잣은 칼로리가 높은 식품으로 지방분은 물론 단백질과 당질, 비타민, 미네랄 등을 함유하고 있어 자양강장제로 좋은 식품이다. 특히 올레인산, 리놀레산, 리놀레인산 등 불포화지방산이 풍부해 고혈압과 동맥경화증 예방에도 효과가 있다. 따라서 이런 병증으로 인한 귀울림

의 예방과 치료에 효과가 있다. 잣을 1회에 5~6개씩 오미자차와 함께 먹는다.

호두 달인 물 | 귀울림이 있을 때 먹는다

한방에서는 귀울림증을 신장 기능이 약해진 것과 관계가 있다고 본다. 호두에는 단백질, 비타민, 칼슘, 인, 지방질 등 영양분이 풍부하게 들어 있어 신장 기능이 약해져 귀울림증이 생긴 사람에게 효과가 있다. 원기가 부족하면서 귀울림 증세가 나타나면 호두 달인 물을 먹는다. 이 밖에도 호두는 동맥경화증을 예방하고 피부를 매끄럽게 해 준다.

말린 밤 달인 물 | 신장을 보호해 준다

밤에는 신장을 보호해 주는 작용이 있어 귀울림증 치료에 효과적이다. 특히 말린 밤 달인 물이 좋다. 껍질을 벗겨서 말린 밤 15g에 물 3컵을 부어 그 양이 반으로 줄어들 때까지 달인다. 이 물을 하루 3회로 나누어 공복에 마시면 효과가 있다.

산수유주 | 노인의 귀울림증에 효과적이다

산수유 열매에는 몸을 보호하고 근육을 수축하는 등의 약효가 있어 신장 기능이 약해졌을 때, 또는 노인들의 원인 모를 귀울림증에 효과가 있다. 산수유 열매 100g을 소주 5컵에 담가서 1개월 동안 서늘하고 어두운 곳에 놓아 두면 산수유 열매의 성분이 술에 우러난다. 이것을 아침저녁으로 1잔씩 마신다.

범의귀잎생즙 | 염증으로 인한 귀울림에 좋다

범의귀(호이초)는 여름철 다섯 잎의 흰 꽃이 피는 약초로, 높은 산 축축한 땅에서 자란다. 범의귀에는 염증을 가라앉히는 작용이 있으므로 중이염, 인두(입과 식도 사이에 있는 깔때기 모양의 근육)나 치아 등에 염증이 생겨 일어나는 귀울림증에 효과적이다. 생잎을 즙으로 짜서 탈지면에 살짝 적신 다음 이틀에 한 번씩 귓속에 넣는다. 잎 뒤쪽이 녹색인 것이 효과가 좋다.

기관지염 일 때

만성 기관지염에 당근즙을 마시고 은행찜을 즐겨 먹는다

Dr.say 기관지염은 기침과 가래가 주요 증세인데 가벼운 경우는 1~2일 사이에 좋아지지만 치료를 소홀히 하면 상당 기간 괴로움을 겪게 된다. 가정에서 제일 주의해야 할 일은 담배를 피우지 않는 것이다. 담배는 피우는 자신은 물론 가족에게도 나쁜 영향을 주므로 반드시 끊는다. 또 알코올이나 자극이 강한 향신료도 삼가고 소화흡수가 잘되는 음식을 먹고 수분을 충분히 섭취한다. 갑작스런 온도 변화도 악영향을 미친다. 가급적이면 몸을 따뜻하게 하고 충분한 휴식을 취한다.

배즙탕 | 열로 인해 목이 마를 때 좋다

염증으로 인해 목에 열이 나면 입 안이 자주 마르거나 목이 쉬고, 목구멍에 통증이 느껴지며 기침·가래가 끊이지 않는다. 이러한 증세로 시달릴 때에는 배를 갈아 주스로 마시거나 꿀과 생강, 통후추를 함께 넣어 탕을 끓여 마신다.

당근생즙 | 기관지 점막을 강하게 한다

당근의 붉은색을 내는 색소 성분은 우리 몸 안에 들어가면 비타민 A와 같은 효과를 낸다. 비타민 A는 기관지 점막을 튼튼하게 하고 저항력을 키워 주므로 기관지 점막에 염증이 생겨 발생하는 기관지염에 좋다. 겉이 매끈하고 빛깔이 선명한 당근을 골라 그대로 먹거나 생즙을 내어 소주잔으로 1~2잔씩 마신다. 단, 당근에는 비타민 C를 분해하는 효소가 들어 있으므로 다른 채소와 함께 혼합해서 사용하지 않는다.

연근즙 | 심한 기침을 가라앉힌다

연근즙은 계속되는 기침을 가라앉히는 데 효과가 있다. 연근 껍질에도 약효가 있으므로 깨끗이 씻어서 그대로 사용한다. 검은색을 내는 마디 부분을 갈아 그 즙을 마시면 기침도 멈추고 가슴도 편안해진다.

은행찜 | 기침 · 가래에 특효약이다

은행에는 호흡기를 가다듬어 주는 성분이 있어, 한방에서는 기침을 방지하는 약으로 사용한다. 기관지염으로 심한 기침을 하는 사람은 은행찜을 먹는다. 날것은 중독성이 있으므로 반드시 굽거나 삶아서 익힌 다음 먹는다. 이미 익힌 은행이라 해도 어른은 하루에 8~10개, 어린이는 5개 이상을 넘지 않도록 주의한다.

진피 · 미나리수프 | 기침과 가래를 가라앉힌다

감귤의 약용 부분은 껍질이다. 감귤 껍질을 한방에서는 '진피' 라고 하여 사용한다. 과육은 몸을 식히는 작용을 하므로 기침이 심하거나 한기가 있는 사람은 삼간다.
기침을 멎게 하고 가래를 가라앉히는 데는 진피미나리수프가 좋다. 진피만을 달여 마셔도 좋지만 미나리를 함께 넣어 수프로 끓여 마시면 약효가 더욱 좋다. 냄비에 물을 붓고 미나리뿌리와 진피를 넣은 다음 센 불에서 달이다가 끓기 시작하면 중불로 낮춰 물이 반으로 줄면 체에 걸러 즙만 마신다. 이때 꿀이나 물엿을 넣어 마셔도 좋다. 감귤 껍질은 직접 말려서 사용해도 좋고, 한약재 시장에서 구입 후 소금물에 잘 씻은 다음 사용한다.

구운 치자열매 | 만성 기관지염 증세에 좋다

치자열매를 검게 구워 먹으면 염증이 줄어들고 심한 기침으로 인한 가슴 통증이 진정된다. 잘 익은 치자열매를 골라 햇볕에서 바짝 말려 사용하는데 한약재 시장에서 쉽게 구할 수 있다. 하루 용량은 3g, 3회에 나누어 먹는다.

기관지 천식일 때

인삼탕, 수세미즙을 마셔 천식을 가라앉힌다

Dr.say

천식이란 기관지가 수축해 기도가 좁아져서 숨쉬기가 어려워지는 증세다. 발작이 일어나면 목구멍에서 '색색' 소리가 나면서 숨쉬기가 괴롭다. 발작이 30분 이상 계속되면 당장 병원으로 옮긴다. 천식의 원인은 대개 알레르기인 경우가 많으므로 먼지나 꽃가루, 대기오염 등 여러 가지 알레르겐을 없애고 증세를 가볍게 해 주는 식품을 먹는다. 조리하지 않은 생채소나 과일 등 찬 음식은 되도록 피하고 기침을 가라앉히는 식품을 선택하여 집에서 직접 만들어 먹는다.

토란 | 염증을 억제하고 천식을 예방한다

9~10월이 제철인 토란은 끈적끈적한 것이 특징이다. 예로부터 약효가 높은 식물로 알려져 염증을 억제하고 기침이나 천식 등 알레르기 증상을 완화한다. 끈적거리는 점액 성분인 무틴은 해독 작용을 하고, 위나 장의 궤양을 방지하고, 정장 작용으로 설사와 변비를 개선하는 역할도 한다. 단, 토란에 민감한 체질은 피한다.

배시럽연근즙 | 담이 나오는 기침에 효과적이다

배는 예로부터 변비와 배뇨에 좋다고 알려져 한방에서는 배를 약용으로 써 왔다. 담이 나오는 기침에는 배즙에 연근즙을 섞어 먹으면 기침이 잦아들고 가래도 덜 나온다. 연근즙 대신 생강즙을 섞어 먹어도 좋다. 소화력이 약한 사람은 배를 먹으면 설사가 일어날 수도 있으므로 많이 먹지 않는다.

검은콩 삶은 물 | 기침을 멎게 하는 묘약이다

검은콩 삶은 물을 마시면 기침이 멎는다. 검은콩 2큰술을 냄비에 넣고 물 3컵을 부어 오랫동안 뭉근하게 달여 진하게 마신다. 흑설탕을 조금 넣어서 끓이면 독특한 냄새가 없어진다.

인삼탕 | 천식 증세를 가볍게 한다

혈관 운동을 돕고 중추 및 호흡중추를 자극해 천식을 가라앉힌다. 인삼으로 탕을 끓여 마시면 효과가 좋은데, 약효가 강하므로 이틀에 한 잔씩 7일을 마신다. 며칠 쉬었다가 다시 시작한다. 어떤 경우든 식기 전에 마시는 것이 중요하며, 마신 직후에 과일은 피한다.

기름에 절인 은행 | 가래를 없애 준다

은행을 기름에 튀긴 것이나 삶아서 익힌 것, 불에 구운 것 등을 매일 꾸준히 먹으면 가래를 가라앉힐 수 있다. 단, 날것은 먹지 않는다. 가을에 신선한 은행을 골라 껍질을 벗기고 유리나 사기그릇에 담아 콩기름 또는 식물성 기름을 부은 다음 뚜껑이나 랩으로 밀폐해 3개월 정도 저장해 두었다가 아침저녁 한 알씩 먹는다.

수세미즙 | 가래와 천식을 멎게 한다

가을에 잘 익은 수세미를 골라 즙을 내고 얼음설탕과 함께 달여 마시면 가래가 진정되고 천식이 가라앉는다. 수세미를 구하지 못했을 때는 오이를 강판에 갈아 즙을 마신다. 3개 정도 즙을 내어 마시면 효과를 볼 수 있다.

간장에 삶은 머위 | 체질을 개선해 준다

머위를 반찬으로 조리해서 꾸준히 먹으면 발작 증세가 가라앉고 체질도 개선된다. 잎과 줄기를 잘게 썰어 묽은 간장에 삶아 먹거나 고기 음식에 섞어 먹으면 무리 없이 먹을 수 있다.

기력이 쇠할 때

인삼 달인 물과 잣죽을 먹으면 기력이 좋아진다

Dr.say 몸이 나른하고 기운이 없을 때는 몸을 보하는 음식을 먹고 생활습관을 개선해 나간다. 불규칙한 식사나 과식은 피하고 조금 모자란다 싶게 식사한다. 특히 육류의 과식은 소화에도 무리가 따르므로 주의한다. 또한 자극적이거나 짜게 먹는 식습관도 버린다. 싱겁게 먹는 것이 고혈압, 뇌졸중, 심장병 예방에도 좋다. 적당히 몸을 움직이되 피로가 느껴지면 충분한 휴식을 취하여 피로감이 누적되지 않도록 평소 주의한다. 적극적이고 긍정적인 삶을 살아가는 것이 젊게 사는 비결이다.

벌꿀 | 포도당과 과당이 풍부한 에너지원이다

마르고 기운이 없는 사람에게 꿀은 좋은 에너지원이다. 설탕이나 전분은 체내에서 이용될 때 비타민 B_1이 필요하지만 꿀의 포도당과 당분은 비타민 B_1 없이 곧바로 체내에서 분해되므로 피로회복에 좋고, 기운이 없을 때 먹으면 체력을 회복해 준다.

하루 섭취량은 30mg으로, 이를 3회에 나누어 식전에 따뜻한 물에 타서 마신다. 이때 레몬즙을 소량 떨어뜨려 마시면 식욕이 왕성해져 체력도 붙게 된다.

잣죽 | 단백질이 풍부해 영양을 보충한다

잣은 장생과(長生果)라고 불릴 만큼 불로장수에 좋은 식품으로, 속을 덥혀 주고, 오장을 강화하며 허한 것을 보해 준다. 몸이 나른하고 기운이 없을 때 강장제로 널리 알려진 잣으로 죽을 끓이면 맛도 부드럽고 단백질이 풍부해 부담 없이 즐길 수 있다. 죽으로 끓여 먹는 것이 외에도 매일 50알씩 먹거나 샐러드에 넣어 먹으면 효과가 있다.

인삼 달인 물 | 병에 대한 저항력을 높여 준다

인삼은 면역 기능을 개선하여 병에 대한 저항력을 높여 주는 명약이다. 인삼 5g에 물 3컵을 붓고 달여 그 물을 하루 세 번에 나누어 공복에 데워 마시면 노화로 인한 체력저하를 개선할 수 있다. 단, 고혈압이 있는 사람은 주의한다.

인삼닭고기수프 | 생리 작용을 정상으로 회복시켜 건강을 찾아 준다

인삼닭고기수프는 몸을 따뜻하게 할 뿐만 아니라 몸이 허할 때 먹으면 체력 보강에 더할 나위 없이 좋은 음식이다. 또한 소화를 돕고 신진대사를 원활하게 해 주므로 기운이 없을 때 섭취하면 효과를 볼 수 있다. 만들기 번거로울 때는 한 번에 많이 끓여 냉동해 두었다가 필요할 때마다 꺼내 먹는다.

호두술 | 다리와 허리 쇠약에 양기를 돋운다

강장·장수의 열매라 하여 '만세자' 라고 불리는 호두는 질 좋은 단백질과 리놀레산, 비타민 B_1·B_2·E 등을 많이 함유하고 있다. 우유나 달걀보다 영양가가 높아 양기가 쇠하여 기운이 없을 때 먹으면 양기를 돋워 준다.

기운이 없고 다리와 허리가 쇠약해졌을 때는 호두 10g을 갈아 설탕 1큰술을 섞은 뒤 뜨거운 청주 1컵을 부어 하루 3회로 나누어 식후에 마신다.

지골피 달인 물 | 혈관을 강하게 한다

구기자나무뿌리 껍질을 '지골피' 라 부르는데 비타민 B_1·B_2와 비타민 P의 일종인 루틴 등을 함유하고 있어 혈관을 튼튼하게 하며 노화를 방지한다. 구기자나무뿌리 껍질을 깨끗이 씻어 햇볕에 말린 다음 물에 끓여 앙금을 걸러 내고 하루 세 번 공복에 데워서 마신다.

기침하고 가래가 낄 때

연근이나 파, 금귤을 달여 먹으면 기침·가래가 가라앉는다

Dr.say 기침과 가래는 감기의 초기 증세로 생각해 가볍게 여기는 경우가 많으나, 기관지염이나 폐병, 기관지확장증 등으로 인해 나타나는 경우도 있으므로 결코 무시해선 안 된다. 특히 기침이나 가래가 몇 개월씩 끊이지 않고 지속되거나, 갑작스런 호흡곤란과 함께 발작적인 기침이 일어날 경우, 또는 가래의 색이 누렇거나 검을 경우에는 반드시 의사의 진단을 받는다. 가정에서는 깨끗한 공기를 마실 수 있도록 자주 환기를 해 주고 담배 연기는 몸에 해로우므로 금연한다.

배즙 | 심한 기침으로 목이 아플 때 효과적이다

열이 나고 기침이 멈추지 않으며 가래가 계속 끓어올라 목이 아프고 말라붙는 느낌이 들 때는 강판에 배를 갈아서 거즈에 거른 다음 그 즙을 마시면 증세가 한결 호전된다. 배즙에 생강즙이나 꿀을 함께 넣어 따뜻하게 마시면 기침과 가래에도 잘 듣는다.

배는 몸을 차게 하는 성질이 있으므로 위장이 약하거나 설사기가 있는 사람, 냉이 심한 사람, 출산 직후의 산모나 수유부는 과식을 피한다.

무엿 | 체력 회복에 도움이 된다

무는 위장 기능을 도와 소화를 촉진하고 가래를 없애 주는 효과가 있어 심한 기침이 계속되어 체력 소모가 심한 사람에게 안성맞춤이다. 기침과 가래 끓는 증세가 보이면 무엿을 만들어 기침이 날 때마다 소주잔으로 1잔씩 마신다. 무는 흙을 털어내고 깨끗이 씻어 껍질

째 만두피처럼 얇게 저며 썰어 유리병에 넣고 꿀을 가득 붓는다. 서늘한 곳에 2~3일 정도 재웠다가 즙이 우러나면 숟가락으로 윗부분부터 조금씩 떠서 마신다.

연근 달인 물·연근즙 | 심한 기침을 가라앉힌다

기침을 예방하고 치료하는 데는 연근 달인 물이 좋다. 연근을 껍질째 말려 얇게 썬 다음 물엿과 함께 달여서 하루에 세 번 나누어 마시면 심한 기침도 가라앉는다.

연근을 그대로 갈아서 즙을 마셔도 같은 효과를 얻을 수 있다. 단, 껍질은 벗기지 말고 깨끗이 씻은 다음 껍질째 강판에 간다.

파꿀탕 | 기침과 가래를 진정시킨다

파는 감기 증세로 인해 열이 나면서 기침과 가래가 심할 때 이를 진정시키는 효과가 뛰어나다. 약용으로 사용되는 부분은 흰색 줄기로, 흰색 줄기 부분과 꿀을 함께 섞어 만든 파꿀탕을 1큰술씩, 하루에 2회 먹으면 기침이 멎고 가래가 가라앉는다.

금귤 달인 물 | 감기로 인한 기침에 좋다

금귤을 설탕물에 찌거나 삶은 것을 먹으면 목구멍의 통증이나 기침에 잘 듣는다. 금귤 10개를 반으로 잘라 물 2컵을 부은 다음 설탕을 조금 넣고 팔팔 끓여 그 물을 마신다.

질경이 달인 물 | 가래를 삭인다

질경이는 들이나 길가에서 흔하게 볼 수 있는 다년초로 잎이나 씨에 약효가 있다. 한방에서는 잎을 '차전초'라 하고 씨는 '차전자'라 하는데, 기침과 가래를 잦아들게 하고 설사를 멎게 하며 이뇨 작용이 있어 부기 해소에도 도움이 된다.

기침이나 가래를 진정시키기 위해 약용으로 사용할 때는 차전초나 차전자 10g에 물 1컵을 붓고 물이 반으로 줄어들 때까지 달여서 하루 3회로 나누어 공복에 마신다.

농가진일 때

우엉, 감자 등으로 찜질하면 염증이 가라앉는다

Dr.say

농가진은 곤충에 물리거나 땀띠·습진이 생긴 부위를 긁어서 상처가 났을 때 피부에 세균이 들어가 생기는 증세다. 물집이 생기는 것과 두꺼운 딱지가 앉는 것 2종류로 나뉘는데, 전자는 여름철에 주로 어린이에게 나타나며 가려움증이 심하고, 후자는 특별한 증세가 없어 가볍게 여기기 쉽다. 그러나 둘 다 방치하면 신염을 일으킬 수 있다. 항생제를 먹거나 연고를 바르면 곧 좋아지지만 전염성이 강해 다른 사람에게 피해를 줄 수 있으므로 주의한다.

감자찜질 | 해열과 수렴 작용이 있다

수분이 적고 눈자국이 얇게 패인 밭 감자를 골라 깨끗이 씻은 다음 껍질째 강판에 갈아 받아낸 즙을 농가진이 생긴 부위에 바르거나 갈아낸 감자를 거즈에 발라 찜질하면 열이 내리고 염증이 가라앉는다. 찜질약은 하루에 4~5회 정도 갈아 주는 것이 좋으며 조금 두껍게 발라야 효과가 더욱 빠르다.

우엉즙찜질 | 모든 종기 증세에 잘 듣는다

이뇨 작용이 있어 당뇨병의 민간 약재로 사용되는 우엉은 종기에도 효과가 좋다. 겉이 매끈한 우엉의 뿌리나 잎을 구해 적당한 크기로 자른 다음 분마기에 짓찧어 거즈에 거른 후 받아낸 즙을 농가진이 생긴 부위에 직접 바르거나 거즈에 적셔 찜질한다. 우엉의 양은 찜질하는 부위의 크기에 따라 조절하고 약이 마르면 새것으로 자주 교환해 준다. 단, 알레르기성 피부를 가진 사람이나 민감성 피부인 사람은 부작용을 일으킬 수 있으므로 겨드랑이 살처럼 부드러운 피부에 발라 시험해 보고 나서 사용한다.

팥·꿀연고 | 소염 작용이 뛰어나다

팥에는 뛰어난 소염 작용이 있어 곪기 직전 붉게 달아오른 종기에 바르면 잘 듣는다. 이미 고름이 고이기 시작한 농가진에는 팥을 깨끗이 씻어 믹서에 간 다음 적당량의 꿀을 섞어 반죽한 연고를 바른다. 또 중불에서 달달 볶은 팥을 분마기에 넣고 고운 가루를 내어 천연 양조식초와 반죽하여 거즈에 바른 뒤 그 위에 얇은 거즈 한 장을 덧대어 찜질하는 방법도 있다. 팥은 센 불에서 볶으면 겉이 타 버리므로 반드시 중불에서 볶는다.

파·민들레연고 | 염증 있는 피부질환에 좋다

농가진같이 염증이 있는 종기에는 파와 민들레를 섞어 만든 연고가 효과적이다. 파의 흰 줄기 부분과 말린 민들레를 물에 불려 체에 거른 것을 각각 같은 분량으로 넣고 분마기에 짓찧은 다음 꿀을 조금 섞어서 환부에 붙인다. 벌겋게 부어오르고 통증이 있는 종기에는 파의 흰 부분만을 분마기에 짓찧어 천연양조식초를 섞은 다음 중불에 데워서 바른다.

백합뿌리찜질 | 부스럼·종기에 효과적이다

참나리나 산나리의 둥근 뿌리 부분을 말하는 것으로, 생약명으로 '백합'이라 하며 일본 등지에서는 튀김이나 국 등 요리 재료로도 사용한다. 농가진의 치료에도 좋아 찜질약으로 만드는데, 생것이나 말린 것 중에서 구하기 쉬운 것을 사용하면 된다.

생것을 사용할 때는 뿌리에 흙이 남아 있지 않도록 깨끗이 씻어 굵은소금을 조금 뿌린 다음, 분마기에 빻아서 거즈에 바른 뒤 환부에 찜질한다. 말린 뿌리는 그대로 분마기에 넣고 고운 가루가 되도록 빻은 다음 적당량의 양조식초를 넣고 질척할 정도로 개어 거즈에 도톰하게 펴 발라 찜질한다. 하루에 2~3회 정도 반복하면 효과가 좋다. 말린 백합뿌리는 한약재 시장에서 구할 수 있고 생것은 화훼단지에서 구할 수 있다.

눈이 피로할 때

동물의 간을 먹거나 결명자, 감잎 달인 물을 마신다

Dr.say 눈이 피로하면 충혈이 되거나 눈물이 나오면서 통증이 생기는데 심해지면 두통, 현기증, 어깨결림, 구토 등 여러 증상이 나타난다. 평소 눈에 좋은 비타민 $A \cdot B_1 \cdot B_2 \cdot C$를 섭취하여 영양 균형에 힘쓰고, 특히 비타민 A가 풍부한 간·치즈·버터·달걀노른자·시금치·당근·파슬리 등을 먹는다. 반면, 마늘·고추·생강·초콜릿 등 자극성이 강한 식품은 눈에 충혈을 일으킬 수 있으므로 피하는 것이 좋다. 더불어 눈을 쉬게 해 주고 몸과 마음의 안정을 취한다.

동물의 간 | 비타민 A가 풍부하다

한방에서는 눈 기능이 간 기능과 깊은 관계가 있다고 본다. 간 기능이 약해지면 눈이 피로하거나 충혈되고 심하면 시력이 떨어지기도 한다. 동물의 간은 간장을 강하게 하는 식품이면서 비타민 A가 많이 들어 있어 눈에 좋은 영향을 준다.

구기자 달인 물 | 눈의 충혈을 가라앉힌다

구기자 뿌리에는 베타인과 리놀산이 많이 들어 있고, 잎에는 비타민 C가 많이 들어 있다. 눈이 빨갛게 충혈되어 아플 때는 구기자 잎이나 뿌리를 달여 그 물로 눈을 씻어 주면 효과가 있다. 구기자 생잎 50g 또는 말린 잎 10g에 3컵의 물을 붓고 달여 거즈로 걸러낸 다음 이 즙으로 눈을 씻는다. 또한 잘 씻은 구기자 생뿌리 20g을 분마기에 갈아서 3컵의 물을 붓고 반으로 줄어들 때까지 달인 즙으로 눈을 씻어내도 통증이 가신다.

당근간볶음 | 카로틴이 많이 들어 있다

당근에는 체내에서 비타민 A로 바뀌는 카로틴이 풍부해 눈의 피로를 풀어 준다. 카로틴은 기름을 넣으면 흡수율이 더욱 높아지므로 기름에 볶거나 드레싱을 뿌려 샐러드로 만들어 먹으면 더욱 빠른 효과를 얻을 수 있다. 따라서 당근간볶음은 눈의 피로를 풀어 주는 가장 이상적인 메뉴라고 할 수 있다.

결명자 달인 물 | 시력을 밝게 해 준다

결명자라는 이름은 '밝음을 결정해 주는 종자' 라는 뜻에서 생겼다고 한다. 결명자 달인 물로 눈을 씻으면 눈의 피로가 사라지고 충혈되었던 눈도 낫게 된다.

차 안약 | 눈에 염증이 있을 때 좋다

눈이 피로해 염증이 생겼을 때는 차 안약이 좋다. 차를 진하게 타서 소금을 조금 넣기만 하면 간단하게 만들 수 있다. 소금은 가능하면 천일염을 사용한다. 소금을 탄 차를 탈지면에 적셔 하루 2회 정도 눈 주위를 닦는다. 눈이 침침하거나 눈곱이 많이 낄 때도 효과가 있다.

곱게 간 생감자 | 눈곱이 낄 때 효과적이다

눈이 짓무르고 눈곱이 끼며 충혈될 때 생감자를 사용한다. 감자 껍질을 벗기고 곱게 간 다음 거즈에 고르게 발라 눈에 대고 안대를 해 준다. 단, 눈 안에 들어가지 않도록 주의한다.

감잎 달인 물 | 눈의 피로를 풀어 준다

감잎에는 500~1,000mg의 비타민 C와 미네랄이 들어 있어 피로회복에 효과적이며, 특히 눈의 피로를 회복시키는 데 효과가 있다. 이른 봄에 딴 여린 감잎을 가늘게 채썰어 말렸다가 이것을 달여 그 물로 눈을 씻는다.

더위를 먹었을 때

오이, 녹두, 수박 등 열을 내리는 식품을 먹는다

Dr.say

더위를 먹는 것은 무더운 날씨에 체온조절이 잘되지 않아 신체 기능이 떨어지는 것으로, 사고력이 둔해지고 두통·설사·현기증 등이 나타난다. 덥고 입맛이 없다고 해서 찬 음식이나 청량음료만 계속 먹으면 체력이 더욱 떨어져 증세가 심해진다. 양은 적더라도 영양이 고른 음식과 단백질, 비타민, 미네랄이 풍부한 식품을 섭취하면서 기름으로 조리한 음식을 먹는다. 또한, 향신료나 향기가 강한 채소로 식욕을 자극하되 냉방장치가 되어 있는 곳은 가능한 한 피한다.

수박 | 열을 식힐 뿐 아니라 이뇨 효과도 뛰어나다

수박은 열을 식혀서 더위를 잊게 해 줄 뿐 아니라 이뇨 작용도 뛰어나다. 여름에 더위를 먹었을 때는 수박을 먹거나 주스로 만들어 먹는다. 심한 갈증으로 물이 먹고 싶을 때 먹어도 효과가 있다. 그럴 때는 목마른 증세가 없어질 때까지 먹는다. 단, 냉증이 있거나 위장이 차가워지기 쉬운 사람은 많이 먹지 않도록 주의한다.

미꾸라지튀김·추어탕 | 체력을 회복시킨다

여름 내내 더위에 시달린 몸에 원기를 불어 넣는 식품으로 미꾸라지를 들 수 있다. 미꾸라지는 질 좋은 단백질이 많고 비타민 A·B_2·D가 많은 강장·강정 식품이다.
체력이 약해져 더위를 탈 때 추어탕이나 통째로 튀긴 미꾸라지를 먹으면 스태미나를 높여 무더위를 이겨낼 힘이 생긴다. 여름을 타는 데는 뱀장어 이상 없다는 말도 있지만 비타민류, 칼슘은 뱀장어보다 미꾸라지에 더 많이 들어 있다.

오이 달인 즙 | 체내의 열을 가라앉힌다

오이는 생으로 먹어도 효과가 있지만 익히면 이뇨 작용이 강해지므로 더위를 식히는 데 훨씬 효과가 좋다. 껍질 벗긴 오이 30g에 3컵의 물을 부어 그 양이 반으로 줄어들 때까지 달인 다음 이것을 하루 3회로 나누어 공복에 마신다.

풋콩 | 더위를 잘 타는 사람에게 좋다

위장이 약해 더위를 잘 타는 사람들의 공통점은 비타민 B_1과 B_2의 부족이다. 비타민 B_1은 당질로부터, 비타민 B_2는 지방으로부터 에너지를 만들 때 없어서는 안 될 비타민이다. 이들 비타민이 부족하면 결과적으로 에너지 공급이 충분하지 않아 여름에 힘이 없고, 식욕도 떨어져 더위를 먹는 악순환이 반복된다. 풋콩은 대두의 미성숙 콩으로, 대두에는 적은 비타민 A와 C, 미네랄을 함유하고 있으므로 여름철 풋콩을 밥에 듬뿍 넣거나 볶아서 간식으로 자주 먹으면 더위 먹는 것을 예방할 수 있다.

녹두죽 | 더위로 입맛이 없을 때 먹는다

녹두는 강한 이뇨 작용뿐 아니라 열을 식히는 작용이 있으므로 여름에 더위를 먹거나 입맛이 없을 때 좋다. 녹두로 죽을 쑤면 먹기도 쉽고 입맛도 돋워 준다.

매실장아찌밥 | 여름을 타거나 피로를 느낄 때 먹는다

유난히 더위를 잘 타고 스태미나가 부족해서 쉽게 피로를 느낄 때 매실장아찌밥이 좋다. 밥을 지을 때 매실장아찌를 얇게 썰어 쌀에 섞어서 밥을 짓는다. 1인당 한 끼 분량으로 매실장아찌 3개를 넣으면 된다. 몸의 상태가 나쁘면 장의 활동도 원활하지 못해 장 내에 해로운 독소가 차게 된다. 이때 매실을 먹으면 소화를 돕고 해독 작용과 정장 작용도 한다.

두드러기가 났을 때

검은깨와 쑥뜸으로 알레르기 체질을 개선한다

Dr.say 대개 면역 글로불린 E와 연관되어 발생하지만 음식에 의한 알레르기 증세로 나타나기도 한다. 두드러기 치료는 항히스타민제나 항알레르기제를 복용, 또는 주사하여 일시적으로 부드럽게 가라앉힐 수는 있으나 근본적인 원인을 파악해 예방하는 것이 무엇보다 중요하다. 동물성 단백질의 과다섭취가 알레르기의 원인이 되기도 하므로 채식을 하면 두드러기를 어느 정도 예방할 수 있다. 6주 이상 계속되는 만성 두드러기는 반드시 의사의 지시에 따른다.

소금 넣고 끓인 우유 | 잦은 두드러기 증세에 먹는다

뚜렷한 원인 없이 두드러기 증세가 반복될 때는 우유 5컵에 30g의 소금을 넣고 5분 정도 끓여 따뜻할 때 깨끗한 거즈에 묻혀 두드러기가 있는 부분에 문질러 주면 증세가 가라앉는다.

석회고약 | 급성 두드러기 증세에 좋다

갑자기 온몸에 붉은 두드러기가 돋아날 때는 석회에 쉰 좁쌀밥 거른 물을 넣고 되직하게 반죽해 증세가 심한 부위에 고약을 붙이듯이 아침저녁으로 하루에 2회씩 붙여 준다.

복숭아잎 목욕 | 가려움증을 가라앉힌다

복숭아잎을 거즈나 무명보자기에 싸서 담근 물에 목욕하면 두드러기로 인한 가려움증이 가시고 피부를 강하게 하는 등 면역성을 길러 준다. 그늘에 말린 것이나 날것을 목욕물에 두 줌가량 넣고 몸을 푹 담그고 있으면 두드러기가 가라앉는다.

검은깨꿀절임 | 만성 두드러기 증세에 효과적이다

만성 두드러기 증세로 시달리는 사람, 잦은 발진으로 괴로운 사람에게는 깨가 좋다. 깨는 체질을 개선해 주고 체력을 보강하며 피부에 저항력을 길러 주어 두드러기에 대한 면역력을 강화해 준다. 검은깨꿀절임은 효과가 뛰어나므로 미리 준비해 두었다가 복용하면 좋다.

사철쑥뜸 | 염증과 부기를 가라앉힌다

사철쑥의 어린 잎 말린 것을 '인진호' 라고 하여 한약재로 사용한다. 사철쑥에는 담즙 분비를 촉진하는 작용이 있어 염증과 부기를 가라앉히는 데 효과가 있으며 두드러기를 억제하는 효능도 뛰어나다. 말린 사철쑥을 이용하여 두드러기가 생긴 부위에 쑥뜸을 하면 쉽게 가라앉는다. 한 번에 효과를 볼 수도 있지만, 지속적으로 하는 것이 좋다.

차조기잎즙 | 어패류에 의한 두드러기에 효과가 있다

생선이나 새우, 게 등을 먹고 갑자기 두드러기 증세가 나타나면 신선한 차조기잎을 썰어서 즙을 내어 마신다. 잎을 달인 물도 효과가 좋다. 햇볕에서 잘 말린 차조기잎 5g에 물 1컵을 붓고 물이 반으로 줄어들 때까지 끓인다.

비파잎 달인 물 | 땀띠와 두드러기에 좋다

비파는 잎에 약효가 있다. 싱싱한 비파잎 3장 정도에 물 2컵 반 정도를 붓고 달여 물이 반으로 줄면 불에서 내린다. 끓인 물을 식힌 다음 가벼운 땀띠나 두드러기가 난 곳에 발라 준다. 비파잎을 같은 방법으로 거즈나 무명보자기에 싸서 목욕물에 담갔다가 비파잎 물이 우러나면 그 물에 목욕해도 같은 효과가 있다.

알레르기성 체질 개선

감자·양파 삶은 물을 3개월 정도 꾸준히 마신다

알레르기성 체질은 주로 유전에 의해 나타난다. 최근에는 특정 식품·꽃가루·약물·공기 중 오염물질 등과의 접촉 및 바이러스 감염에 의한 알레르기도 늘고 있다.
증세는 재채기 정도로 가벼운 것부터 비염·천식·두드러기·습진 등 다양하다. 알레르기성 체질을 개선하려면 알레르기를 일으키는 원인 물질을 먹거나 접촉하는 것을 피하고 미나리생즙이나 감자·양파 삶은 물 등을 꾸준히 마신다. 과다한 약물 복용은 증세를 악화시킬 수 있으므로 전문의의 진단을 받는다.

✚ 마늘구이

봄철 공기 중에 떠다니는 꽃가루는 눈이나 코를 통해 체내로 들어가 알레르기를 일으킨다. 이때 마늘을 구워 콧속에 넣는다.
먼저, 속껍질까지 깨끗하게 벗긴 마늘을 콧속에 들어갈 수 있는 크기로 작게 자른 다음 기름을 두르지 않은 마른 프라이팬에 타지 않게 굽는다. 마늘이 구워지면 따뜻할 정도로 식혀 코에 1분 정도 넣어 두었다가 빼는 것을 수시로 되풀이한다. 하루에 3~4회, 1회에 1분씩 3일 정도 계속하면 꽃가루 알레르기 증상을 완화할 수 있다.

✚ 복숭아 끓인 물

복숭아는 여름철에 즐겨 먹는 과일이지만, 복숭아에 있는 털이 알레르기 증세를 일으킬 수도 있다. 복숭아의 털을 만지거나 보기만 해도 가렵거나 붓는 경우가 있는가 하면, 털을 깨끗이 닦았는데도 복숭아를 먹으면 알레르기가 생기는 특이체질이 있는데 이럴 때 잘 익은 복숭아를 달여 꾸준히 마시면 체질을 개선할 수 있다.

✚ 감자·양파 삶은 물

알레르기성 체질인 사람들은 칼륨을 충분히 섭취해야 한다. 칼륨은 뇌 세포를 자극하고 산소 호흡이 왕성하도록 돕는다. 또한, 체내에 흡수된 포도당의 분해를 촉진해 줄 뿐만 아니라 산성으로 기울기 쉬운 알레르기성 체질의 체액을 균형 있게 맞춰 준다.
감자와 양파에 물을 넉넉히 붓고 약한 불에서 삶아 그 물을 하루 3회, 공복에 따뜻하게 마신다. 3개월 정도 지속적으로 마시면 체질 개선에 큰 효과를 볼 수 있다.

✚ 미나리생즙

미나리는 식욕증진, 혈압강하, 이뇨 및 해독 작용이 뛰어나다. 상한 생선이나 생선에 의한 알레르기 현상으로 두드러기가 나면서 가려움증이 있을 때는 미나리생즙을 마신다.
신선한 미나리 한 단을 준비해 뿌리를 자르고 맑은 물에 깨끗이 씻어 물기를 완전히 뺀다. 분마기에 물기를 뺀 미나리를 짓찧어 거즈에 거른 다음 즙을 받는다. 미나리생즙은 냉장고에 차갑게 두었다가 반만 마시고, 반은 거즈에 적셔 두드러기가 난 부위에 냉찜질하면 빠른 효과를 볼 수 있다.

✚ 식물성 기름

식물성 기름은 알레르기성 비염 증세가 악화하는 것을 막아 준다. 현대 의학에서는 알레르기성 비염 치료를 위해 항스테로이드제를 사용하는데, 이 약은 오래 복용하면 오히려 증세를 악화할 수 있다. 식물성 기름을 콧속에 바르면 코의 점막을 보호하여 알레르기성 비염 치료에 효과가 있다.

✚ 말린 해바라기줄기

말린 해바라기줄기를 약한 불에서 달인 다음 거즈에 걸러 하루 3회, 공복에 1컵씩 마시면 알레르기로 인한 가려움증을 가라앉힐 수 있다.

✚ 진피·탱자·문어가루

귤 껍질, 탱자, 문어를 각각 타지 않게 구워 가루로 만든 다음 함께 섞어 식후에 1큰술씩 먹어도 알레르기성 체질을 개선할 수 있다.

딸꾹질이 날 때

생강 달인 물이나 부추씨가루를 먹으면 딸꾹질이 멎는다

Dr.say

뜨거운 것이나 자극이 강한 것을 갑자기 삼켰을 때, 또는 과음을 해서 신경이 자극되었을 때 딸꾹질이 난다. 그 밖에 먹은 음식이 체했을 때, 또는 선천적으로 위장이 약하거나 위장 운동이 둔해졌을 때 일어날 수 있다. 이런 딸꾹질은 일시적이므로 인체에 해가 없고 그냥 두면 자연히 낫는다. 단, 요독증이나 복막염을 앓고 난 뒤, 개복 수술을 하고 난 다음에는 주의가 필요하다. 뇌출혈이나 뇌경색 증세가 있거나 위장 또는 호흡기 질병이 있을 때도 딸꾹질이 일어날 수 있다.

감꼭지·생강 달인 물 | 위장이 차가워져 생긴 딸꾹질에 마신다

감꼭지는 예로부터 딸꾹질이나 트림, 구토증 등의 치료제로 쓰여 왔다. 어린아이의 딸꾹질은 위장이 차가워져서 일어나는 경우가 많은데, 이럴 때 감꼭지와 생강 달인 물을 먹이면 위장이 따뜻해지면서 딸꾹질이 멎는다. 감꼭지가 상하지 않은 잘 익은 감을 골라 꼭지만 잘 따서 저민 생강과 함께 물을 붓고 푹 달인다. 이때 약한 불에서 은근히 달여야 국물이 진하게 우러난다. 생강의 알싸한 맛과 감꼭지의 떫은맛이 거슬리면 꿀을 조금 타서 마신다.

부추씨가루 | 숨쉬기가 괴로운 딸꾹질에 효과적이다

딸꾹질이 계속되면 잠을 잘 수도 없고 식사조차 어려울 정도로 번거롭다. 오랫동안 멎지 않아 숨쉬기조차 괴로운 딸꾹질에는 부추씨를 말려 가루로 만들어 하루에 3회 먹는다. 부추는 복부 통증이나 기관지염에도 효과가 뛰어나다.

땀을 많이 흘릴 때

땀이 많이 나는 사람은 우엉 삶은 물이나 대추밀가루죽을 먹는다

Dr.say 온도가 높은 장소에 있거나 운동을 했을 때 또는 감기로 인한 고열로 땀을 흘린다. 사람은 몸속의 수분을 땀으로 배출함으로써 체내의 열을 방출하고 체온을 조절하기 때문이다. 선천적으로 땀이 많이 나는 사람도 있고 긴장하거나 놀랐을 때 땀이 나기도 하는데, 이런 경우는 특별히 걱정하지 않아도 된다. 하지만, 미열과 권태감이 있을 때는 주의한다. 그 밖에 손이 떨리고 가슴이 두근거리면서 땀이 나거나 자율신경실조에 의해 갑자기 땀이 나는 등의 증세가 나타나면 진찰을 받는다.

우엉 삶은 물 | 땀띠가 심할 때 효과가 있다

음식을 만들 때는 우엉의 쓴맛을 빼지만 이 쓴맛에 여러 가지 유효한 성분이 있다. 이 성분은 주로 단백질로, 몸에 바르면 소염·해독 작용은 물론 수렴 작용이 있어 지혈, 진통에 효과가 있다. 특히 땀이 많이 나서 땀띠가 심할 때 바르면 효과가 있다. 사용할 때는 우엉의 뿌리나 잎 5~10g에 물 1컵을 붓고 진하게 삶아서 목욕 후에 그 물을 골고루 바른다.

대추밀가루죽 | 정서불안으로 땀을 흘릴 때 좋다

체력과 기력이 약하고 밤에 잠을 이루지 못하는 사람에게는 밀가루에 대추를 섞어 끓인 대추밀가루죽이 효과적이다. 밀가루는 몸의 열을 내리고 갈증을 없애 준다. 또한 신경안정제로도 사용되며 자율신경실조증으로 인해 땀이 나는 사람에게 좋다. 대추도 열을 내리고 쇠약한 내장을 회복시키므로 함께 끓이면 이상적이다.

말랐을 때

벌꿀을 먹어 몸을 보하고 현미·참마·호두 등으로 체력을 보충한다

Dr.say

지나치게 말랐다는 것은 표준체중〈(키-100)×0.9〉을 20% 이상 밑도는 경우를 말한다. 그러나 말랐다고 하더라도 혈색이 좋고 건강하다면 체질적이거나 유전적인 요인에 의한 것이므로 걱정할 필요는 없다. 오히려 뚱뚱한 사람보다 심장의 부담이 적고 고혈압, 당뇨병 등 성인병에 걸릴 위험이 적으므로 가벼운 운동과 영양이 풍부한 식생활로 체력증진에 힘쓰는 것이 가장 좋은 방법이다.
편식을 하지 않도록 영양의 균형에 신경 쓰고 제시간에 식사하는 것이 바람직하다.

벌꿀 | 마르고 기운 없는 사람에게 좋다

벌꿀은 입맛이 없고 기운이 없을 때 먹으면 몸을 보하고 체력을 보충하는 데 도움이 된다. 공복 시 물에 타서 마시거나 드레싱에 섞어 샐러드에 뿌려 먹으면 입맛을 돋운다.

현미필라프 | 체력증진에 도움이 된다

비타민, 미네랄이 풍부한 현미는 내장을 튼튼하게 해 줄 뿐만 아니라 혈액의 흐름을 좋게 해서 마르고 추위를 타는 사람에게 적합하다. 허약 체질인 사람에게는 체력증진에도 효과적이며 현미로 필라프를 만들면 남녀노소 즐겨 먹을 수 있다. 병을 앓고 난 사람이나 노인에게는 현미를 볶아 소금을 조금 넣고 만든 현미수프도 좋다. 현미수프는 당뇨병에도 효과가 있는데 생강, 파를 넣어 끓이면 감기 초기 증세도 낫게 한다. 단, 현미는 소화가 잘되지 않는 단점이 있으므로 자기 전에 먹는 것은 삼간다.

돌미나리 | 식욕을 돋운다

미나리에는 다른 채소와 산채와는 달리 독특한 향이 있어 입맛을 돋워 준다. 식욕이 없을 때는 돌미나리로 전이나 나물, 국을 만들어 먹는다. 돌미나리 생즙을 마시는 것도 좋다.

인삼닭고기수프 | 대사 작용을 높이고 건강을 찾아 준다

인삼닭고기수프는 몸을 따뜻하게 하고, 신진대사를 활발하게 해 주며 몸이 허할 때 먹으면 체력 보강에 더할 수 없이 좋은 음식이므로 마르거나 허약 체질인 사람에게 좋다.

깨·호두·찹쌀·콩가루 | 신진대사를 활발하게 한다

검은깨, 호두, 찹쌀, 검은콩은 신진대사를 활발하게 하고 피를 맑게 해 마른 사람들에게 좋은 식품들이다. 검은깨, 호두, 찹쌀, 검은콩을 각각 따로 볶아 가루로 만들어 보관한 다음, 필요할 때마다 4종류를 섞어서 뜨거운 물에 타서 마신다. 콩가루처럼 밥에 넣고 비벼 먹어도 좋다. 하루 3회, 1큰술 정도가 적당하다.

참마현미죽 | 자양·강장 효과가 있다

참마는 대표적인 강장 식품으로, 소화를 돕고 설사를 멎게 하며 기력을 보충하는 데 효과적이다. 특히 전분 분해효소를 많이 가지고 있으므로 장 운동을 돕고 에너지가 풍부해 자양 효과도 뛰어나다. 마른 사람에게는 참마를 넣어 끓인 현미죽이 좋은데, 죽 속에 식욕을 돋우는 닭고기나 자양·강장 작용이 있는 말린 패주, 체력을 증진시켜 주는 구기자를 더하면 효과가 더 크다.

plus tip

특별한 이유 없이 마를 때

간혹 병 때문에 마르는 경우가 있으므로 특별히 먹는 것을 제한하지 않는데도 점점 살이 빠지거나 쉬 피로해지고 현기증이나 구토증이 있으며 입맛이 없는 등의 증세가 지속되면 의사의 진찰을 받는다. 식사를 거르지 않는데도 1개월에 4kg 이상 체중이 줄어들면 갑상선 기능항진증이나 당뇨병, 만성 위염, 위·십이지장궤양, 만성 간장병 등을 의심해 볼 수 있다. 건강했던 사람이 1~2년 사이에 급격하게 마르면 암의 증세일 수도 있으므로 각별한 주의가 필요하다.

머리가 아플 때

국화차나 무즙을 마시면 두통이 가라앉는다

Dr.say

두통은 흔히 일어나는 증세로, 원인 중 80%는 그리 걱정하지 않아도 된다. 피곤하거나 긴장할 때 두통이 생기는 사람은 술이나 담배를 삼가고 취미나 스포츠 등으로 기분전환을 시도하여 스트레스가 쌓이지 않도록 한다. 단, 갑자기 일어나는 격렬한 두통은 지주막하출혈이나 뇌출혈, 급성 수막염 등의 초기 증세일 수 있다. 이때는 격렬한 통증과 함께 구토증을 동반하므로 전문의와 의논하여 병원 치료를 받는 것이 좋다. 일반적으로 가벼운 증세일 때는 자가 치료로도 회복된다.

무즙 | 편두통에 효과가 있다

무에는 몸을 차게 하는 성분이 있으므로 두통이 있을 때는 외용약으로 사용한다. 특히 편두통에 뛰어난 효과가 있는데 무즙을 거즈에 적셔 직접 이마에 대 주거나 콧구멍에 몇 방울 떨어뜨리면 두통이 가라앉는다. 외용약 이외에도 무즙에 꿀이나 조청을 조금 섞어 마시면 두통을 비롯한 천식, 기침을 동반하는 감기에도 잘 듣는다.

생강수프 | 감기 초기의 두통에 효과적이다

말린 생강은 몸을 따뜻하게 해서 땀이 나게 하므로 열을 떨어뜨린다. 따라서 몸이 차가워져 생기는 두통이나 설사, 하반신 통증, 또는 감기 초기의 오한, 두통, 재채기 등에 안성맞춤이다. 어린이에게 생강을 줄 때는 수프로 만든 다음 꿀을 타서 주면 먹이기 쉽다. 생강수프는 감기약을 복용한 다음 마시면 더욱 효과가 있다.

냄비에 생강 3쪽, 차조기잎 3장, 파 5cm, 물 3컵을 넣고 약한 불에서 진하게 끓인다.

국화차 | 현기증, 고혈압, 두통에 약효가 있다

국화는 두통, 현기증, 귀에서 소리가 날 때 등 주로 머리 부분에서 일어나는 불쾌한 증세에 효과가 있다. 혈액순환을 좋게 하고 시력을 회복시켜 주는 한방약으로도 잘 알려져 있다. 현기증, 고혈압으로 인한 두통에는 국화잎으로 만든 국화차가 좋다.
만성 두통일 때는 생화 20g이나 말린 꽃 6g을 구기자와 섞어 1컵반의 술을 넣고 20분 정도 찐 것을 마시면 금방 효과를 볼 수 있다.

쑥 달인 물 | 냉으로 인한 두통에 효과적이다

목욕할 때 탕 속에 넣어 쓰기도 하고 뜸을 뜨는 재료로도 사용하는 쑥은 다양한 약효를 가진 약초다. 냉증으로 오는 두통에는 말린 쑥 한 줌을 3컵 정도의 물에 넣어 양이 반으로 줄어들 때까지 달인다. 이것을 하루 분량으로 정해 차처럼 마시면 효과가 아주 좋다. 그 외에도 습진이나 옻이 생겼을 때 찜질약으로도 사용되며 따뜻한 물에 넣고 목욕하면 어깨결림, 류머티즘, 요통 등에 효과가 있다.

두릅뿌리 달인 즙 | 만성 두통을 낫게 한다

두릅은 야생 두릅을 사용해야 약효가 있다. 두릅뿌리를 잘 씻어서 물에 담갔다가 말린 다음 푹 달여 마시면 통증이나 땀 흘리는 것을 막고 열을 떨어뜨린다. 이 즙을 꾸준히 마시면 만성 두통이나 현기증, 어깨결림, 신경통, 류머티즘 등의 증세가 좋아진다.

매실찜질 | 두통을 가라앉힌다

매실은 약효가 뛰어난 식품으로 항균 작용, 정장 작용, 설사, 식욕부진, 식중독 등에 효과가 있다. 두통이 있을 때는 매실살을 도려내 관자놀이에 붙여 찜질하면 효과가 있다.

머리카락이 빠질 때

혈액순환을 촉진하는 마늘 · 생강즙, 밤송이가루를 바른다

Dr.say

건강한 사람은 보통 하루 70~80개의 머리카락이 빠지고 또 자란다. 탈모증이란 머리카락의 수가 비정상적으로 많이 빠지거나 한 부분의 털이 집중적으로 빠지는 증세를 말한다. 탈모증은 그 원인과 형태에 따라 원형 탈모증, 남성형 탈모증, 여성형 탈모증으로 나누어진다. 치료 방법은 스테로이드 계통의 외용약을 바르거나 물리화학적인 치료가 중심이 되게 하되, 가정에서는 스트레스를 풀어 주고 혈액순환을 돕는 식품을 챙겨 먹는다.

마늘 · 생강즙 | 원형 탈모증의 육모를 촉진한다

마늘과 생강을 강판에 갈아 면보에 싸서 즙을 받는다. 이 즙을 머리카락이 빠진 부분에 가볍게 마사지하면서 발라 주되 너무 많은 양을 바르거나 너무 세게 문지르면 두피에 상처를 줄 수 있으므로 주의한다. 15분 정도 그대로 두었다가 약간 뜨거운 물로 씻어낸다. 이것을 3일에 한 번씩, 취침 전에 2~3개월 동안 반복하면 머리카락이 빠진 곳에서 배냇머리 같은 것이 나기 시작한다. 머리카락이 나기 시작하면 손으로만 마사지한다.

고추술 | 탈모증을 치료한다

고추를 된장이나 고추장에 찍어서 날것으로 먹거나, 고춧가루로 빻아 음식을 만들 때 넣어 먹으면 혈액순환에 도움이 된다. 고추술을 담가서 두피에 바르는 방법도 있는데, 이것은 민간요법으로 널리 알려져 있다. 고추를 에틸알코올에 담가 1주일~1달 정도 숙성시킨 다

음 그 술로 두피를 마사지해 준다. 단, 자극이 강하므로 피부가 약하거나 알레르기 증세가 있는 사람은 피하는 것이 좋다.

생강 헤어토닉 | 머리카락이 빠질 때 바른다

생강은 혈액순환을 돕고 신진대사를 활발하게 하므로 머리카락이 비정상적으로 많이 빠질 때 이용하면 효과를 볼 수 있다. 생강 삶은 물이나 생강엑기스로 만들어 머리에 마사지하듯 바르면 탈모 방지에 훨씬 효과적이다. 단, 농도가 너무 짙지 않게 주의한다.

구운 밤송이가루 | 두피의 혈액순환을 돕는다

가시가 돋은 밤송이의 겉껍질 10개를 불에 구워서 분마기에 넣고 갈아 가루를 낸다. 이 가루에 참기름 1컵을 섞어 잘 버무린 다음 하루에 2~3회, 1회 1~2작은술씩 머리카락이 빠지는 두피 부분에 마사지해 주면 혈액순환이 좋아져 머리카락이 빠지는 것을 예방한다.

반하뿌리가루 | 원형탈모증에 잘 듣는다

밭에서 나는 다년초로 한방에서는 반하의 뿌리를 담이나 구토, 기침 등의 치료약으로 사용하고 있다. 여름철 둥근 뿌리줄기를 캐서 뿌리와 껍질은 버리고 물에 씻어 햇볕에 말린 다음 사용한다.

원형탈모증일 때는 말린 반하의 둥근 뿌리줄기를 분마기에 빻아 머리나 눈썹 등 털이 빠진 부분에 마사지해 준다. 반하뿌리는 약효가 강하므로 지나치지 않게 하고, 혹 눈썹에 바를 때는 눈에 들어가지 않도록 각별히 조심하고, 눈에 들어갔다면 맑은 물로 즉시 씻어 낸다. 원형탈모증은 스트레스로 올 수도 있으므로 마음을 편안히 갖고 음식섭취에도 신경을 쓴다.

plus tip

그 밖에 효과가 있는 식품

무잎을 햇볕에 바싹 말려 물을 붓고 달인 다음, 생강즙 몇 방울을 섞어서 그 물로 머리를 감으면 좋다. **구기자잎**도 같은 약효가 있다.

벽오동나무의 열매를 구워 분마기에 간 다음 참기름과 반죽해서 머리카락이 빠진 부위에 하루에 2~3회 발라 주면 원형탈모증에 잘 듣는다.

벽오동나무의 껍질을 으깨 받아낸 즙을 두피에 발라 주면 머리카락이 빠지는 것을 막고 발모를 촉진한다.

목마름이 심할 때

배·사과주스, 토마토·수박주스 등을 마셔 갈증을 푼다

Dr.say

격렬한 운동을 하고 난 다음이나 매운 음식을 먹었을 때, 술을 많이 마신 다음에는 누구나 갈증을 느끼게 마련이다. 이런 목마름은 일시적인 것으로, 수분을 충분히 공급해 주면 문제가 되지 않는다. 그러나 당뇨병이나 신장의 기능장애에 의해 목이 마르고 소변 양에 이상이 생기는 경우도 있다. 어느 경우든지 체중이 심하게 늘거나 줄고 팔다리가 저리며 온몸이 나른하거나, 부기와 미열이 나는 등의 증세가 나타날 때는 주의해야 한다.

생수 | 목이 마를 때 이상적이다

미네랄이 풍부한 생수는 그 어떤 약보다 신체에 활력을 불어넣는 좋은 음료다. 특히 차게 마시면 더욱 좋은데 냉장고에 넣어 두면 생수가 육각수 형태로 만들어지므로 이상적이라고 할 수 있다. 끓인 보리차나 옥수수차도 냉장고에 넣어 차게 두었다가 마시면 생수를 마시는 것과 같은 효과를 볼 수 있다. 생수는 시판되는 청량음료처럼 단맛이 느껴지지 않고 가슴속까지 시원하게 달래 주므로 목이 마를 때에는 더없이 좋은 음료다.

배·사과주스 | 당뇨병, 더위로 갈증이 날 때 좋다

수분이 풍부한 배는 예로부터 열이 나서 생기는 갈증을 달래는 데 쓰여 왔다. 당뇨병이나 더위를 먹어서 목이 마를 때 이용하면 좋은 식품으로, 갈증 해소에는 배·사과주스가 효과가 뛰어나다. 또 배 한 개를 얇게 저며 찬물에 반나절 정도 담갔다가 우러난 물을 마시는 것도 좋다. 단, 배에는 몸을 차게 하는 성분이 있으므로 설사를 하는 사람이나 냉증이 있는 사람, 출산한 지 얼마 되지 않은 사람은 많이 먹지 않는다.

토마토·수박주스 | 심한 갈증을 없애 준다

수박에는 목마름을 달래 주는 작용이 있다. 소화를 돕고 위를 튼튼하게 해 주는 토마토에도 목마름을 달래 주는 작용이 있다. 토마토와 수박 짠 즙을 같은 양으로 섞어 하루에 1~3회 마시면 효과적이다. 단, 토마토는 몸을 차게 만드는 성질이 있으므로 허약 체질, 냉증이 있는 사람이나 노인은 많이 마시지 않는 것이 좋다. 또한, 토마토는 고기나 생선 등 기름기 있는 음식을 먹을 때 곁들여 먹으면 소화를 촉진하고 위의 부담을 덜어 준다. 루틴이 들어 있어 혈관을 튼튼하게 하고 혈압을 내려 준다.

참외화채 | 땀을 많이 흘려 갈증이 날 때 효과적이다

참외는 수분이 90%나 들어 있을 정도로 수분이 많은 과일이다. 땀을 많이 흘리는 여름철 물을 많이 마시게 되면 배탈이 나기 쉬운데 이럴 때 참외를 먹으면 갈증을 달랠 수 있다. 참외를 깍뚝썰어 사이다, 우유 등을 넣고 화채로 만들어 먹으면 좋다. 화채를 만들기가 번거로우면 참외를 깎아서 먹어도 된다. 참외는 차게 먹어야 좋다.

plus tip

그 밖에 효과가 있는 식품

대부분 과일에는 수분이 많이 들어 있어 목이 마를 때 시원하게 **냉장된 과일**을 먹으면 갈증이 가신다. 그러나 바나나, 감 등의 과일에는 수분보다는 탄수화물이 더 많으므로 갈증해소에는 그다지 도움이 되지 못한다. 쌀과 엿기름가루로 만든 **식혜**도 차게 해서 마시면 목마름을 줄일 수 있다.

귤프루츠 | 수분과 비타민 C 보충에 효과적이다

귤은 비타민 C가 풍부한 식품으로, 비타민 C는 추운 겨울에 생산되는 귤에 더 많이 들어 있다. 귤껍질 또한 한약재로 쓰일 만큼 약효가 좋다.

귤껍질을 벗겨 잘게 썰고 사과와 배도 껍질을 벗겨 잘게 썬다. 썬 과일을 그릇에 담고 오렌지주스를 적당히 부어 잘 섞으면 귤프루츠가 된다. 물론 귤만 먹어도 된다.

목뼈를 삐었을 때

치자연고나 곶감즙을 목뼈 주위에 고루 바른다

Dr.say 자동차 사고 같은 갑작스러운 충격으로 목에 급격한 힘이 가해져서 일어나는 경우가 대부분이다. 충격에 따라 뼈가 삐거나 부러지고 뇌진탕·뇌좌상 등이 일어날 수도 있다. 대부분은 목 부분의 가벼운 관절 손상이므로 1개월 정도면 치료가 된다. 가벼울 경우, 부기나 통증은 목 주위에서만 일어나는데 사고 직후가 아니라 며칠 지나서 나타나는 경우가 많다. 목뼈를 다쳤을 때는 상처의 정도에 관계없이 의사의 진찰을 받고 안정을 취하면서 통증과 부기를 다스린다.

감자 | 목뼈를 삐었을 때 붙인다

감자에도 해열과 소염 작용, 혈액순환을 좋게 하는 성분이 있다. 생감자를 껍질째 곱게 갈아 삔 데 붙이면 부기가 내리고 열과 통증이 가라앉는다.

파 | 혈액순환을 돕는다

파는 혈액순환을 원활하게 하고 열을 내려 주며 화끈거리고 열감이 느껴지는 통증을 가라앉혀 준다. 파 뿌리를 곱게 찧어 삔 목뼈 부위에 붙인다.

곶감즙 | 해독 작용을 한다

곶감즙은 타박상, 화상, 벌레 물린 데, 삐었을 때 모두 효과가 있다. 옛날에는 스님들이 수

행을 위해서 먼 길을 떠날 때 곶감을 항상 지니고 다녔다고 한다. 사용할 때는 곶감을 짓찧어 아픈 부위에 바르거나 곶감에 물을 넣고 팔팔 끓인 다음 체에 걸러 그 즙을 바르면 된다.

식초에 갠 오징어가루 | 삐었을 때 효과가 있다

오징어는 지혈제, 안약, 멍들거나 삐었을 때 민간요법으로 사용되어 왔다. 까맣게 태운 오징어를 가루 내어 식초에 갠 다음 목이 삐어 통증이 있는 부위에 붙이면 통증이 줄어들고 부기가 한결 가라앉는다.

고춧잎 달인 물 | 통증을 가라앉힌다

고춧잎은 통증을 가라앉히는 효과가 크다. 말린 고춧잎 5~10g에 2컵 정도의 물을 붓고 그 양이 반으로 줄어들 때까지 달인다. 이 물을 따뜻하게 해서 하루에 3회 나누어 마신다. 고춧잎 달인 물은 통증을 비롯한 월경불순에도 효과가 좋다. 또한 말린 고춧잎 10~20g을 달여서 그 물로 찜질하면 부기가 가라앉는다.

치자연고 | 소염 작용이 뛰어나다

치자에는 게니포이드나 카로틴 등이 함유되어 있는데 이런 성분들은 담즙의 분비를 촉진해 소염이나 진정, 혈압강하 등에 좋은 효과가 있다.

잘 말린 치자열매를 분마기에 곱게 가루 내어 적당량의 밀가루와 달걀흰자, 식초 등을 넣고 잘 갠 다음 연고 상태로 만들어 목뼈를 삐거나 관절에 이상이 생겼을 때, 허리가 아플 때 찜질해 주면 뛰어난 소염 효과로 통증이 조금씩 가라앉고, 부기가 내린다. 연고를 만들 때는 달걀노른자가 섞이지 않도록 주의하고 약이 마르기 전에 자주 교환한다.

plus tip

목과 어깨가 뻐근하고 무거울 때 취하는 조치

목은 물체에 부딪혀 삘 확률보다 피로나 스트레스 등이 쌓여 목이 뻐근하거나 자세가 나빠져 뼈가 비뚤어질 확률이 더 높다. 목 부위를 비롯해 어깨와 팔이 뻐근하거나 아플 때는 목 주위를 뜨거운 물 주머니나 타월로 따뜻하게 찜질하면 시원하다. 또한 목부터 어깨, 등까지 마사지해도 통증을 덜 수 있다.

목이 쉬었을 때

배, 무화과, 석류 등 목을 진정시키는 과일을 먹는다

Dr.say

목이 쉬는 것은 성대를 아프게 했거나 목에 염증이 생겼기 때문이다. 대개는 지나치게 큰소리를 내거나 감기에 걸렸을 때, 심한 기침을 했을 때, 담배를 많이 피웠을 때 성대에 무리를 줘 목이 쉰다. 목이 쉬면 음식으로 치료하는 것이 가장 바람직하다. 이때는 영양가가 높고 목에 좋은 배나 석류 같은 과일을 먹는다. 단, 귤 종류나 버섯류, 가지, 식초를 사용한 음식은 목을 긴장시켜 상태를 더욱 악화할 수 있으므로 먹지 않는다. 또한 염분이 많은 음식도 피한다.

순무즙 | 해독·소염 작용이 있다

순무에는 뛰어난 해독 작용과 소염 작용이 있어서 목의 염증을 가라앉히고 목이 쉰 것을 낫게 해 주는 데 효과가 있다. 또한 갈증을 달래 주고 기침을 멎게 해 주는 작용도 있다. 목이 쉬었을 때는 순무즙이 효과적이다. 순무 1개를 강판에 갈아 그 즙을 마신다. 목이 쉬면서 통증이 있을 때는 1~2시간마다 마시면 좋다.

배 우린 물 | 갈증 나고 목 쉰 데 좋다

옛날 중국의 북부 지방에는 건조한 기후 때문에 흙먼지가 심해서 목이 아프거나 쉬는 사람이 많았는데 그럴 때 배를 이용했다고 한다. 배는 열을 내리고 소화를 도와 주며 그 외에도 목의 여러 가지 증세를 낫게 해 주는 효과가 있다.

목이 쉬었을 때 배즙으로 목을 헹구면 효과적이다. 갈증이 나면서 목이 쉬었을 때는 커다란 배 1개를 얇게 저며 차가운 물에 반나절 정도 담갔다가 몇 번에 걸쳐 마시면 좋다. 단, 배는 몸을 차게 하는 성질이 있으므로 설사를 자주 하거나 냉증인 사람, 출산한 지 얼마 안 된 산모는 따뜻하게 해서 먹는 것이 좋다.

석류즙 | 소염 작용을 한다

석류는 통증을 줄여 주고 염증을 없애는 데 효과가 높은 과일이다. 목이 쉬었거나 아플 때, 편도염이나 구내염이 있을 때는 석류즙을 마신다. 마셔 보아서 맛이 지나치게 강할 때는 따뜻한 물에 희석해 복용하는 것도 방법이다. 통증이 심하거나 기운이 없을 때는 석류즙에 꿀을 적당량 섞어서 마시면 좋다.

무화과열매 달인 물 | 목이 아프면서 쉬었을 때 효과적이다

무화과는 위장병이나 치질에 특효약으로 알려진 것 외에도 통증이 있거나 목이 쉬었을 때 낫게 해 주는 효과가 뛰어나다. 이것은 무화과가 염증을 가라앉히고 해독하는 작용을 하기 때문이다. 목이 아프면서 쉬었을 때는 무화과열매 15g을 적당량의 물에 넣고 달여 꿀을 타서 마시면 효과적이다.

꿀매실탕 | 침 분비를 촉진한다

중국의 '삼국지'에는 조조가 병사들의 갈증을 달래려고 머릿속에 매실을 떠올리도록 했다는 이야기가 나온다. '망매지갈'이라는 이 말에서도 알 수 있듯이 매실에는 침의 분비를 촉진하고 갈증을 달래 주는 작용이 있다. 또한 꿀도 목을 부드럽게 해 주고 목이 마르는 것을 막아 준다. 목이 말라서 목소리가 쉬었을 때는 매실을 분마기에 갈아 가루로 만든 다음 꿀을 넣어 달여 마신다.

plus tip

중국에서 사용하는 땅콩과 차조기잎

● 속껍질이 있는 **땅콩** 60g에 1컵의 물을 붓고 끓인 다음, 불을 약하게 줄여 부드러워질 때까지 둔다. 부드러워진 땅콩을 먹고 국물도 같이 마신다.

● 냄비에 **차조기잎** 3g을 탈 때까지 볶은 다음 소금 6g을 넣어 다시 볶는다. 차조기잎이 빨갛게 볶아지면 물을 4컵 정도 붓고 2컵 정도로 달여 하루 2회 마신다.

몸이 가려울 때

피부병을 막아 주는 참깨를 먹고 약초목욕을 한다

Dr.say

피부가 가려워지는 원인은 접촉성 피부염, 두드러기, 무좀, 백선, 습진, 옴 등 여러 가지다. 이 밖에도 나이가 들면서 피부가 약해지고 건조해져 가려움증이 생길 수 있고 정신적인 스트레스가 가려움증을 유발할 수도 있다. 항히스타민제를 바르면 가려움증을 완화하는 데 효과적이지만 오랫동안 계속 사용하면 부작용이 생길 수 있으므로 정확한 원인을 진단받고 의사의 지시에 따르는 것이 바람직하다. 가려움증이 계속될 때는 간장병, 당뇨병, 암의 한 증세일 수 있으므로 꼭 진단을 받는다.

참깨 | 습진으로 인한 가려움증에 효과가 있다

습진과 천식은 밀접한 관계가 있다. 습진에 약을 바르면 독소가 내부를 공격해 천식을 일으키고, 그 천식을 고치면 또다시 습진이 생기므로 여간 까다로운 것이 아니다. 따라서 습진을 외용약으로 고치기보다는 근본적인 대책 마련을 위해 식생활을 바꾸고 체질 개선을 위해 순한 약을 복용해서 고치는 것이 바람직하다.

채소류를 많이 섭취하고 참깨도 많이 먹는다. 참깨에는 리놀레산과 비타민 E가 많아 피부 건조를 막아 주며 습진이나 옻 등 피부병에 대한 저항력을 길러 준다. 체질적으로 예민한 사람에게도 잘 맞는 식품이다. 참깨를 먹을 때는 반드시 갈아서 먹는다. 통깨는 소화가 잘 되지 않을 뿐만 아니라 영양섭취도 제대로 되지 않은 채 몸 밖으로 배출되기 쉽다.

참깨를 씻은 다음 말려서 볶아 가루 낸 다음 죽을 쑤어 먹어도 좋다. 볶은 참깨를 갈아 국에 풀거나 밥에 얹어 먹어도 좋다.

약초목욕 | 온몸이 가려울 때 효과적이다

호두나 복숭아잎을 넣고 목욕하면 온몸이 가려울 때 효과가 있다. 생잎이나 말린 잎을 면 주머니에 넣고 뜨거운 물에 담가 그 물에 목욕한다. 또는 잎을 달인 즙으로 가려운 곳을 씻어도 효과적이다.

얼룩조릿대 우린 물도 피부 가려움증 완화에 도움이 된다. 적당히 희석한 얼룩조릿대 엑기스 4컵을 미지근한 목욕물에 풀고 최저 5분간, 2회 이상 들어간다. 몸을 담그고 난 뒤에는 샤워를 하지 말고 그대로 몸을 닦는다. 또, 질경이 열매나 잎을 달인 즙으로 온몸을 씻는 것도 가려움증에 효과가 있다.

알레르기성 피부염이 있는 사람은 목욕할 때 얇게 저며 썰어 잘 말린 마늘을 면 주머니에 넣어 목욕물에 띄우면 가려움증이 완화되고 피부염 증세가 좋아진다.

탱자 달인 물 | 두드러기나 가려움증을 가라앉힌다

두드러기는 식중독, 먼지나 꽃가루 알레르기, 화학섬유의 부작용, 약물중독 등 여러 가지 원인으로 인해 일어난다. 탱자는 염증을 가라앉히고 해독 작용을 하므로 두드러기와 가려움증을 가라앉히는 데 도움이 된다.

민들레뿌리도 해독 효과가 있으므로 탱자와 함께 달인다. 탱자 8g에 민들레뿌리 4g, 금은화 4g을 섞어 물을 충분히 붓고 10분 정도 끓인다. 이 물을 3~4일 동안 하루 2회씩 마신다.

사철쑥뜸 | 두드러기가 나고 가려울 때 좋다

사철쑥 어린 잎 말린 것을 '인진호' 라고 하여 약용으로 쓴다. 사철쑥의 성분 중 에스큘레틴은 담즙 분비를 촉진해 염증을 가라앉히고, 캐필린은 피부 병원성 사상균의 발육을 억제하여 두드러기가 나면서 가려울 때 효과가 있다. 사용할 때는 사철쑥의 연기를 피워 뜸질을 계속한다.

plus tip

그 밖에 효과가 있는 식품

음부가 가려울 때 파의 흰 부분을 약용으로 사용해도 효과가 좋다. 파는 피부에 돋은 것을 없애줄 뿐 아니라 가려움증에도 효과적이다. 파와 황산마그네슘 달인 즙을 가려운 부분에 발라 준다.

무좀일 때

손발을 깨끗이 씻고 알로에생잎, 녹차가루를 붙인다

Dr.say

백선균이라는 균이 피부에 기생하여 생기는 피부병으로, 따뜻하고 습기가 있으며 공기가 잘 통하지 않는 손가락이나 발가락 사이에 주로 나타난다. 증세가 나타나는 부위에 따라 소수포형, 지간형, 각화형 등으로 분류되는데 일반적으로 가려움증이 심하다. 무좀이 생기면 손발을 깨끗이 씻고 습기가 남지 않도록 하는 것이 중요하다. 또한 무좀이 있는 사람은 다른 사람과 양말·신발 등을 함께 사용하지 말고 가렵거나 가벼운 염증이 나타나면 즉시 피부과 전문의를 찾는다.

식초약탕 | 살균력이 뛰어나다

식초에는 무좀의 원인이 되는 곰팡이를 살균하는 약효가 있어 외용약으로 사용하면 효과가 좋다. 쌀을 발효해 만든 양조식초나 사과식초를 부드러운 천에 적셔 무좀이 있는 부위에 살짝 발라 준다. 피부가 약하거나 증세가 가벼울 때는 식초약탕을 한다. 대야에 식초를 적당량 넣고 뜨거운 물을 부어 잘 섞은 다음 손이나 발을 담근다.

마늘즙 | 만성화된 무좀 증세에 쓰인다

무좀이 자주 재발하는 사람에게는 마늘이 좋다. 평소 음식을 조리할 때 마늘을 적극적으로 사용하거나 마늘로 술을 담가 마시면 체질을 개선할 수 있다. 마늘을 즙으로 짜서 외용약으로 사용해도 좋다. 손질한 마늘을 강판에 갈아서 즙을 낸 다음, 무좀 증세가 있는 부위에 발라 준다. 외용약으로 쓸 경우에는 무좀이 있는 손과 발을 깨끗이 씻은 다음 부드러운 수건으로 닦아 물기가 완전히 마르면 면봉에 마늘즙을 적셔 무좀이 있는 부위에 바른다.

녹차가루 | 작은 물집이 생기는 무좀에 효과적이다

녹차는 살균 및 습기를 제거하는 작용이 있어 부드럽고 습기가 많아 생기는 소수포형 무좀과 지간형 무좀에 잘 듣는다. 녹차를 마신 다음 남은 찌꺼기를 햇볕에 말려 분마기에 넣고 가루를 낸 후 물집이 생긴 부위에 꼼꼼하게 뿌린다. 여러 번 반복하여 지속적으로 해 준다.

해삼 | 각종 무좀 증세에 좋다

해삼은 작은 물집이 생겨 짓무르는 소수포형 무좀, 지간형 무좀은 물론 피부가 딱딱해지고 비듬 같은 가루를 내는 각화형 무좀에도 효과가 있다. 싱싱한 해삼을 골라 믹서에 잘게 갈아서 무좀 있는 부위에 바르거나, 그대로 회를 쳐서 초고추장에 찍어 먹어도 좋다. 두 가지 방법을 병행하면 효과가 빠르다.

알로에생잎 | 가려움증과 통증을 완화한다

생약으로 쓰이는 알로에는 크게 알로에 아보레센스, 알로에 베라, 알로에 사포나리아로 나뉜다. 그중에서도 알로에 아보레센스는 항균 작용과 항진균 작용이 뛰어나 무좀이 악화하는 것을 예방하고 가려움증과 통증을 가라앉힌다. 알로에생잎의 매끈매끈한 젤리질을 환부에 직접 비벼 바르거나, 잎을 얇게 저며 썰어 무좀이 있는 부위에 붙이고 붕대로 고정한다. 가려움증이 가라앉았다고 해서 치료를 바로 멈추면 재발할 가능성이 높으므로 가벼운 증세라도 2~3주 정도 꾸준히 치료한다.

무화과 | 가려움증을 완화한다

덜 익은 무화과를 준비하여 반으로 가른 다음 압착하여 즙을 낸다. 이 즙을 하루에 여러 차례 환부에 발라 주는데, 특히 목욕 후 피부가 촉촉할 때 발라 주면 가려움증이 완화된다.

방광염일 때

팥파즙·연근생즙 등을 먹으면 염증이 가라앉는다

Dr.say 방광 점막에 염증이 생기는 증세를 '방광염'이라고 한다. 원인 대부분은 소변으로부터의 감염에서 일어나고, 지나친 과로와 질병 등으로 저항력이 약해졌을 때 쉽게 감염된다. 방광염에 걸리면 소변이 자주 보고 싶어지고, 소변의 색이 흐리며, 소변을 다 본 후에 심한 통증 등이 나타나는 것이 특징이다. 심한 통증이나 혈뇨가 있을 때에는 먼저 의사의 진단을 받는 것이 중요하다. 또한 여유 있게 안정을 취하고 몸을 깨끗이 유지하면서 수분을 충분히 공급해 재발하지 않도록 주의한다.

꿀두유 | 배뇨를 촉진한다

콩을 무르게 삶아 먹거나 탕을 끓여 마시면 이뇨 작용에 효과가 있다. 방광염에는 꿀두유를 만들어 마시면 약효가 더욱 뛰어나다. 냄비에 두유 1컵을 붓고 약한 불에서 끓어오르지 않을 정도로 데워 준다. 따뜻하게 데워지면 꿀을 넣고 식기 전에 마신다.

양상추생즙찜질 | 방광염 예방에 효과가 있다

양상추는 내장의 열을 식히고 이뇨 작용 또한 뛰어난 채소로, 샐러드나 수프를 만들어 계속 먹으면 방광염을 예방할 수 있다. 이미 방광염 증세가 나타났을 때는 양상추를 달여서 그 즙을 마신다.
양상추 300g에 물 3컵을 붓고 물이 반으로 줄면 불에서 내려 3회에 걸쳐 공복에 마신다.
양상추를 갈아 그 생즙을 배꼽 위에 찜질해도 잘 듣는다.

연근생즙 | 혈뇨와 배뇨통에 좋다

연근에는 모든 출혈을 멈추게 하는 성분이 있어 방광염뿐만 아니라 위궤양이나 치질에 의한 출혈에도 효과가 있다. 또한 소염 작용도 있어 염증을 진정시키고 통증을 가라앉히는 작용을 한다. 방광염에 의한 혈뇨나 배뇨 후의 통증에는 연근즙이 효과가 있다.

거즈에 밭쳐 짠 연근생즙 1작은술을 1회 분량으로 하여 하루에 3회씩 마신다. 연꽃 열매도 달여 마시면 효과가 있다. 달이는 방법은 열매 120g에 물 3컵을 붓고 물이 반으로 줄면 불에서 내린다.

보리즙과 생강즙 | 염증을 진정시킨다

보리에는 뛰어난 해열 작용과 이뇨 작용, 그리고 소염 작용이 있다. 방광염일 경우에는 보리 2큰술에 물 2컵을 붓고 물이 반으로 줄면 불에서 내려 거즈에 즙을 받는다. 그 즙에 곱게 간 생강즙과 꿀을 섞어 하루에 2~3회로 나누어 마신다.

파찜질 | 소변을 제대로 못 볼 때 좋다

소변이 잘 나오지 않고 방광 부위가 아플 때, 몸에 열이 나고 한기가 있을 때 파가 좋다. 파는 잎·줄기·뿌리 등 모든 부분에 골고루 약효가 있으므로 모두 사용한다. 우선 흐르는 물에 파를 깨끗이 씻어 적당한 크기로 자른 다음 분마기에 넣고 갈아서 거즈나 약수건에 싸서 아랫배 부분에 찜질한다. 하루에 2회, 1회에 4시간씩 찜질한다.

팥파즙 | 소변에 피가 섞여 나올 때 먹는다

팥에는 뛰어난 이뇨 작용과 염증을 진정시키는 효과가 있어 방광염으로 인해 소변이 잘 나오지 않을 때 먹으면 효과가 있는 식품이다. 달여서 먹을 경우에는 끓여낸 즙에 약효 성분이 녹아 있으므로 버리지 말고 함께 마신다. 소변에 피가 섞여 나올 때는 팥과 파를 섞어 달인 팥파즙을 마신다.

배가 아플 때

매실장아찌, 칡차 등을 먹으면 설사가 멎고 통증이 가라앉는다

Dr.say 복통을 일으키는 원인은 다양하므로 의사의 진단 없이 함부로 진통제를 먹는 것은 피한다. 과음·과식으로 인한 소화불량이나 변비 등 원인이 분명한 복통은 금식하면서 소화제를 복용하거나 관장을 하는 등 간단한 조치로 효과를 볼 수 있다. 아이들에게 특히 자주 일어나는 신경성 복통은 부모의 관심을 끌고 싶을 때 의식·무의식적으로 나타나는 경향이 많으므로 그 원인부터 해결해 주는 것이 필요하다. 하혈·토혈·혈변 등의 증세가 나타나면 서둘러 병원을 찾는다.

목이버섯 삶은 물 | 변비나 혈변에 잘 듣는다

목이버섯은 버섯과의 일종으로 흰색, 검은색, 노란색이 있고 식용, 약용으로 사용되고 있다. 주된 약효는 혈액의 정화 작용이지만 변비나 궤양 등에도 효과가 있다. 중국에서는 특히 흰 목이버섯을 '은이'라 일컬으며 불로장수 식품으로 귀하게 여긴다.
변비로 인해 나타나는 복통 증세에는 고기나 생선, 채소 등을 함께 조리해서 먹고 설사나 혈변(대변에 피가 섞여 나오는 증세)이 함께 동반되는 복통 증세에는 목이버섯 15g에 얼음설탕 60g을 넣고 물 3컵을 부은 다음 푹 삶아 그 물을 마신다.

칡차 | 긴장을 해소하고 회복을 돕는다

복통으로 절식하고 난 후엔 칡뿌리 달인 물이나 칡차를 마시는 것이 효과적이다. 칡에는 우수한 전분 성분이 함유되어 에너지원으로 쓰일 수 있고, 다이진, 다이제인 등의 성분이

통증을 가라앉힌다. 또한 장의 긴장을 해소하고 회복에도 효과가 있으므로 노인이나 아이, 허약 체질인 사람에게 좋다.

생강찹쌀탕 | 냉증으로 인한 복통, 설사에 특효약이다

몸이 냉해지면 복통이 생기고 설사를 하는 경우가 많다. 이럴 때는 몸을 따뜻하게 해 주는 생강이 좋다. 생강은 냉증을 해소하고 위장의 활동을 활발하게 촉진해 복통을 가라앉힌다. 한방에서는 날것을 '생강', 말린 것을 '건강'이라 하는데 몸을 따뜻하게 해 주는 데는 건강이 더 좋다. 말린 생강과 찹쌀을 함께 넣고 끓여낸 탕을 마시면 배가 아플 때 효과가 좋다.

매실장아찌 | 심한 설사, 복통에 먹는다

예로부터 매실은 중국에서는 오매나 산매고로, 일본에서는 매실장아찌(우메보시)로 보관해 약용으로 사용되었다. 오매는 살짝 익힌 매실을 훈제한 다음 건조한 것이고, 산매고는 씨 뺀 매실을 곱게 으깨어 즙을 짜 몇 년 동안 삭힌 것이다. 오매, 산매고, 매실장아찌에는 모두 뛰어난 정장 작용이 있으며 설사나 음식을 먹고 체했을 때, 복통에도 효과가 있다. 설사가 심하거나 복통이 멈추지 않을 때는 매실장아찌 10g을 달여서 마신다.

황벽나무껍질 달인 물 | 통증을 가라앉혀 준다

황벽나무껍질을 벗겨 딱딱한 겉껍질은 버리고 부드러운 속껍질만 말린 것을 한방에서는 '황백'이라 한다. 황백을 달여서 마시면 쓴맛이 강한데 통증을 가라앉히는 약효는 그 쓴맛에 있다. 잘게 썬 황백 3g에 물 3컵을 붓고 물이 반으로 줄 때까지 달여서 하루 3회 마시고, 황백 가루는 1회 1g씩, 하루 3회에 걸쳐 따뜻한 물에 타서 마신다. 뱃속이 뜨거운 복통에 좋다. 약재는 한약재 시장에서 쉽게 구할 수 있다.

plus tip

그 밖에 효과가 있는 식품

설사 증세가 동반되는 복통에는 **사과, 당근**을 갈아서 먹거나 삶아서 먹는다. 몸이 차서 설사하는 경우에는 따뜻한 **갈근탕**이 좋다. 쓴맛을 내는 **용담**은 소화불량, 식욕부진 등을 치료하는 데 약효가 있다. 말린 용담의 뿌리 부분을 잘게 썰어서 달여 마신다.

변비일 때

사과, 바나나, 요구르트가 배변 활동을 촉진한다

Dr.say 변비에는 일시적인 것, 습관성인 것, 기질성인 것이 있다. 가장 많은 것은 습관성 변비로 변의를 참을 경우에 주로 생긴다. 변비를 예방하거나 치료하려면 식사와 운동이 가장 좋은 방법이다. 평소 변을 부드럽게 하고 변의 양이 많아지게 하며 변이 잘 나오게 하는 음식을 먹는다. 특히 식물성 섬유가 많은 식품을 먹는 것이 좋다. 이 밖에 운동으로 배변 시 배의 근육에 주어지는 힘을 기르는 것도 중요하다. 되도록 약 사용은 삼간다.

요구르트 | 변비를 해소한다

요구르트는 냉수나 우유처럼 장의 연동 운동을 촉진하여 변비를 해소하고, 정장 작용을 돕는다. 아침마다 차가운 요구르트 300g을 먹으면 장 내 세균 증식을 도와 건강에도 좋다.

감자생즙 | 오래된 숙변을 없애 준다

변비 때문에 장 속에 오래 머물러 있는 숙변은 고혈압이나 냉증, 생리통, 비만의 원인이 된다. 하루 2회 공복 시 감자생즙을 마시면 효과가 있다.

바나나 | 장의 연동 운동과 배변을 돕는다

작고 단단한 변을 보며, 배에 상당한 힘을 주지 않으면 변이 순조롭게 나오지 않는 사람에게 좋다. 탄수화물이 80% 이상인 바나나는 장을 촉촉하게 하는 성분이 있어 변을 부드럽게 해 줄뿐 아니라 식욕이 떨어진 상태에서 에너지 공급원으로도 좋다.

고구마 | 변비에 의한 복통을 예방한다

고구마에는 변비에 효과적인 식물섬유와 비타민 C가 풍부하게 들어 있어 장을 자극하고, 연동 운동을 도와 장 내 노폐물을 체외로 배출하는 역할을 한다. 아이가 먹기 좋게 간식으로 만들어 주면 영양 보충은 물론 변비 예방에도 좋다.

당근·사과즙 | 위장을 보호하고 배변을 돕는다

사과를 껍질째 갈아 당근즙을 섞어 마시면 효과가 있다. 둘 다 식물성 섬유인 펙틴을 함유하고 있는데 펙틴은 장 안에서 장벽을 보호해 주므로 설사를 하는 사람에게도 효과적이다. 또한, 사과즙을 마신 다음 똑바로 누운 자세에서 양팔로 무릎을 감싸고 가슴에 대는 자세를 10분 정도 취한다. 이 운동을 꾸준히 하면 변비 증세가 점차 해소된다.

검은깨죽 | 경련성 변비에 효과가 있다

경련성 변비는 며칠 동안 변비가 계속된 다음 마른 변이 나오는 것이 특징인데, 이럴 때는 장을 매끄럽게 해 주는 음식을 먹는다. 검은깨는 양질의 단백질과 지방질, 미네랄이 풍부해 위장을 매끄럽게 하는 작용도 뛰어나므로 검은깨와 현미를 갈아서 깨죽을 쑤어 먹는다.

호두차 | 습관성 변비를 낫게 한다

호두에는 양질의 지방질, 단백질이 풍부하게 들어 있다. 또한 장을 매끄럽게 해 주는 작용도 뛰어나서 변비나 치질에도 효과적이다. 호두에 볶은 검은깨를 섞어서 차로 만들어 꾸준히 마시면 변비를 고칠 수 있다. 단, 빈혈이 심하고 코피가 잘 나는 사람에게는 맞지 않는다. 또 호두에는 변을 묽게 하는 작용이 있으므로 설사할 때는 먹지 않는다.

부기가 있을 때

오이, 옥수수수염 달인 물을 마시면 부기가 가라앉는다

Dr.say 몸 안에 수분이 배설되지 않고 계속 고이는 증세를 '부기'라고 한다. 신장이나 심장에 이상이 생겨 발생하는 경우가 대부분이지만 간장병으로 인해 배에 물이 차거나 단백질 부족에 의한 영양실조, 갱년기 장애 같은 호르몬 이상으로 붓기도 한다. 부기가 있을 때는 수분과 염분 섭취를 줄이고 소변의 배설을 돕는 이뇨 식품을 먹는다. 증세가 심하고 좀처럼 가라앉지 않을 때는 의사의 진단을 받는다. 전문의의 처방 없이 함부로 약을 먹으면 부작용을 일으키기 쉽다.

수박 | 신장병으로 생기는 부기에 효과적이다

수박에는 시트룰린과 칼륨이 풍부해 이뇨 작용을 원활하게 한다. 따라서 신장병으로 인한 부기뿐만 아니라 방광염, 임신중독증에도 효과가 좋다. 몸 안에 칼륨이 모자라면 신장의 기능이 현저하게 떨어져 소변이 잘 나오지 않는데, 수분과 칼륨이 풍부한 수박을 먹으면 신장의 기능을 도와 수분을 몸 밖으로 배출할 수 있게 된다.

잉어탕 | 임신부의 부기를 가라앉힌다

잉어는 예로부터 귀한 생선으로 여겨져 한방에서는 이뇨제와 유즙 분비 촉진제로 쓰인다. 특히 임신부의 부기를 가라앉히고, 불필요한 수분을 몸 밖으로 배출해 임신중독증이나 양수과다증의 치료약으로 사용된다. 손질한 잉어는 끓는 물에 1시간 정도 끓인다. 이 국물을 아침에 일어나자마자 단숨에 마신다. 여기에 삶은 팥을 넣어 끓이면 더욱 약효가 좋다.

오이 달인 물·오이즙 | 부기의 초기 증세에 좋다

잘 익은 오이를 골라 씨를 뺀 다음 300g을 물에 달여 하루 2~3회씩 나누어 마시면 부기의 초기 증세에 효과가 있다. 생것으로 먹을 때는 신선한 것을 골라 강판이나 믹서에 갈아서 그 즙을 마신다. 오이는 몸을 차게 하는 성질이 있으므로 위장이 약한 사람은 피한다.

옥수수수염 달인 물 | 부기를 내려 준다

옥수수수염에는 무기질과 질산칼슘 등이 많이 들어 있어서 신장이 나빠져 몸이 부었을 때 마시면 증세가 호전된다. 옥수수수염 15g에 물 3컵을 붓고 반으로 줄어들 때까지 달여 식사 전에 공복 상태로 마신다.

구운 사과가루 | 하반신이 붓는 증세에 좋다

별다른 이유 없이 하반신이 부어오를 때는 사과를 먹는다. 사과 1개를 1cm 두께로 얇게 썰어 알루미늄 호일에 싸서 프라이팬에 검게 구운 다음 분마기에 갈아 가루로 만든다. 하루 3회, 1회 5~6g을 더운물에 타서 마신다.

팥탕즙 | 이뇨 작용이 뛰어나다

팥에는 강력한 이뇨 작용이 있어 여러 가지 원인으로 생긴 부기에 효과가 있다. 약으로 사용할 때는 간을 하지 말고 생팥을 그대로 삶아서 밥 대신 주식으로 먹으면 부기가 가라앉는다. 이 방법은 영양실조에 의한 부기에도 효과가 좋다. 복용 방법은 깨끗이 씻은 팥 2~3큰술에 적당량의 물을 붓고 팥이 퍼질 때까지 끓여 그 즙을 마신다.

plus tip

그 밖에 효과가 있는 식품

모시조개와 **논고동**(우렁)을 해감한 다음 깨끗이 씻어 국이나 수프로 조리해서 먹는다. **완두콩·흑태**(검은콩) 등을 삶아서 먹거나 탕으로 달여서 마셔도 심한 부기가 가라앉는다. **민들레**를 달여서 먹는 것도 방법이다. 말린 잎이나 뿌리는 10g, 생잎이면 30g을 물 3컵에 달여 물이 반으로 줄면 약수건으로 짜내 그 즙을 하루 3회, 공복에 마신다.

부스럼·종기가 났을 때

은행을 먹고 삼백초잎찜질로 염증을 가라앉힌다

Dr.say

피부에 손상을 입었을 때 포도상구균이 침입해 염증이 생기는 현상을 모낭염이라 하는데 흔히 '종기'라고 부른다. 모낭염은 절종과 옹종 두 가지로 구분된다. 절종은 땀구멍과 그 주위에 생기는 염증으로, 절종이 얼굴 부위에 생기면 만지지 말고 연고를 바르는 것이 좋다. 옹종은 땀구멍에 생긴 여러 개의 절종이 뭉쳐 염증이 심해지면서 고름이 모이고 그 부분에 응어리가 생긴 것으로 부풀어 오르면서 열이 나고 누르면 통증이 느껴진다. 초기에는 염증 부위를 진정시키고 소염제를 먹는다.

은행 | 살균 작용이 뛰어나다

종기가 생겼을 때는 청결유지가 최우선이다. 손가락에는 보이지 않는 수많은 세균이 득실거리므로 상처를 문지르거나 고름을 짜내는 행동은 피한다. 이미 접촉했을 경우에는 염증이 진행되거나 주변으로 전염되지 않도록 소독한다. 은행나무의 생열매에는 강한 살균 작용이 있다. 싱싱한 은행열매를 반으로 잘라 그 단면으로 염증이 생긴 부위를 살살 문질러 주면 살균 작용으로 인해 환부를 청결하게 유지할 수 있다. 단, 예민한 체질은 주의한다.

검은콩가루 | 화농성 종기에 특효약이다

콩은 '밭에서 나는 쇠고기' 라고 부를 만큼 영양가가 뛰어나다. 그중에서도 검은콩은 약효가 뛰어나 한방에서는 약재로도 사용된다. 중국의 약학 서적을 보면 '흑태(검은콩)는 여러 가지 독을 없애 주고 신장을 보양하며 피를 맑게 하고 풍과 종기를 없앤다.' 고 기록하고 있다. 이렇듯 검은콩은 예로부터 종기를 치료하는 데 사용되어 왔다. 검은콩을 분마기에 곱게 찧어 가루를 낸 다음 종기가 생긴 부위에 바르고 거즈로 눌러 주면 곪은 종기를 빨리 치료할 수 있다.

볶은 현미가루 | 부기·종기·화농이 심할 때 효과적이다

현미는 비타민과 미네랄이 풍부해 위장을 튼튼하게 하고 피부의 신진대사를 활발하게 촉진해 주는 작용을 한다. 붉게 부어오르면서 염증이 있는 종기에는 검게 볶은 현미가루를 바른다. 현미가루를 검어질 정도로 볶은 뒤 염증이 있는 곳에 펴 발라 거즈로 눌러 주면 고름이 빨리 모여 치료가 빨라진다.

인동덩굴·녹두가루 | 염증 있는 부스럼에 약효가 있다

10~12월 사이에 채취한 인동덩굴의 줄기를 냄비에 넣고 물을 자작하게 부어 달인 다음 녹두가루를 섞어 고약처럼 반죽한 것을 부스럼이 생긴 부위에 바른다. 부스럼이 생긴 초기나 이미 염증이 진행된 후에도 효과가 좋다. 인동덩굴은 줄기와 잎을 그늘에서 말려 한약재로 쓰는데, 한약재상에 가면 쉽게 구할 수 있다.

삼백초잎찜질 | 고름 제거, 부기 안정에 좋다

오래도록 아물 줄 모르는 종기로 인해 고민이라면 삼백초잎으로 찜질을 한다. 5월쯤 신선한 삼백초잎을 따서 깨끗이 씻은 다음 신문지로 2겹 정도 싸서 약한 불에 꾸둑꾸둑하게 말린다. 환부에 바를 때는 부드러워진 잎을 물에 살짝 적셔 환부에 붙이고 반창고로 고정한다. 가벼운 염증이 있을 때는 곧 부기가 가라앉고 이미 곪은 상태라면 고름이 흘러나와 빠른 치료 효과를 얻을 수 있다.
잘 말린 삼백초잎 25g에 2컵 반의 물을 붓고 중불에서 뭉근히 달인 다음 거즈에 걸러 즙만 받아 마셔도 효과가 좋다. 단, 따뜻할 때 마신다. 삼백초는 습지에서 많이 자라는데 한약재상에 가면 쉽게 구할 수 있다.

불면증에 시달릴 때

잠자기 전에 셀러리주스, 우유드링크 등 신경을 안정시키는 음료를 마신다

Dr.say 불면증은 잠을 자야 할 시간에 깊이 잠들지 못해 애를 쓰며 뜬눈으로 밤을 지새우는 증세가 습관적·만성적으로 지속되는 경우를 말한다. 일반적으로 신경이 예민한 사람에게 많은 증세로, 잠을 자려고 하면 할수록 자기 어려운 것이 특징이다. 이럴 때는 신경을 안정시키고 느긋한 기분이 되도록 하는 것이 중요하다. 또 잠자기 전에는 커피나 홍차, 몸을 차게 하는 음식은 피하고 잠자기 3~4시간 전에 식사하여 소화기관에 부담을 주지 않는 것이 좋다.

치즈 | 불면증에 시달리는 사람에게 효과적이다

뇌를 잠들게 하려면 트립토판이라는 아미노산이 필요하다. 트립토판은 유제품, 생선, 달걀 등 동물성 단백질에 많은데, 저녁식사를 트립토판이 풍부한 메뉴로 하면 불면증 해소에 어느 정도 도움이 된다. 특히 흥분해서 잠이 잘 오지 않을 때는 우유를 따뜻하게 데워 치즈와 함께 먹으면 좋다. 단, 만복감을 느낄 정도로 먹는 것은 금물이다.

생양파 | 잠을 자게 돕는다

양파는 불면해소제로 전 세계적으로 많이 쓰인다. 신경을 안정시키고 잠을 잘 자게 돕는 성분이 들어 있으므로 잠을 잘 이루지 못하는 사람이라면 저녁식사 때 생양파를 먹는 것이 좋다. 단, 물에 씻으면 점액과 향이 사라지므로 불면증 해소를 위해 양파를 먹을 때는 물에 씻지 말고 먹는다. 한편, 잘게 썬 양파를 머리맡에 두고 잠을 청하면 잠이 잘 온다.

우유수프 | 신경을 진정시켜 준다

최근 아미노산이 만드는 세로토닌이라는 물질에 뇌를 진정시켜 주는 작용이 있다는 사실이 밝혀졌다. 우유는 세로토닌이 풍부한 식품으로, 신경을 안정시키므로 불면증에는 이상적인 음료라고 할 수 있다. 자기 전에 우유수프를 마시면 편히 잘 수 있다.

셀러리주스 | 신경이 예민한 사람에게 좋다

셀러리의 독특한 향인 알비올 성분은 머리로 피가 거꾸로 치솟는 듯한 느낌이 드는 것을 진정시키는 것으로 알려져 유럽에서는 예로부터 셀러리를 약용으로 이용해 왔다고 한다. 셀러리 1/2줄기를 강판에 갈아 꿀을 섞은 다음 뜨거운 물을 부어 마시면 예민해진 신경이 가라앉아 편안히 잘 수 있다.

호두페이스트 | 노이로제 증세를 가라앉힌다

호두 식이요법에 관한 연구 결과, 실제로 호두는 불면증이나 노이로제에 효과가 있다는 것이 증명되었다. 호두는 몸에 활기가 없거나 쉽게 피로를 느낄 때 몸과 마음 모두 기운이 나게 하고 신경을 편안하게 한다. 불면증인 사람은 호두와 검은깨, 뽕잎을 찧어 만든 페이스트를 먹으면 효과가 있다.

달래술 | 잠자기 전에 마시면 좋다

'수채엽'이라고 불리는 달래는 옛날부터 불면에 효과가 있다고 알려졌다. 잎과 뿌리에 모두 약효가 있으므로 그대로 먹어도 좋지만 뿌리로 술을 담가 잠자기 전에 20~30㎖ 마시면 더욱 효과가 좋다. 손질한 달래뿌리 300g, 꿀 200g, 소주 1.8ℓ를 입이 넓은 병에 넣고 2~3개월 동안 서늘하고 어두운 곳에 보관한다.

plus tip

그밖에 효과가 있는 식품

불면증에는 **생선**, **흑설탕**, **호박**이 효과적이다. 노이로제나 히스테리가 있어서 잠을 이루지 못하는 사람에게는 **백합뿌리**가 좋다. 백합뿌리 60~90g에 꿀 2큰술을 넣어 부드러워질 때까지 찐 다음 이것을 잠자기 전에 조금 먹는다.

비듬이 많을 때

올리브오일·알로에즙을 두피에 고루 문질러 바른다

Dr.say

피부의 가장 바깥층은 죽은 세포로 구성된 각질층으로, 이것은 오래가지 않아 밑에서 올라오는 살아 있는 세포에 의해 저절로 떨어진다. 비듬이라는 것은 노화되어 벗겨진 두피 각질층에 먼지나 기름기가 섞인 것으로 건성과 지성 두 종류로 나뉜다. 건성·지성 모두 샴푸로 머리를 손질하면 자연히 없어지지만, 비듬이 머리카락과 이마의 경계면에 달라붙어 그 뿌리 부분의 피부까지 빨개졌다면 지루성 피부염일 가능성이 있으므로 피부과 진찰을 받는 것이 좋다.

올리브오일 | 마른 비듬 방지에 효과적이다

마른 비듬이 많은 사람은 아침저녁으로 올리브오일을 바르면 효과가 있다. 탈지면에 올리브오일을 적셔 비듬이 많은 모발 가장자리에 대고 가볍게 두드려 준다.

청주 | 비듬·가려움증을 없애 준다

머리를 감은 다음 1/2컵 정도의 청주를 머리 전체에 문질러 마사지한다. 골고루 마사지한 다음 미지근한 물로 가볍게 헹구면 비듬이나 가려움증이 없어진다.

국화잎 샴푸 | 비듬으로 가렵고 불쾌할 때 사용한다

국화에 들어 있는 약효 성분은 두통, 현기증, 귀울림에도 효과가 있지만 비듬을 막아 준다.

품종이 좋은 식용 국화의 잎만을 따서 진하게 달인 후 그 즙으로 머리를 감는다.

복숭아잎 달인 물 | 지성 비듬에 효과가 있다

복숭아잎은 두피에 끈적끈적한 비듬이 생기는 사람에게 효과가 있다. 복숭아잎 달인 물을 린스처럼 사용해 본다. 복숭아잎 30장에 3컵의 물을 붓고 그 양이 반으로 줄어들 때까지 약한 불에서 달인 다음 거즈에 걸러 식힌다. 샴푸로 머리를 감은 다음 이 물을 두피에 바르고 20~30분 후에 충분히 씻어 낸다. 1주일에 한 번 정도 사용하면 비듬이 없어진다. 복숭아잎은 생것이나 말린 것 모두 사용해도 좋다.

홍차 헤어팩 | 가렵거나 머리카락이 빠질 때 사용한다

홍차 1큰술에 1컵의 물을 붓고 양이 반으로 줄어들 때까지 중불에서 달인 다음 그 즙을 탈지면에 묻혀서 머리카락과 두피에 바른다. 계속해서 발라 주면 가려움증이 덜하고 머리카락이 빠지는 증세가 호전된다.

알로에즙 | 비듬이 생겨 가려울 때 효과가 있다

알로에잎을 5cm 정도로 잘라 길이대로 벌리면 속에서 끈적끈적한 점액이 나온다. 이것을 두피에 문지르듯 바르고 10분이 지난 다음 씻어내면 놀라운 효과를 볼 수 있다.

뽕나무 가지 구운 것 | 비듬·대머리를 예방한다

강장 작용이 있고 조혈 작용을 도우며 저혈압이나 불면증에 효과가 있는 뽕은 옛날부터 비듬을 없애고 대머리를 예방하는 데 이용되어 왔다. 비듬에는 뽕나무 가지 구운 것을 사용한다. 뽕나무 가지를 구워서 재로 만든 다음 재의 2배 되는 뜨거운 물을 붓고 잘 흔들어서 그대로 식힌다. 식으면 웃물을 떠내서 거즈에 받친다. 이 물로 머리를 감은 다음 두피에 문지르듯 발라 주고 30분 후 씻어내면 비듬이 없어진다.

비만일 때

팥·곤약·율무를 섭취하여 배변과 이뇨를 촉진한다

Dr.say 체내에서 소비되지 않은 여분의 에너지는 체지방으로 저장, 비만으로 이어진다. 비만이 문제가 되는 것은 성인병 발병의 원인이 되기 때문이다. 살이 찌면 심장에 지방이 쌓여 동맥경화가 진행되고 고혈압이나 심근경색, 뇌졸중, 당뇨병을 일으킬 염려가 있다. 우선 섭취 에너지를 줄여야겠지만 무턱대고 단식을 하거나 다이어트를 시도하는 것은 위험하다. 최소한 필요한 에너지를 섭취하되 몸에 쌓인 지방을 분해·배출할 수 있는 식품을 섭취하는 것도 비만 치료의 방법이다.

팥 삶은 즙 | 이뇨 효과가 뛰어나다

팥의 가장 큰 약효는 이뇨 효과로, 심장병, 신장병, 각기병 등 부기가 있는 증세에 안성맞춤이다. 또한 피하지방이 쌓이는 것을 막는 비타민 B_1이 풍부해 다이어트 효과도 뛰어나다. 팥 삶은 즙을 꾸준히 마시면 이뇨 작용과 해독 작용으로 지방이 쌓이는 것을 막아 비만을 치료하는 데 도움이 된다.

중국차 | 지방을 분해한다

중국요리는 기름기가 많고 칼로리가 높다. 그럼에도 불구하고 중국에 비만인 사람이 적은 것은 중국차가 비만 예방에 효과적이기 때문이다. 중국차는 소화 작용이 뛰어나고 육류나 기름에 함유된 지방을 분해함으로써 배변을 돕는 작용이 있으며, 또 차에 들어 있는 타닌 성분이 체내의 독소를 배출한다.

수많은 중국차 중에서 비만을 방지하는 데 효과가 높은 것은 푸알차(보이차)다. 그 외에 무기질, 비타민이 균형 있게 들어 있는 철관음차도 지방 분해 작용 및 이뇨 작용이 뛰어나므로 비만 예방에 좋다. 또한 이들 중국차는 입냄새를 없애 주고 신경을 진정시켜 준다.

율무 | 노폐물을 없애 주고 비만을 예방한다

이뇨 효과가 뛰어난 율무를 달여서 복용하면 수분 대사가 좋지 않아 물살이 찐 사람에게 효과적이다. 평상시에 율무차를 달여 매일 마시면 비만 예방에 효과가 있다.

곤약호두무침 | 배변을 돕는다

곤약은 97%가 수분이며 나머지는 식물성 섬유다. 이것은 장을 자극해서 배변을 좋아지게 하고 콜레스테롤을 흡수하는 작용을 한다. 칼로리가 없는 식품이므로 비만으로 고민하는 사람이라도 듬뿍 먹을 수 있다. 특히 곤약호두무침이 좋다. 호두에 들어 있는 리놀레산은 피하지방의 대사를 높이며 스태미나를 떨어뜨리지 않고 비만을 방지한다.

동아조림·찜 | 변비가 있는 비만에 좋다

중국의 옛 책에 '몸이 마르면서도 건강해지기를 원하는 사람은 동아를 오랜 기간에 걸쳐서 먹으면 좋다.' 고 쓰여 있다. 이처럼 동아는 비만에 이상적인 식품으로 이용되어 왔다. 별다른 맛이 없으므로 향이나 맛이 좋은 생선과 채소를 같이 넣고 국물로 맛을 내거나 조림, 국, 찜 등에 넣어 조리한다. 소변과 대변을 모두 순조롭게 내보내는 작용이 있으므로 변비가 있고 비만인 사람에게 효과적이다. 설사를 자주 하는 사람은 많이 먹지 않는 것이 좋다.

얼룩조릿대 | 신진대사 작용을 도와 살을 빼는 데 도움이 된다

얼룩조릿대는 이뇨 효과가 있고 또 신진대사를 활발하게 해 준다. 하루에 3회를 기준으로, 엑기스를 묽게 해서 마시면 비만을 막을 수 있다.

비염일 때

감자를 먹고 무즙·생강즙으로 코를 씻는다

Dr.say

콧속 점막에 염증이 생긴 것이 비염이다. 비염에는 감기·백일해 등 감염증에 의한 급성 비염과 비강에 이상이 생겨 수술을 받아야 하는 비후성 또는 위축성 비염, 꽃가루나 동물의 털·먼지 등이 원인이 되어 발생하는 알레르기성 비염이 있다. 어떤 종류의 비염이든 기침, 재채기, 코막힘, 콧물 등 괴로운 증세가 계속되고 심하면 열과 두통이 따르므로 조기 치료를 받는다. 집에서는 안정과 보온에 신경을 쓰고 몸을 차게 하는 식품은 피하는 것이 좋다. 코 세척액을 만들어 사용하는 것도 좋은 방법이다.

감자·양파탕 | 알레르기성 비염에 효과적이다

감자는 몸을 따뜻하게 해 주고 알레르기 체질을 개선해 주는 효능이 있어 알레르기성 비염에 잘 듣는다. 상처가 없는 감자를 골라 찜통에 그대로 쪄서 먹거나 다른 식품과 함께 조리해서 먹는다. 그 밖에도 감자 50g과 양파 100g에 물을 넉넉히 부어 그 물이 반으로 줄어들 때까지 달여 마시면 효과가 있다. 하루에 3회, 공복에 마시는 것이 더 효과적이다.

무즙세척액 | 코막힘을 뚫어 준다

코가 막혀 숨쉬기가 어려울 경우 무즙을 갈아 콧속에 넣어 주면 막힌 코가 뚫린다. 무의 흰 부분만을 강판에 갈아 그 즙을 탈지면에 적셔 막힌 코에 밀어 넣기만 하면 된다. 이렇게 2~3회 정도 반복하면 콧속이 서서히 뚫린다. 단, 무는 맵지 않은 것을 고른다. 너무 매운 무를 사용하면 콧속이 아프고 쓰릴 수 있다.

생강즙세척액 | 재채기를 멈추게 한다

생강은 몸을 따뜻하게 해줄 뿐만 아니라 몸 안의 독소를 배출하는 해독 작용, 위장의 활동을 돕는 소화촉진 작용 등 여러 가지 효능이 있으므로 한방에서는 빼놓을 수 없는 귀한 약재로 꼽힌다. 비염 증세로 인해 재채기가 멈추지 않아 괴로울 때에도 생강즙을 이용한다. 생강을 껍질째 강판에 갈아 거즈에 걸러 즙을 짜낸 다음 미지근한 물에 5~6방울 떨어뜨리고 그 물을 코로 들이마셔 입으로 뱉어낸다. 이렇게 5~6회 반복하면 재채기가 멎는다.

소금녹차 | 콧속이 시원해진다

비염 증세로 코가 막혀 괴로운 사람에게는 소금녹차가 좋다. 보통 때보다 진하게 우려낸 녹차를 미지근하게 식혀 소금을 조금 넣어 잘 섞는다. 이것을 탈지면에 적셔 콧속에 밀어 넣거나 스포이드를 이용해 코 안에 조금씩 떨어뜨린다. 이 방법을 2~3회 정도 반복하면 콧속이 시원해진다.

수박줄기가루 | 콧물을 멈추게 한다

신선한 수박줄기를 따서 깨끗이 씻은 다음 중불에서 갈색이 될 때까지 볶다가 분마기에 넣고 간다. 그 가루를 2~4등분하여 따뜻한 물로 먹는다. 수박줄기 30g이 하루 분량이다.

율무·삼백초차 | 만성 비염에 효과가 있다

체질 개선에 효과가 있는 삼백초는 만성 비염 증세로 고생하는 사람에게 잘 듣는다. 잘 말린 삼백초잎 15g에 율무 15g을 넣고 물을 5컵 정도 부어 그 물이 반으로 줄어들 때까지 중불에서 서서히 달인다. 그 물을 하루에 3회 나누어 마신다.

plus tip

그 밖에 효과가 있는 식품

비염은 체온이 떨어지면 증세가 더욱 심해지므로 몸을 따뜻하게 해 주는 것이 중요하다. 일반적으로 머위, 파, 생강, 당근, 순무, 현미, 산초, 고구마, 감자, 산마 등이 몸을 덥게 하는 식품이다. 생선류 중에서는 고등어, 연어, 복어, 장어 등이, 육류 중에서는 양고기가 몸을 따뜻하게 해 준다.

사마귀·티눈이 생겼을 때

율무 달인 즙이나 은행잎연고를 바른다

Dr.say

사마귀는 전염성으로 나타나거나 피부의 노화현상으로 생긴다. 노화현상에 의한 것은 별 문제가 없지만 전염성 사마귀는 바이러스에 의한 피부 감염증이므로 감염에 주의해야 한다. 사마귀가 난 부위는 언제나 청결하게 하고 만지고 난 다음에는 반드시 손을 씻는다. 티눈은 피부가 외부로부터 압박을 받음으로써 피부 표면의 각질층이 두꺼워진 형태다. 대개 꽉 끼는 구두를 신었을 때 발뒤꿈치나 발가락 사이에 잘 생긴다. 압박을 받으면 심한 통증이 따르므로 자극을 피한다.

마늘 간 것 | 티눈이 없어진다

강판에 간 마늘을 티눈이 난 부위에 붙이고 반창고로 움직이지 않게 고정한다. 이것을 되풀이하면 낫는데 티눈이 난 부위 외에 마늘이 닿으면 피부가 짓무를 수 있으므로 주의한다.

무화과나무 | 피부에 즙을 바르면 사마귀가 제거된다

무화과나무의 줄기나 잎을 찧으면 흰색의 유즙이 나온다. 이것을 하루 1회씩 사마귀가 난 곳에 지속적으로 발라 주면 사마귀가 없어진다.

차 찌꺼기 | 사마귀를 없애 준다

녹차 등을 마시고 난 뒤에 남는 차 찌꺼기를 사마귀에 붙이고 반창고로 고정한다. 찻잎을 날마다 계속해서 바꿔 붙여 주면 사마귀가 점점 작아져 3주일쯤 지나면 깨끗이 사라진다. 크고 오래된 사마귀는 차 찌꺼기 위에 기름종이를 덧씌우고 완전히 밀봉한 상태로 반창고를 붙여 두면 효과가 커진다. 이때 사마귀가 완전히 제거될 때까지 지속하는 것이 중요하다.

율무 달인 즙 | 사춘기 사마귀를 없앤다

율무는 사마귀를 없애는 식품으로 유명하다. 율무 달인 즙을 매일 차 대신 마시면 효과를 볼 수 있다. 특히 사춘기 전후의 남녀에게 생기기 쉬운 사마귀에 효과가 좋다. 율무 10~30g을 분마기에 넣고 곱게 간 다음 물을 붓고 율무가 우러날 때까지 달인다. 단, 임신부나 변비가 있는 사람은 율무 달인 즙을 마시지 않는 편이 좋다. 또 율무 달인 즙을 직접 사마귀에 발라도 효과를 볼 수 있다.

은행잎연고 | 티눈을 없애는 데 효과가 있다

은행나무 열매인 은행은 자양·강장 작용으로 유명하지만 은행잎에도 약효가 있다. 약용으로 사용하는 것은 여름 끝 무렵에 볼 수 있는 푸른 잎으로 노랗게 변해 버리면 효과가 없다. 이 푸른 잎을 검게 쪄서 연고를 만드는데, 이 연고를 티눈이 있는 곳에 두껍게 바르면 2주일 정도면 낫는다. 티눈은 안에 심이 있으므로 몇 번이고 되풀이해서 붙여야 한다. 없어졌나 싶으면 곧 증식하므로 심까지 완전히 없어질 때까지 계속 붙인다.

plus tip

실과 뜸으로 사마귀 없애는 방법

● **실을 이용한 방법** 커다란 사마귀는 실로 사마귀의 밑 부분을 묶은 다음 2~3일 동안 묶은 채로 두었다가 사마귀가 떨어지면 무화과줄기에서 나오는 하얀 즙을 여러 번 반복해서 바른다.

● **뜸을 이용한 방법** 사마귀의 심지 부분에 가는 향을 세우고 불을 붙여 사마귀를 태운 다음 차가운 소주를 조금씩 발라 준다. 뜸을 뜨고 난 사마귀의 상처가 덧나지 않도록 연고를 바른다.

고삼 달인 물 | 사마귀 난 자리를 씻는다

'고삼'은 말린 쓴너삼의 뿌리를 이르는 말로 약재로 많이 쓰인다. 맛이 쓰고 찬 성질이 있으며 한약재 시장에서 구할 수 있다. 사마귀가 생기면 고삼 200g에 물을 3~4컵쯤 붓고 물이 반쯤 될 때까지 달여 식힌 후 그 물로 하루에 두 번씩 씻는다.

설사할 때

석류주스나 매실엑기스·무화과꿀차 등을 마신다

Dr.say

갑자기 일어나는 설사는 찬것을 너무 많이 먹거나 소화불량으로 인해 일어나며 고열이나 복통이 따른다. 하지만 대개는 일시적인 것이므로 식사를 줄이고 수분 공급을 하면서 주의하면 며칠 지나지 않아 곧 낫는다.
이에 반해 만성적인 설사는 증세는 심하지 않지만 오래 지속되므로 일단 검사를 받고 의사의 지시에 따르는 것이 현명하다. 체중이 갑자기 줄거나 빈혈이 있으면 내장기관의 병일 가능성도 있으므로 주의한다. 설사를 멎게 하는 약은 함부로 사용하지 않는다.

꿀녹차 | 살균 효과가 강하다

꿀은 살균 효과가 뛰어나 중국 의학에서는 티푸스, 장염, 세균성 설사 등에 널리 이용되고 있다. 또한 간장병이나 동맥경화증에도 효과가 있다.
장염이나 세균성 설사에는 꿀녹차가 좋다. 녹차의 타닌에는 항균 효과가 있으며 변을 굳게 하는 작용도 한다. 녹차 15g을 진하게 끓인 다음 꿀 65g을 타서 하루 1회 마신다.

쑥즙 | 설사로 인한 통증에 좋다

쑥잎을 그늘에서 말려 두면 약용으로 널리 사용할 수 있다. 목욕할 때 넣기도 하고 뜸을 뜰 때 재료로도 이용된다. 쑥잎은 설사를 멎게 해 주는 작용이 있으며 지혈, 진통 등에도 효과가 있다. 설사할 때는 쑥생즙을 작은 술잔으로 한 잔 정도 마신다. 또는 봄부터 여름에 걸쳐서 딴 쑥을 그늘에서 말렸다가 설사할 때마다 20g 정도씩 달여 마시는 것도 좋다.

석류주스 | 설사를 멈춘다

석류에 들어 있는 타닌산은 장 점막의 수렴 작용으로 설사를 멎게 한다. 석류 껍질을 벗겨 속알맹이만 꺼내 믹서에 갈아 마신다. 신맛이 강하므로 꿀이나 설탕을 타서 마신다.

무화과꿀차 | 위장이 약해 생긴 설사를 진정시킨다

무화과는 위장이 약한 사람의 위를 튼튼하게 해 준다. 무화과가루에 꿀을 섞어 차로 마시면 더욱 큰 효과를 볼 수 있는데 이는 꿀이 장 내의 비피더스균을 증식시키기 때문이다. 게다가 꿀은 살균 효과도 있고 부작용이 없어 노인에게 더없이 좋은 식품이다.

연근 | 타닌 성분이 설사를 방지한다

연근에 함유된 타닌 성분은 설사를 막아 주는 것은 물론 소염, 수렴 작용도 한다. 체질적으로 설사를 자주 하는 사람은 평소 잘게 썬 연근 5~10g에 물 1컵을 붓고 반으로 졸아들 때까지 끓여, 하루 3회로 나누어 따뜻하게 마시면 설사 방지에 큰 도움이 된다.
설사할 때는 이것을 3시간 간격으로 하루 3회 마신다. 그 밖에 생연근을 강판에 갈아 면보로 짜서 즙만 20~30㎖ 복용해도 설사를 멈추는 데 효과가 있다.

매실엑기스 | 구토증과 설사를 멎게 한다

매실이 가진 가장 큰 특징은 강력한 항균 작용을 한다는 점이다. 따라서 만성 설사를 비롯한 세균성 설사에 뛰어난 효과가 있다. 중국의 한 연구에 의하면 매실 달인 즙은 대장균이나 티푸스균, 콜레라균 등 병원균을 살균하는 효과가 있다고 한다. 또한 정장 작용이 뛰어나 설사를 멎게 해 주고 식욕부진이나 식중독, 약물중독 등에도 효과적이다.
구토증이 나는 설사에는 매실엑기스가 잘 듣는다. 매실엑기스는 체했을 때나 복통에도 효과가 있다. 매실을 소금에 절여서 만든 장아찌도 설사를 비롯한 구토, 복통, 체했을 때 등에 먹으면 효과가 좋다.

소변보기 어려울 때

조기구이를 먹고 동아수프를 마신다

Dr.say 소변보기가 어렵게 느껴질 정도라면 콩류나 민물고기 등 이뇨 작용이 뛰어난 음식을 먹고, 차나 물을 마셔 수분을 충분히 공급해 준다. 그러나 쉽게 피로가 느껴지고 부기가 있는 경우에는 신염이나 네프로시스증후군 같은 신장 이상이나 전립선비대증, 요로결석도 의심해볼 수 있다. 만약 소변에서 피가 나온다면 되도록 빨리 의사의 진단을 받는 것이 좋다. 소변보기가 어려울 때는 이뇨를 억제하는 찹쌀로 만든 음식은 피하는 것이 좋다.

수박 | 칼륨과 시트룰린 성분이 이뇨 작용을 돕는다

수박은 칼륨이 풍부하고, 소변을 생성하는 아미노산의 일종인 시트룰린이 함유되어 있어 이뇨 작용을 활발하게 해 준다. 또한 시트룰린은 신장 세포를 회복시켜 주므로 신장병 예방에 더할 나위 없이 좋다. 수박은 식후보다 식간에 먹는 것이 더 효과적이며 수박이 싼 여름철에 수박당을 만들어 놓으면 평소 먹기 좋다.

오이 | 배뇨를 촉진한다

오이는 칼슘과 수분이 풍부하게 함유되어 있고 몸을 차게 해서 배설을 촉진한다. 이뇨 작용 또한 뛰어나 신장병으로 고생하거나 소변보기가 어려울 때 다른 식품과 함께 섭취하면 효과를 볼 수 있다. 단, 몸을 차게 하는 성질이 있으므로 냉증이 있는 사람은 많이 섭취하지 않는 것이 좋다.

상추 | 소변보기 어려울 때 효과적이다

동의보감에서는 상추를 '와거' 라 부르는데, 정혈 및 해독 작용이 있다. 특히 소변이 찔끔거리면서 잘 나오지 않을 때 상추잎 5~6장을 찧어서 배꼽 주위에 찜질하면 속이 시원해지면서 소변이 잘 나온다. 외용약으로 사용하는 것도 좋지만, 음식으로 섭취해도 효과적이다. 상추를 흐르는 물에 깨끗이 씻어 물기를 뺀 다음 상추겉절이로 만들어 먹어도 좋다.

조기구이 | 소변보기가 쉬워진다

예로부터 조기는 소변이 순조롭지 못하거나 혈뇨가 나올 때 식이요법으로 이용되어 왔다. 소변이 잘 안 나오는 것 같으면 조기에 소금을 조금 뿌려 구워 먹는다.

콩식초절임 | 신장이 약한 사람에게 좋다

콩은 보신·이뇨 작용이 뛰어나므로 신장이 약해서 소변이 잘 안 나오는 사람이 꾸준히 먹으면 좋다. 대두 단백질이 혈관을 깨끗이 해줄 뿐 아니라 콩에는 소변 배출을 촉진하는 사포닌과 레시틴, 칼슘 등도 풍부하다.

말린 콩을 기름을 두르지 않은 마른 냄비에 넣고 약한 불에서 껍질이 터질 정도까지 볶아 식힌다. 밀폐용기에 볶은 콩을 옮겨 담고 식초를 붓는다. 식초의 양은 그릇 크기에 맞추어 콩이 잠길 정도로 붓는다. 콩 중에서도 검은콩이 약효가 더 좋다.

동아수프 | 이뇨를 돕고 부기를 빼 준다

동아는 이뇨를 촉진하는 작용이 뛰어나므로 예로부터 한방에서는 방광염이나 신장병 치료에 이용해 왔다. 또 물살이 찌면서 소변이 잘 안 나오는 사람이 먹으면 배뇨를 촉진하여 몸을 가볍게 해 주는 효과도 있다.

증세가 심할 때는 동아수프가 효과적이다. 동아씨도 똑같은 효과가 있으므로 그늘에서 말린 씨 10g에 3컵의 물을 부어 그 양이 반으로 줄어들 때까지 달여 마신다.

소변이 잦을 때

호두죽을 즐겨 먹고 은행술을 마신다

Dr.say 평상시보다 수분을 많이 섭취했다거나 정신적으로 긴장한 일도 없는데 소변의 양이 비정상적으로 많고 횟수가 잦을 때는 당뇨병, 요붕증, 수신증 같은 병을 의심할 수 있다. 피로감이 이어지고 갈증이 있을 때는 주의가 필요하다. 반대로 소변이 잘 안 나오면서 횟수가 늘어날 때는 방광염, 요도염, 요로결석, 전립선비대증, 전립선 암 등을 생각할 수 있다. 만성적으로 소변을 자주 본다거나 금방 소변을 보았는데도 또다시 소변을 보고 싶어지는 증세가 계속되면 검사를 받는다.

호두죽 | 노화로 소변을 자주 볼 때 먹는다

호두에는 노화를 막는 성분이 있다. 또한 신장 기능을 높여 주고 허리를 강하게 하는 성분이 있으므로, 노화에 의해 허리나 무릎이 시리고 아프거나 소변을 자주 볼 때 잘 듣는다. 호두는 그대로 먹어도 좋지만 죽으로 끓여 먹으면 더욱 좋다. 냄비에 씻은 쌀 1컵을 넣고 물 10컵을 부어 센 불에서 끓이다가 어느 정도 쌀알이 퍼지면 불을 약하게 줄여 30분 정도 뭉근하게 뜸을 들인다. 죽이 거의 다 끓으면 속껍질이 붙은 호두를 넣고 다시 1시간 동안 끓인다. 먹기 직전에 소금으로 간을 맞춘다. 단, 현기증이 자주 일어나는 사람이나 설사를 자주 하는 사람은 많이 먹지 않는다.

참마밥 | 당뇨병으로 소변이 잦은 사람에게 좋다

강정·강장제로 유명한 참마는 소변을 자주 보거나 밤에 소변을 많이 보는 사람, 그중에서도 당뇨병으로 인해 소변이 잦은 사람에게 적합하다. 특히 참마를 갈아서 지은 참마밥은 당뇨병에 아주 좋은 음식으로, 하루에 참마를 60g 정도씩 꾸준히 먹으면 좋다. 단, 밤에 소변을 자주 보는 사람은 반드시 익혀서 먹는다.

은행술 | 밤에 소변을 자주 볼 때 마신다

은행은 방광괄약근을 긴장시켜서 소변을 자주 보는 증세를 낫게 해 주는 작용이 있다. 소변이 잦거나 야뇨증인 사람은 은행술을 만들어 마시거나 은행을 구워서 하루에 7알씩 먹으면 증세가 호전된다. 매일 굽기가 번거로울 때는 볶아서 가루로 만들어 놓고 하루에 10g씩 먹는다. 단, 과식을 하면 중독을 일으킬 수 있으므로 어린이라면 하루에 5개, 어른이라면 8~10개 이내로 제한한다. 특히 생으로 먹어서는 절대 안 된다. 또 소변이 잘 안 나오는 사람이 먹어서도 안 된다.

삽주뿌리 달인 물 | 체력이 약한 사람의 빈뇨에 효과적이다

삽주는 국화과의 식물로 뿌리에 수분을 배출하는 작용이 있어 옛날부터 이뇨제나 의류의 습기 방지 등에 이용되어 온 약초다. 한방에서는 이 뿌리를 말려서 소변을 자주 보는 증세에 사용했다. 위를 튼튼하게 하고 정장 작용도 하므로 위가 약하고 체력이 약한 사람이 빈뇨 증상을 보일 때 효과적이다. 말린 삽주뿌리 35g에 물 2컵을 부어 그 양이 반으로 줄어들 때까지 달여 하루 3회로 나누어 따뜻하게 마시면 효과가 있다.

작약뿌리 달인 물 | 소변이 자주 마려울 때 좋다

작약 뿌리에 유효성분이 있다. 잦은 소변을 조절하고 정신을 안정시키는 작용이 있으므로 정신적으로 긴장이 잦아 화장실에 자주 가는 사람에게 적합하다. 또한 출산 후 피로회복이나 월경불순, 냉증에도 효과가 있으므로 부인병의 약으로도 이용되고 있다.
작약뿌리 10g에 생강 3쪽을 넣고 물 2컵을 부어 그 양이 반으로 줄어들 때까지 달인다. 이것을 하루에 3회로 나누어서 공복에 마시면 좋다.

술에 취했을 때

단감을 먹어 알코올을 분해하거나 연근생강즙으로 숙취를 풀어 준다

Dr.say 술에 취하면 혈액 속의 아세트 알데히드를 빨리 몸 밖으로 배출하는 것이 최선의 방법이다. 그렇게 하려면 이뇨 작용을 촉진하는 물이나 진한 녹차, 엷게 탄 커피 등을 마시는 것이 효과적이다. 과일에 들어 있는 과당이나 꿀의 당분도 혈액 속의 알코올 농도를 낮추는 데 효과가 있다. 또한 술에 취했을 때는 위장을 다스려 주는 식사를 하는 것이 중요하다. 산뜻하면서도 먹기 쉽고 식욕을 돋워 주는 것, 또 소화가 잘되면서 자극이 없는 것을 선택하여 먹는다.

단감 | 알코올을 분해한다

술이 덜 깼을 때 단감 2~3개를 먹으면 술이 깬다. 달고 잘 익은 것일수록 효과가 있다. 이것은 감에 들어 있는 타닌 성분이 술에 의한 교감신경의 흥분을 억제하기 때문이다. 게다가 감에 많이 들어 있는 과당은 혈액 속의 알코올 분해 속도를 빠르게 하고 술 때문에 영양분이 떨어진 혈액에 에너지를 보충해 준다. 생감이 없을 때는 곶감도 좋다.

녹차 | 두통과 불쾌감을 없애 준다

녹차에 풍부하게 들어 있는 카페인, 타닌, 비타민 B·C는 숙취로 인해 일어나는 불쾌한 증세를 없애 주는 작용을 한다. 또 녹차에는 알코올을 해독해 주는 성분도 있으므로 과음을 했을 때 진하게 우려 마시면 숙취가 해소된다. 찻잔에 찻잎 5g을 넣고 따뜻한 물 1컵을 부어 진하게 우려서 수시로 마신다.

무즙 | 약해진 간장에 효과가 있다

무는 숙취로 약해진 간장이나 위장의 기능을 높여 주고 입맛을 돋워 주는 작용을 한다. 무를 강판에 곱게 간 다음 거즈에 넣고 짜서 즙을 낸다. 받아낸 무즙에 꿀을 넣어 마시면 더욱 효과가 있다.

연근생강즙 | 숙취와 피로를 풀어 준다

연근의 주성분은 당분이지만, 아스파라긴, 알기닌, 레시틴 같은 아미노산이 풍부하고 비타민 C·B_1·B_2가 많으며 일반 식품에 부족한 비타민 B_{12}도 들어 있다. 비타민 B_{12}는 숙취로 인한 피로를 풀어 주고 신경의 불안정을 조절한다. 숙취로 인해 몸이 무겁고 피로할 때는 연근을 강판에 갈아 생강즙을 조금 타서 마시거나 연근을 찧어 더운 물에 타서 하루 2회 마신다. 1회 분량은 1컵 정도가 알맞다.

식초생강탕 | 구토를 멎게 해 준다

생강은 구토증을 멎게 해 주는 작용이 뛰어나다. 또 두통을 낫게 하고 소화기 장애에도 효과가 있다. 특히 위장의 활동을 돕는 작용이 뛰어나므로 위의 불쾌감을 없애 주고 식욕을 돋워 준다. 구토나 식욕부진, 두통이나 위통 등이 따르는 숙취에 좋다.

칡탕 | 과음했을 때 효과가 있다

칡은 여름부터 가을에 걸쳐 꽃을 따는데, 봉오리일 때 따서 햇볕에 말린다. 이렇게 말린 것 3~5g 정도에 물 1컵을 붓고 끓여서 식힌 다음 마신다. 칡탕은 지나치게 술을 많이 마셔서 피를 토할 정도일 때에도 효과가 있다. 술 마시기 전에 칡탕을 마시면 숙취도 예방된다.

plus tip

그 밖에 효과가 있는 식품

매실은 숙취에 의한 구토나 식욕부진에 효과가 있다. 진한 녹차와 같이 먹으면 좋다.
꿀도 숙취로 입맛이 없을 때 효과가 있다. 꿀과 사과식초를 각각 1큰술씩 컵에 넣고 8할 정도 되도록 물을 부어서 마신다.

숨이 차고 가슴이 뛸 때

신경을 안정시켜 주는 연밥 달인 물이나 치자열매 달인 물을 마신다

Dr.say

심한 운동을 한 것도 아니고 긴장감을 느끼는 것도 아닌데 이유없이 가슴이 두근거리고 숨쉬기가 어려운 증세를 '숨 가쁨(동계)'이라고 한다. 이러한 증세는 대부분 심부전증이나 심장판막증 같은 심장병, 폐기종 같은 호흡기 질환, 그리고 갑상선 이상, 갱년기 장애 등이 원인이 되어 나타난다. 그 밖에 40~50대 중년층이 계단을 오르내릴 때 가슴이 두근거리고 통증이 느껴지면 동맥경화증일 가능성이 있으므로 정확한 원인을 파악하려면 정밀검사를 받아 보는 것이 좋다.

검은깨 | 동맥경화가 원인일 때 좋다

참깨에는 불포화지방산의 일종인 리놀레산과 리놀레인산이 많이 들어 있으며, 불포화지방산의 산화를 방지하는 비타민 E도 들어 있어 숨이 차고 가슴이 두근거리는 증세를 보이는 심장병은 물론 고혈압에도 효과가 있다.

흰깨와 검은깨를 식용으로 많이 사용하는데 약용으로는 검은깨가 좋다. 고소하게 볶아 곱게 갈아서 나물을 무칠 때나 찜, 조림, 볶음 등 여러 가지 음식에 넣어 먹는다.

굴 껍데기 | 이유 없이 숨이 찰 때 먹는다

한방에서 '모려' 라 하며 칼슘이 풍부하게 들어 있어 긴장을 풀어 주고 불면증에도 효과적이다. 굴 껍데기를 흐르는 물에 씻어 햇볕에 바짝 말린 다음 센 불에서 살짝 구워 분마기에 넣고 고운 가루를 낸다. 그 가루를 하루 3회, 1회 1g씩 따뜻한 물에 타서 마신다.

수국탕 | 과로로 인한 피로회복에 마신다

극심한 운동부족으로 조금만 뛰어도 숨이 차고 가슴이 두근거리는 사람, 지나칠 정도로 술·담배를 즐기는 사람, 과로에 시달리는 사람, 비만 증세를 보이는 사람은 수국잎을 달여서 마시면 효과를 볼 수 있다. 아침 이슬을 맞은 수국의 잎을 따서 서늘한 곳에서 바짝 말린 다음 물을 넣고 달인다. 말린 수국잎 4g을 하루 분량으로 해서 물 2컵을 붓고 진하게 달여 아침저녁 2회로 나누어 마신다.

연밥 달인 물 | 신경을 안정시켜 준다

연꽃씨인 연밥은 생약명으로 '연자육'이라 하여 자양·강장을 비롯해 신경안정 작용과 심장과 신장·위장을 강하게 해 주는 효과가 있다. 신경이 예민하여 작은 일에도 쉽게 가슴이 두근두근 뛰는 사람은 연밥의 딱딱한 껍질을 벗겨 내고 파란 심을 뺀 후 알맹이만 달여서 차 대신 마신다. 연밥은 한약재 시장에 가면 쉽게 구할 수 있다.

치자열매 달인 물 | 신경성 증세에 효과가 있다

잘 익은 치자열매를 바짝 말려 한약재로 쓰는데 한방에서는 이것을 '산치자'라 한다. 가슴이 심하게 두근거리거나 불쾌감이 있을 때 치자열매 5개에 물 2컵을 붓고 진하게 달여 그 물을 하루 2~3회에 걸쳐 매일 마시면 효과가 있다. 특히 신경성으로 나타나는 증세에 효과적이며 지속적으로 꾸준히 마셔야 좋다.

용안·꿀절임 | 스트레스로 가슴이 뛸 때 먹으면 진정된다

용안은 극심한 스트레스나 과로, 신경과민으로 인해 가슴이 두근거릴 때 잘 듣는다. 약용으로 사용할 때는 하루에 5~10개를 날것으로 먹거나 수프를 끓여 마신다. 용안 과육 말린 것도 같은 약효가 있으므로 꿀에 재워 두었다가 사용한다. 생 용안은 중국 요리에 많이 사용되므로 중국요리 재료상에서, 말린 용안은 한약재 시장에서 구입할 수 있다.

스태미나 부족일 때

장어, 부추 등 체력을 증진시키는 식품을 먹는다

Dr.say 젊은 사람의 스태미나 부족은 충분한 에너지와 균형 있는 식사, 충분한 휴식, 적당한 운동으로 곧 보충된다. 그러나 중년 이후의 스태미나 부족은 먼저 성인병 징후가 없는지 체크해 보고 이상이 없을 때는 영양이나 휴식, 운동 면에서 부족함이 없는지 살핀다. 스태미나 부족을 개선하려면 자신에게 맞는 에너지 양을 알고 그에 맞는 식생활을 한다. 매끼 양질의 단백질이나 비타민, 미네랄을 적극적으로 섭취하는 것이 중요하다.

현미 | 스포츠 선수들도 격찬하는 스태미나 식품이다

현미는 이상적인 스태미나 식품으로, 현미의 전분은 고기나 지방보다 소화 흡수율이 높고, 소화 시간이 긴 것이 특징이다. 따라서 만복감이 오래가고 에너지원으로 부족함이 없다. 또한 백미에 비해 비타민 B군이 평균 2~3배 높고, 칼슘, 인, 철분 등 미네랄도 풍부하다. 이 밖에도 혈액의 흐름을 좋게 하고 체력을 증진시키므로 스태미나가 부족한 사람은 현미를 주식으로 비타민이 풍부한 녹황색 채소를 곁들여 먹는다.

장어와 참마완자국 | 체력을 길러 준다

지방질이 풍부한 장어는 예로부터 스태미나 식품으로 유명하다. 특히 한여름에 먹는 장어는 체력을 길러 주며 여름 타는 것을 방지하므로 허약 체질이나 스태미나가 부족한 사람에게 효과적이다.

참마도 자양·강장 작용이 뛰어난 채소다. 장어와 참마는 따로 먹어도 좋지만 다진 장어를 참마즙으로 반죽하여 끓인 참마완자국을 먹으면 스태미나 보충에 훨씬 효과적이다.

부추즙·탕 | 자양·강장 효과가 있다

갖가지 영양소가 풍부한 부추는 강장·강정 작용이 뛰어나다. 그 밖에도 위장을 비롯한 내장 기관의 상태를 조절해줄 뿐만 아니라 피의 흐름을 좋게 하고 자율신경을 자극한다. 스태미나 부족을 느낄 때 부추즙이나 부추탕을 만들어 마시면 더욱 효과적이다. 부추씨도 같은 효과가 있는데 이것을 하루에 30알, 3회로 나누어 공복에 먹는다.

감잎차 | 체질을 강하게 한다

비타민 C는 성인병을 예방해줄 뿐만 아니라 스태미나에도 영향을 미친다. 따라서 비타민 C가 사과의 500배나 들어 있는 감잎으로 차를 끓여 물 대신 마시면 바이러스에 대한 저항력이 커지고 체질이 강화될 뿐만 아니라 위장도 튼튼해진다. 또한 과음 후 숙취를 푸는 데도 효과가 좋다. 초여름에 가능한 한 떫은 감의 잎이나 단감의 잎을 구해 깨끗이 씻어 쪄낸 다음 잘게 썰어 햇볕에서 말린다. 이렇게 바삭하게 말리면 변질되는 것도 막을 수 있다. 이것에 뜨거운 물을 부어 잘 우려낸 다음 꾸준하게 마시면 스태미나가 좋아진다.

질경이차 | 위의 기능을 강화한다

초여름에 나는 질경이의 어린 잎을 살짝 데쳐 갖은 양념으로 무쳐 먹으면 맛도 좋을 뿐 아니라 건강에도 좋다. 질경이를 햇볕에 말렸다가 끓여서 물 대신 마시는 것도 좋다. 정신도 맑아지고 소화액 분비를 촉진해 위도 튼튼해지며 스태미나가 강해진다. 질경이차를 평소 꾸준히 마시면 혈압도 안정되고 몸도 건강해진다.

plus tip

그 밖에 효과가 있는 식품

연꽃 열매는 흔히 자양·강장제로 이용되는데 스태미나 부족에는 이 연꽃 열매 달인 물이 아주 효과적이다. 검고 단단한 연꽃 열매 15g을 깨끗이 씻어 물 3컵을 붓고 그 양이 반으로 줄 때까지 달여서 하루에 3회씩 나누어 공복에 마신다.

습진이 생겼을 때

식초 목욕을 하고 오이냉찜질약을 발라 습진을 가라앉힌다

Dr.say

습진은 피부가 민감하거나 습진이 생기기 쉬운 체질을 가진 사람이 여러 가지 자극을 받았을 때 나타나는 발진이다. 원인에 따라서 지루성 피부염·일광 피부염·접촉성 피부염으로 분류되는데 지루성 피부염은 피지 분비에 이상이 생겼을 때, 일광 피부염은 자외선에 피부를 오래 노출했을 때, 접촉성 피부염은 자극이 강한 물질이 피부에 닿거나 알레르기성일 때 생긴다. 비타민 A·B_2·B_6·C·D·E 등을 적극적으로 섭취하고 충분한 휴식을 취한다.

사과식초와 양조식초 | 피부의 염증을 예방한다

식초는 산의 성질을 띠는 조미료로 살균 작용을 한다. 따라서 피부의 표면이나 모공에 들어 있는 세균을 죽일 뿐만 아니라 피부에 염증이 생기는 것을 예방해 준다. 약용으로 사용하는 식초는 사과식초나 쌀을 발효해서 만든 양조식초를 사용한다.

사용법은 약간 뜨거운 듯한 목욕물에 식초를 적당히 넣고 목욕을 하거나, 식초에 뜨거운 물을 타서 그 물로 하루에 2~3회 찜질한다.

들기름찜질 | 가려움증이 심한 습진에 효과적이다

들깨에 들어 있는 리놀산은 피부 미용에 좋다. 들기름을 냄비에 담고 미지근하게 데운 후 솜에 묻혀 습진이 생긴 부위에 하루 한 번씩 5~10분 동안 문지르며 찜질한다. 3일 정도 계속하면 가려움증이 가라앉는다.

오이냉찜질약 | 해열·소염 작용을 한다

오이는 뛰어난 해열 작용과 소염 작용을 하는데, 생것을 그대로 먹거나 환부에 직접 바르면 효과가 있다. 습진으로 인해 피부에 열이 있을 때는 오이냉찜질을 해 주는데, 오이즙을 거즈나 얇은 타월에 적셔 냉찜질한다. 벌에 쏘였거나 모기에 물렸을 때는 생즙을 그대로 바르거나 잎을 부드럽게 비벼서 바른다.

국화즙 | 습진이 가라앉는다

국화잎을 찧어 즙을 낸 다음 거즈나 면 보자기에 걸러 내고 두 스푼 정도 식초를 타서 수시로 발라 주면 붓거나 우툴두툴하게 부르튼 습진이 가라앉는다.

밤나무잎 달인 즙 | 옻으로 부은 피부에 바른다

옻의 독이 올라 피부가 붉게 부어오를 때는 밤나무잎을 달여 그 즙을 바르면 가라앉는다. 여름철 푸릇푸릇한 새잎을 따서 햇볕에 잘 말려 바삭해지면 잎 한 줌에 물 2컵 반을 붓고 중불에서 뭉근하게 달인다. 달인 즙을 식혀 환부에 바르면 효과가 있다.

황벽나무가루 | 열이 나고 가려울 때 바른다

한방에서 '황백'이라 불리는 황벽나무의 노란색 속껍질가루가 약용으로 사용된다. 습진 부위의 범위에 따라 1회에 쓸 양을 3등분하여 1/3은 프라이팬에 검게 태우고, 1/3은 갈색으로 변할 때까지 볶고, 나머지 1/3은 날것으로 준비해서 넓은 대접에 한꺼번에 넣고 섞은 다음 참기름으로 되직하게 갠다. 이것을 하루 2회, 아침저녁으로 습진이 생긴 부위에 바른다.

plus tip

염증을 촉진하는 식품

습진은 외부적인 자극으로 인해 자주 나타나지만 식품이나 약품 등에 의한 내부적인 요인으로 일어나는 경우도 많다. 특히 새우·게·오징어·문어 등 갑각류와 명란·대구알·연어알 등 어란류, 죽순·산채·찹쌀 등 채소류와 곡류, 초콜릿·코코아·향신료·알코올·사탕·과자 등 간식류는 염증을 촉진하는 식품이다. 알레르기 체질인 사람도 이런 음식은 먹지 않는 것이 좋다. 콩이나 팥·땅콩 등 두류와 유제품도 과식은 금물이다.

식욕부진일 때

얇게 저민 생강이나 파슬리를 먹어 식욕을 돋운다

Dr.say 식욕은 몸에 이상이 생겼거나 스트레스에 의해 영향을 받기 쉽다. 스트레스에 의한 식욕부진이라면 몸과 마음을 편안하게 해 주고 기분전환을 해 주면 쉽게 회복되지만, 위염, 간염, 췌장염, 신장병, 암, 신경성 식욕부진증 등 병에 의한 증세일 때는 주의가 필요하다. 원인을 알지 못한 채 식욕부진이 오래 계속될 경우에는 의사의 진찰을 받는 것이 좋다. 무엇보다 적극적인 생활태도를 취하고 적당한 운동, 충분한 휴식으로 잃은 식욕을 되찾도록 한다.

대추 | 신경성 식욕부진에 좋다

정신적인 스트레스로 인해 입맛을 잃었을 때는 대추를 먹는 것이 도움이 된다. 대추에는 풍부한 단백질과 지방·칼슘·비타민 P와 타닌이 들어 있어 신경을 안정시키는 작용을 한다. 말린 대추를 프라이팬에 검게 구워 가루를 낸 다음 조금씩 먹는다.

귤껍질 달인 물 | 위장의 작용을 돕는다

귤껍질에는 위장의 작용을 활발하게 해 주는 성분이 있어서 예로부터 식욕부진 치료약으로 활용되어 왔다. 귤껍질은 말려서 사용하는데 오래된 것일수록 약효가 높다.
식욕이 없을 때는 말린 귤껍질을 달여서 마신다. 귤껍질 10g에 3컵의 물을 붓고 그 양이 반으로 줄어들 때까지 달이는데 이것을 하루에 3회 나누어 마신다. 여기에 꿀을 넣어 마시면 더욱 좋다. 또 가루로 만들어서 12g씩 식사 전에 먹는 것도 좋은 방법이다.

얇게 저민 생강 | 구토를 멎게 한다

생강의 독특한 향은 음식에 풍미를 주고 식욕을 돋우는 작용을 한다. 또 생강의 매운 성분은 뛰어난 살균력을 가지고 있어 구토증을 가라앉히고 식욕을 돋워 준다. 얇게 저민 생강 2~3조각을 생으로 먹으면 식욕이 나는데 치질이 있는 사람이나 눈이 충혈된 사람은 피하는 것이 좋다.

파슬리 | 소화를 돕고 식욕을 증진시킨다

파슬리의 향에는 정유성분이 들어 있어 위에 적당한 자극을 주어 소화를 돕고 식욕을 증진시킨다. 또 생선이나 고기의 독을 없애는 작용도 있으므로 적극적으로 섭취하면 좋다. 체력이 떨어져서 식욕부진에 걸린 사람은 날마다 조금씩 음식에 곁들여서 먹는다. 단, 땀을 많이 흘리거나 겨드랑이에서 냄새가 나는 사람은 많이 먹지 않는 것이 좋다.

차조기잎 달인 즙 | 스트레스성 식욕부진에 좋다

차조기의 독특한 향기는 위액 분비를 촉진하고 식욕을 증진시켜 주며 위장이나 소장, 대장의 작용을 원활하게 해 준다. 차조기잎을 달여 즙을 내어 마시면 스트레스로 인한 식욕부진이나 불면증, 위장이 나빠서 식욕이 없을 때 효과가 있다.

plus tip

그 밖에 효과가 있는 식품

마늘에는 위액의 분비를 촉진하고 장의 활동을 돕는 성분이 있어 식욕을 돋운다. 날것을 얇게 썰어 생으로 먹거나 양념으로 사용해도 효과가 있다. **산초열매 껍질**에는 위장을 튼튼하게 하고 식욕을 높여 주는 약효가 있다. 열매의 껍질을 벗겨 분마기에 가루를 낸 다음 1회에 2g씩 따뜻한 물에 마신다.

양매나무껍질가루 | 식욕을 증진시켜 준다

양매나무는 소귀나무라고도 하는데, 껍질에 들어 있는 성분은 식욕을 증진시키고 위장병에서 오는 복통이나 설사를 멎게 한다.

양매나무껍질을 분마기에 간 다음 1회에 12g씩, 하루에 3회 먹는다.

식은땀이 날 때

과로로 인해 식은땀을 흘릴 때 볶은 밀가루와 부추 등을 먹는다

Dr.say

식은땀은 정신적으로 긴장하거나 몸이 허약해져 날씨가 덥지도 않은데 순간적으로 땀이 많이 나는 것을 말한다. 수면 중에나 감기같이 발열성 병의 회복기에도 식은땀을 흘리게 되는데, 이럴 때는 병증 회복의 징후이므로 걱정하지 않아도 된다. 그러나 과로·자율신경의 균형이 깨져 흘리는 식은땀은 어깨결림, 두통, 월경불순 등의 증세를 동반한다. 체력을 증진시키는 식품을 섭취하여 허약 체질을 개선하고, 적당한 운동과 휴식을 취해 몸과 마음을 편안하게 한다.

부추무침 | 체력이 떨어져 식은땀을 흘릴 때 먹는다

부추는 비타민, 칼슘, 칼륨, 철분이 풍부하게 들어 있어 강정·강장 작용이 뛰어나다. 또한 혈액순환을 돕고 위장을 따뜻하게 하며 자율신경을 자극하는 작용도 한다. 체력이 떨어져 밤에 잠을 자면서 식은땀을 흘릴 때 먹으면 효과가 있다.

검은콩·보릿겨 달인 물 | 과로로 식은땀을 흘릴 때 마신다

콩은 양질의 단백질과 지방질, 비타민 B_1·B_2 등을 함유하고 있는 뛰어난 식품이다. 콩 중에서도 검은콩은 쉽게 피로를 느끼는 사람, 체력이 떨어져 식은땀을 많이 흘리는 사람에게 효과가 있다.

특히 껍질 부분에는 몸에 좋은 영양분과 땀을 멎게 하는 성분이 풍부하다. 보릿겨에도 땀을 멎게 하는 성분이 들어 있으므로 두 가지를 섞어 달여 마시면 과로에서 오는 식은땀에

효과가 있다. 검은콩 껍질 9g, 보릿겨 9g을 냄비에 넣고 물 3컵을 부어 푹 달여 마신다.

참마 | 체력을 보충한다

참마는 토란류 중에서 유일하게 생식할 수 있는 채소로, 소화 효소가 풍부하고 체력을 보강해 주는 효과가 뛰어나다. 껍질 벗긴 참마를 강판에 갈아서 즙을 내어 먹어도 좋고 불린 쌀에 참마 간 것을 넣고 죽을 끓여 먹어도 좋다.

볶은 밀가루 | 식은땀이 나는 것을 줄여 준다

맑은 물이 날 때까지 밀을 깨끗이 씻어 햇볕에 말린다. 이것을 중불에서 볶아 가루로 만든 다음 1회에 1큰술씩 식후 1시간 후에 먹는다. 또한 1회에 부소맥가루(통밀) 1큰술을 물 2컵에 붓고 그 양이 반으로 줄어들 때까지 달여 찌꺼기를 거르지 말고 잘 저어 마신다.

민들레 달인 물 | 한밤중 식은땀을 흘릴 때 효과적이다

민들레는 강장 작용은 물론 위장을 튼튼하게 하는 작용이 있다. 밤에 자면서 식은땀을 흘리는 사람에게 민들레 달인 물을 마시게 하면 효과가 좋다. 봄에 민들레의 잎·꽃·뿌리를 따서 햇볕에 말려 보관한다. 잎과 꽃일 경우는 1회에 7~10g, 뿌리일 경우는 4~8g을 달여 하루에 3회, 식사하기 전에 마신다.

황벽나무열매 | 허약 체질인 사람에게 좋다

황벽나무열매 달인 물은 몸이 허약해서 식은땀이 나는 사람에게 좋다. 황벽나무열매 5g에 물 5컵을 붓고 물이 반으로 줄어들 때까지 달인다. 이것을 하루 분량으로 하여 3회에 걸쳐 나누어 마신다.

plus tip

그 밖에 효과가 있는 식품

백복령은 벤 지 5~6년이 된 소나무의 뿌리 밑에 기생하는 버섯의 일종으로, 백복령을 달여서 마시면 몸이 쇠약해져 식은땀이 나거나 잠을 자면서 식은땀을 흘리는 사람에게 효과가 있다.

식중독 일 때

팥가루와 매실 달인 물을 먹어 속을 진정시킨다

Dr.say 식중독에 걸렸을 때는 원인이 되는 것을 바로 토해내는 것이 중요하다. 소금물을 잔뜩 마시고 둘째와 셋째 손가락으로 혀를 눌러 토해 낸다. 단, 식후 10시간이 지나 증세가 나타난다면 급히 병원으로 향한다. 이때 구토물이나 먹다 남긴 음식을 비닐봉지에 넣어 가지고 가면 진단에 많은 도움이 된다. 식중독을 예방하려면 평소 고기·어패류 등은 반드시 5℃ 이하에 냉장보관하고 조리할 때 충분히 익힌 다음 먹는다. 조리 기구를 철저히 소독하는 것도 잊지 않는다.

생강 | 구역질을 멈추게 한다

생강은 소화를 돕고 식욕을 증진하며 음식의 독을 풀어 주므로 만성 소화 불량에 걸린 사람에게 좋은 식품이다. 토하고 나서 구역질을 멈추게 하고 회복 후 식욕이 없을 때 입맛을 되찾아 주므로 탈이 나거나 식중독에 걸렸을 때 효과적이다. 이 밖에도 특유의 향과 강한 살균력이 있어 고기나 생선의 비린내도 없애 준다.

수수 | 갑자기 탈이 났을 때 먹는다

〈동의보감〉에는 '수수는 맛이 달고 깔깔하다. 성질이 따뜻하여 속을 따뜻하게 할 수 있고, 장의 기능을 조절하여 설사를 멈추게 하며, 갑자기 배가 아프면서 심한 구토와 설사를 일으키는 콜레라, 세균성 식중독, 위장염 등을 다스린다.' 고 적혀 있다.
이렇듯 수수는 장에 좋은 식품으로 갑자기 배가 아프고 설사가 일어날 때 수수를 볶아 가루로 만든 다음 설탕을 조금 섞어 12g씩 물과 함께 먹으면 효과가 있다.

팥가루 | 토하기 어려울 때 먹는다

식중독일 때 전문의의 처방 없이 마음대로 아무 약이나 먹어서 구토를 멎게 해서는 안 된다. 원인이 된 음식물을 토해서 몸 밖으로 내보내는 것이 식중독을 가라앉히는 데 가장 큰 도움이 된다. 토하고 싶어도 토해지지 않을 때는 팥이 효과적이다. 생팥을 분마기에 갈아 가루로 만든 다음 5g 정도 먹으면 토할 수 있다. 가벼운 식중독이라면 안정만 취해도 낫는다.

매실 | 식중독을 낫게 해 준다

매실은 위산의 분비를 촉진해 위장 기능을 개선하고, 강한 살균력으로 배탈이나 식중독을 예방해 준다. 식중독일 때는 매실 1개를 3컵의 물에 넣고 그 양이 반으로 줄어들 때까지 달여 마신다. 매실엑기스도 마찬가지 효과가 있다. 1/2큰술의 매실엑기스를 1컵의 물에 타서 마시거나 매실식초절임을 1~2잔 마셔도 증세가 가라앉는다.

차조기잎 달인 물 | 식중독을 예방한다

옛날 중국의 명의였던 화타가 게를 먹고 식중독을 일으킨 소년을 차조기잎으로 낫게 했다는 유명한 설화가 있다. 실제로 차조기에는 생선이나 게의 독을 중화시켜서 식중독을 예방하는 성분이 있다. 생선회에 차조기잎을 깔아 놓는 것도 그 때문이다.

식중독에 걸렸을 때는 신선한 차조기잎을 그냥 먹어도 효과가 있지만 후박, 감초와 함께 달여서 그 물을 마시게 하면 더욱 효과가 있다. 차조기잎 30g에 생강 18g, 후박 6g, 감초 6g을 넣고 적당량의 물을 부어 푹 달여 2일 동안 나누어 마신다. 차조기잎은 한방약재로 쓰이므로 한약재상에 가면 쉽게 구입할 수 있다.

plus tip

그 밖에 효과가 있는 식품

쑥은 식중독에 의한 위장의 통증을 가라앉히는 데 효과가 있으며 **무**나 **동아**는 생선이나 고기로 인한 식중독에 효과가 있다.

어깨가 결릴 때

식초, 양파, 생강 등을 이용해 지속적으로 찜질해 준다

Dr.say 어깨결림은 지나치게 어떤 일에 열중했거나 몸에 병이 있을 때 어깨나 목의 근육이 긴장되어 일어나는 현상이다. 또는 스트레스나 압박감이 신경에 작용해서 혈액의 흐름이 나빠져 어깨결림이 생기는 경우도 있다. 어깨결림을 낫게 하려면 근본적인 병의 치료는 물론, 기분을 전환하고 자세를 바르게 하며 적당한 운동이나 목욕 등으로 혈액의 흐름을 좋게 해야 한다. 또 균형 있는 식사와 충분한 휴식도 증세를 가볍게 해 주는 방법이다.

다시마 | 어깨와 목이 결릴 때 먹는다

미역이나 다시마에 들어 있는 요오드는 호르몬을 자극해서 신진대사를 활발하게 한다. 꾸준히 먹으면 어깨나 목이 결리는 것을 예방하는 데 효과가 있다. 다시마는 혈압을 낮추는 작용도 있으므로 혈압이 높은데다 어깨결림증이 있는 사람에게 안성맞춤이다.

쑥 | 타닌의 수렴 작용이 어깨 통증을 완화한다

쑥탕은 예로부터 어깨 결림에 좋다고 전해져 우리나라 전국 각지에 쑥탕이 많은 편이다. 8~9월경에 나는 쑥을 잎만 따서 말려 두었다가 칼로 듬성듬성 썰어 건조한 곳에 보관한다. 어깨가 결릴 때마다 욕조에 어깨가 잠길 정도로 따뜻한 물을 받아놓은 뒤 쑥을 한 줌 정도 넣은 면보를 물에 띄워 놓는다. 몸속부터 따뜻해질 때까지 쑥탕에 어깨를 담그고 있으면 쑥의 수렴과 진통 작용에 의해 증세가 한층 완화된다.

식초·소금찜질 | 열이 나는 어깨결림에 좋다

열이 나는 심한 어깨결림에는 뜨거운 물 5컵에 소금 2작은술, 식초 2큰술을 더한다. 이 물에 수건을 적셔 꼭 짠 뒤 뜨거울 때 어깨에 댄다. 이것을 몇 번 계속해서 되풀이하면 혈액의 흐름이 좋아져 어깨결림이 가라앉는다.

생강연고 | 혈액의 흐름을 돕는다

식욕을 돋우고 구토를 가라앉히는 등 민간약으로 두루 쓰이는 생강은 혈액의 흐름을 좋게 하는 작용도 뛰어나다. 생강을 강판에 갈아서 밀가루와 같이 섞은 생강연고를 통증이 있는 어깨에 바르면 혈액의 흐름이 좋아져 어깨결림이 완화된다. 단, 자극이 강하지 않게 한다.

양파·생강찜질 | 어깨 통증이 줄어든다

양파에 함유된 자극적인 성분은 파나 마늘과 똑같은 유화알릴이다. 이 성분은 소화액의 분비를 돕기도 하지만 혈액의 흐름을 원만하게 해 통증 해소에 도움이 된다.

양파 간 것과 생강 간 것, 그리고 된장을 잘 섞어서 거즈에 발라 아픈 곳에 찜질한다. 마르면 몇 번이고 갈아 준다. 그러면 어깨의 통증이 훨씬 줄어든다.

수선화뿌리찜질 | 어깨가 부었을 때 효과적이다

수선화의 생뿌리를 갈아서 만든 찜질약을 어깨에 붙이면 부었을 때나 어깨결림에 효과가 있다. 이때 치자나 무열매가루를 섞으면 더 효과가 좋다. 마르면 자주 갈아 주는데 피부가 민감한 사람은 부작용이 나타날 수 있으므로 그 부위가 빨개지면 곧 사용을 중지한다.

수선화뿌리 1개를 강판에 곱게 간 다음 여기에 밀가루를 조금 넣고 반죽해 어깨에 펴 바르고 거즈로 누른다.

plus tip

그 밖에 효과가 있는 식품

무즙에 소금을 조금 넣어 아픈 부위에 찜질한다. 피부가 가려울 경우에는 사용을 중지한다. **껍질 벗긴 참마**를 갈아서 거즈에 발라 결리는 쪽 어깨에 찜질한다. 단, 가려워지면 찜질을 중지한다.

어깨관절주위염 일 때

통증을 진정시키고 마비를 풀어 주는 개다래나무나 엄나무껍질을 달여 마신다

Dr.say

노화현상의 하나로 50대에 많이 나타나므로 '오십견'이라고도 한다. 전문용어로는 '어깨관절주위염'이라고 하는데 어깨관절에 서서히 통증이 일어나 심하면 등의 지퍼나 단추를 잠글 수 없을 만큼 어깨를 움직이기가 힘들어진다. 격렬한 통증이 없을 때는 따뜻하게 해 주면 가라앉지만 악화하여 어깨를 전혀 움직이지 못할 때는 의사의 치료를 받는 것이 좋다. 급성이면 냉찜질을, 만성이면 온찜질을 해서 근육을 풀어 주되 통증이 가시면 조금씩 어깨 관절 운동을 해 주는 것이 좋다.

미나리 | 혈액순환을 개선한다

미나리는 몸을 따뜻하게 해 주는 대표적인 채소다. 6~9월경에 나는 미나리를 잎과 줄기만 채취하여 그늘에서 말린 후 적당한 크기로 썰어 두었다가 목욕할 때마다 면보에 넣은 미나리를 물에 띄워놓으면 피부를 가볍게 자극하고, 몸을 따뜻하게 하여 혈행이 좋아진다.

고추연고 | 몸을 따뜻하게 한다

고추의 매운맛 성분에는 몸을 따뜻하게 하는 작용이 있어 고추를 신발 밑바닥에 깔면 발에서 열이 난다. 그래서 옛날에는 추운 겨울 먼 거리로 여행할 때 신발 바닥에 고추를 깔아 발이 시리지 않게 했다. 또한 고추는 제습 작용도 뛰어나 몸이 차갑거나 습기가 있을 때 찜질약으로도 사용한다.

말린 붉은 고추를 냄비에 넣고 물을 부어 즙을 낸 다음 면 거즈에 적셔 통증이 있는 어깨에

붙이면 몸이 따뜻해지면서 혈액순환이 좋아지고 통증이 가라앉는다.

엄나무껍질 달인 즙 | 어깨의 마비를 풀어 준다

엄나무껍질은 팔다리가 뻣뻣하고 아플 때 효과가 있다. 엄나무껍질 500g에 물 5컵을 붓고 그 물이 반으로 줄어들 때까지 달여서 걸쭉하게 만든 다음 이것을 식사 전 공복에 한 숟가락씩 2주일 정도 먹는다.

엄나무는 풍을 다스리고 담을 몰아내는 작용이 있어 신경 계통의 병에 흔히 쓰이는 민간 약재다. 엄나무껍질(해동피)은 약재상에서 따로 파는데 껍질뿐만 아니라 나무에도 약효가 있다. 적당한 크기로 자른 엄나무를 달여도 같은 효과를 볼 수 있다.

개다래나무 달인 즙 | 통증을 가볍게 해 준다

8~9월에 익는 오렌지색의 개다래나무는 열매를 그냥 먹기도 하지만 나무줄기를 달여 즙을 내어 마시면 관절 부위의 통증이 줄어든다. 개다래나무(목천료) 약 15g에 3컵의 물을 부어 그 물이 반으로 줄어들 때까지 달인다. 이렇게 달인 개다래나무즙을 하루 분량으로 삼아 매끼 식사 전에 마시면 어깨 관절 주위의 통증이 어느 정도 가라앉는다.

천남성연고 | 통증이 심할 때 효과가 있다

천남성의 땅속줄기는 예로부터 담이나 풍치 등에 효과가 있는 약재로 쓰였다. 9~10월경에 캐낸 천남성의 땅속줄기 중에서 뿌리를 제외한 나머지 부분을 햇볕에 바짝 말려 가루로 만든 다음 밀가루와 식초를 넣고 반죽한다. 반죽을 어깨에 펴 발라 아픈 어깨에 대는데, 하루에 2~3회 갈아서 붙인다. 단, 천남성은 독성이 강한 식물이므로 취급에 주의해야 한다. 천남성은 한약재 시장에서 쉽게 구할 수 있다.

plus tip

그 밖에 효과가 있는 식품

황벽나무 속껍질을 가루로 만들어 식초와 달걀흰자, 생강즙을 섞은 뒤 아픈 부위에 찜질하면 서서히 통증이 가라앉는다. 또 햇볕에 말린 **수세미열매**를 가늘게 썬 다음 가루로 만들어 10g씩 매일 먹으면 통증을 가라앉히는 데 도움이 된다.

열이 날 때

현미죽으로 영양을 보충하고 채소즙으로 수분을 공급한다

Dr.say

열이 나는 원인은 대부분 독감이나 편도선염, 세균 또는 바이러스 감염에 의한 것이라고 볼 수 있다. 그러나 미열이 계속되고 두통이나 한기 등의 동반 증세가 있을 때는 다른 병증일 가능성도 있으므로 병원에서 정밀검사를 받아 정확한 원인을 알아본다. 가정에서는 몸을 따뜻하게 하여 열을 내리게 하고 절대적인 안정을 취한다. 또 땀을 흘리면 체력소모가 많아지고 몸 안의 수분이 부족해지므로 칼로리가 많고 수분이 많은 식품을 적극적으로 섭취한다.

파수프 | 땀을 내어 열을 내리게 한다

파에는 매운맛의 기본이 되는 유화알릴 성분이 있는데 이 성분은 땀을 내어 열을 내리게 하는 효과가 있다. 파의 흰 부분에 약효가 있으므로, 약용으로 할 때는 흰 부분과 잔뿌리를 함께 이용한다. 감기 초기 증세로 춥고 떨릴 때 파수프를 끓여 먹는다. 잘게 썬 파에 된장 1큰술을 넣고 뜨거운 물을 부어 중불에서 끓인 다음 따끈할 때 마신다. 단, 이미 땀을 냈거나 평소 식은땀을 많이 흘리는 사람은 피하는 것이 좋다.

현미죽 | 병중 영양 공급에 좋다

현미에는 비타민 B군과 단백질, 지방질, 미네랄 등 영양소가 많이 들어 있어 피로회복에 좋으며 고열로 인해 체력이 떨어졌을 때 체력을 보강해 주는 효과가 있다. 입 안이 깔깔하여 입맛이 없을 때는 체에 밭쳐서 국물만이라도 마신다. 하지만 묽게 쑨 미음보다는 푹 퍼진 현미를 함께 먹는 것이 더욱 효과가 있다.
감기 초기 증세로 열이 날 때는 현미죽에 생강을 조금 다져 넣고 함께 끓여도 좋다. 생강은 땀이 나게 하고 항균 작용을 하여 초기 감기를 치료하는 데 효과가 크다.

연근즙 | 열로 갈증이 심할 때 효과적이다

열이 나고 갈증이 심할 때는 신선한 연근즙이 좋다. 연근즙은 지혈 작용과 기침을 방지하는 효과가 있다. 깨끗이 씻어 껍질째 강판에 갈아 거즈에 밭쳐 즙을 낸다. 이 즙을 마시면 열이 내리고 심한 갈증이 해소된다. 연근즙에 배즙을 조금 섞어 마시면 한층 더 효과가 있다. 연근즙에 불린 쌀을 넣고 죽을 쑤어 먹어도 효과가 좋다.

우엉씨 달인 물 | 목구멍 통증을 가라앉힌다

우엉씨는 생약명으로 '우방자'라 하여 예로부터 해열제로 널리 사용되어 왔다. 우방자는 열을 내리게 하고 염증을 진정시키는 효과가 뛰어나 편도염, 인후염 등 열이 나고 목구멍이 아플 때 잘 듣는다. 우방자 6g에 물 2컵을 붓고 그 물이 반으로 줄어들 때까지 달인다. 이 우방자 달인 물을 입에 머금고 있다가 조금씩 삼킨다. 이렇게 며칠 계속하면 목구멍의 부기가 가라앉고, 통증이 진정되며 열이 내린다. 우엉씨를 달일 때 깨끗이 손질한 도라지 3g을 함께 넣고 달이면 빠른 효과를 볼 수 있다.

닭의장풀잎 달인 물 | 해열 효과가 뛰어나다

습기가 많은 음지에서 자라는 닭의장풀은 잎·줄기·뿌리에 모두 약효가 있다. 여름철 푸른 꽃이 필 무렵 잎을 따서 흐르는 물에 깨끗이 씻은 후 채반에 겹치지 않게 펴서 그늘에서 말린다. 말린 잎 15g에 물 3컵을 붓고 중불에서 물이 반으로 줄어들 때까지 서서히 달여 따끈하게 마신다. 생잎을 갈아 마셔도 같은 효과를 볼 수 있다. 신선한 잎을 믹서에 넣고 갈아서 거즈에 밭쳐 즙을 짠다. 아침저녁 2회, 1회에 30~50g 정도 즙을 내어 마신다. 닭의장풀은 해열작용 외에도 기관지 천식, 편도선염, 부기 등 감기 증세에 효과가 있다.

외이염·중이염 일 때

우엉즙, 우엉씨탕즙을 마시거나 범의귀즙을 귓속에 바른다

Dr.say 외이염은 외이도에 생기는 염증으로 대개 수영을 많이 하는 여름철에 발생하는데, 외이도의 피부에 상처를 주거나 귀 안에 더러운 물질이 들어가 염증이 일어난다. 중이염은 화농균이 고막 부근 점막에 침입해 일어나는 증세로, 일단 중이강에 염증이 생기면 심한 통증이 따르고 청력이 떨어지므로 절대적인 안정이 필요하다. 귓병을 앓는 동안에는 목욕을 삼가고 전문의의 치료를 받아 완치에 힘쓴다. 가정에서는 화농이나 염증을 촉진하는 식품 섭취를 삼간다.

검은콩 삶은 것 | 청력을 좋게 해 준다

검은콩을 한방에서는 '흑태'라 한다. 검은콩에는 몸의 저항력을 높여 주는 작용이 있어 중이염에 자주 걸리는 체질을 가진 사람이나 만성 중이염으로 고생하고 있는 사람에게 특히 좋다. 외이염·중이염 증세로 청력이 떨어졌을 때는 검은콩을 부드럽게 삶아 먹으면 효과를 볼 수 있다.

적당량의 검은콩에 물을 자작하게 붓고 하룻밤 정도 불렸다가 콩이 부드러워지면 삶아서 그대로 먹는다. 너무 싱거워 맛이 없으면 죽염이나 천연소금으로 연하게 간을 해서 먹는다.

우엉즙과 우엉씨탕즙 | 갑작스러운 통증에 효과적이다

우엉은 고름을 빨리 내보내고 열을 내리게 하는 작용이 있어 예로부터 중이염의 민간치료제로 사용되어 왔다. 우엉을 강판에 갈아 그 즙을 통증이 있는 귀에 바른다. 이때 우엉씨를

달여 그 탕즙을 함께 마시면 약효가 더욱 뛰어나다. 우엉씨는 '우방자' 라 하여 약재상에서 구입할 수 있다. 이 씨 6g을 2컵의 물에 넣고 뭉근히 달여 하루에 3회, 공복에 마신다.

갑오징어뼈가루 | 고름이 빨리 나오도록 한다

오징어를 요리할 때 단단한 뼈는 버리기 일쑤인데 그 뼈를 깨끗이 씻어 햇볕에 바싹 말려 두었다가 고름이 나는 중이염이나 외이도염에 약으로 사용하면 좋다.

잘 말린 갑오징어뼈를 곱게 가루 내어 천연 양조식초에 섞어 둥근 환약으로 만들어 두었다가 염증이 있는 귓속에 넣어 준다.

하루에 2회, 5~10일 정도 꾸준히 갈아 주면 효과가 좋다. 또 칼에 베어 피가 멈추지 않는 상처에도 오징어뼈를 곱게 갈아 뿌리면 피가 곧 멈춘다.

산수유 달인 물 | 중이염의 만성화를 예방한다

산수유는 산수유나무의 열매로 한방에서는 일명 '석조' 라고 불린다. 이 열매의 씨를 빼고 달인 즙은 신진대사를 촉진해 주고 세균에 대한 저항력을 높여 중이염의 만성화를 예방한다. 한약재를 달이듯이 정성스럽게 달여 하루에 3회, 공복에 마신다.

범의귀즙 | 귀가 곪아 아플 때 사용한다

예로부터 귓병이 났을 때 민간약으로 사용된 범의귀는 잎에 소염 작용과 해독 작용이 있다. 외이도염·중이염의 초기 증세로 귀가 곪아 아플 때 범의귀즙을 바르면 염증이 가라앉는다.

신선한 범의귀잎 5장을 흐르는 물에 깨끗이 씻어 물기를 닦는다. 닦은 잎을 큼직큼직하게 썰어 대접에 담고 소금을 조금 뿌린다. 소금에 재운 범의귀잎을 깨끗한 거즈나 무명천에 싸서 즙을 꼭 짠다.

plus tip

그 밖에 효과가 있는 식품

중이염 증세일 때는 **무즙**을 솜방망이에 적셔 염증이 있는 부위에 하루 3~4회 발라 주는 것이 좋다.

귓병을 자주 앓는 사람은 평상시 간식으로 **밤**, **두유**를 먹으면 예방과 치료에 도움이 된다.

위염일 때

감자생즙·알로에생즙을 마시면 위가 편안해지고 염증이 가라앉는다

Dr.say

위벽을 보호해 주는 점막이 헐어서 생기는 급성 위염은 과음, 과식, 식중독 등이 원인으로, 가슴이 타는듯한 통증, 구역질, 명치 부분의 불쾌감, 식욕부진 등의 증세와 혈변, 토혈, 설사가 나타난다. 심한 출혈이 나타나기도 하는데 이때는 수술을 받아야 한다. 만성 위염은 위가 조여 드는 듯한 느낌이 있고 식욕이 없으며 식후에는 가슴이 쓰리거나 구역질이 나는 증세를 보인다. 급성, 만성 모두 규칙적인 생활과 충분한 수면, 휴식을 취하고 자극적인 음식은 피한다.

사과토마토주스 | 과음으로 인한 위염에 좋다

토마토는 소화를 돕고 염증을 진정시키며 갈증을 다스리는 작용 외에 과음으로 인한 위염 증세에도 효과가 있다. 이럴 경우에는 신선한 토마토를 그대로 먹거나 주스로 갈아서 마시는 것이 좋다. 시중에서 판매되고 있는 토마토주스는 염분이 첨가된 것이 대부분이므로 잘 살펴보고 구입한다. 토마토와 사과를 함께 갈아서 마시면 약효가 더욱 좋다.

마늘구이 | 급성 위염 증세에 좋다

마늘은 내장을 따뜻하게 해 주고 수분대사를 돕는 작용이 있어 위장을 튼튼하게 한다. 단, 날것은 자극이 강하므로 위궤양이나 십이지장궤양 증세가 있는 사람은 과잉섭취하지 않도록 주의하고 살짝 익혀서 먹는다. 급성 위염으로 구토나 토혈 등의 증세가 있을 때는 마늘 1쪽을 프라이팬에 잘 구워 꿀을 살짝 묻힌 다음 천천히 씹어 먹는다.

우유 | 위 점막을 보호한다

우유는 염증이 생긴 위의 점막을 보호해 줄 뿐 아니라 질 좋은 단백질과 칼슘·철분 등이 풍부해 위염 증세가 있을 때 조금씩 입에 머금고 천천히 씹어 먹듯 마시면 효과적이다.

무즙 | 가슴 통증을 줄여 준다

무에는 탄수화물을 분해하는 소화효소가 풍부해 소화를 촉진하고 위를 튼튼하게 해 준다. 속이 메스껍고 구토 증세가 있을 때는 무를 강판에 갈아 그 즙을 마시면 위가 편안해진다. 생무는 몸을 차게 하는 성질이 있으므로 몸이 차거나 속이 냉한 사람은 피하는 것이 좋다.

감자생즙 | 위의 염증을 진정시킨다

감자에는 염증을 가라앉히고 위장을 튼튼하게 하는 성분이 있어 위염 증세로 고생하는 사람에게는 그만이다.

생즙을 갈아서 마시면 진통 효과도 뛰어나다. 강판에 생 감자를 갈아서 하루에 2회 공복시 소주잔으로 1잔씩 마시거나 앙금만 먹는다. 약효는 서서히 나타나므로 1개월 정도 꾸준히 마시는 것이 좋다. 싹이 돋은 감자의 눈에는 독 성분이 있어 식중독을 일으킬 수 있으므로 반드시 껍질을 벗기고 싹을 도려내 사용한다.

알로에생즙 | 만성 위염에 효과적이다

위가 조여드는 듯한 통증이 있을 때는 알로에 잎을 갈아 그 즙을 소주잔으로 1잔씩 마시면 통증이 줄어든다. 몸을 차게 하는 성분이 들어 있어 설사 증세가 있는 위염에는 좋지 않으므로 피하는 것이 좋다. 만성 위염에는 알로에로 술을 담가 마시는 것도 좋은 방법이다.

plus tip

그 밖에 효과가 있는 식품

위장을 튼튼하게 해 주는 식품으로 생강, 양배추를 꼽을 수 있다. **생강**을 얇게 썰어 입에 물고 있으면 구토증이 가라앉고 무즙과 섞어 함께 마시면 숙취에도 효과가 좋다.

양배추에는 비타민 U가 포함되어 있어 손상된 위 점막의 재생을 돕는다. 신선한 양배추를 골라 즙을 짜서 하루에 2회, 식전에 마신다.

위하수·가슴앓이가 있을 때

양배추, 구운 다시마를 먹으면 통증이 완화된다

Dr.say

가슴앓이나 위하수는 건강한 사람에게도 나타난다. 대부분은 폭음, 폭식, 지나친 흡연 등이 원인이며 스트레스나 과로, 잠이 부족할 때 일어나는 경우도 많다. 이런 것들이 원인이 되어 일시적으로 나타나는 증세는 크게 걱정하지 않아도 되지만 속이 쓰린 증세가 계속되면 위암으로 발전할 수 있으므로 주의한다. 평소 자주 속이 쓰리고 위가 거북한 사람은 영양가가 높고 소화흡수가 잘되는 식사를 하고 흡연과 음주는 삼가며 적당한 운동과 규칙적인 생활을 하는 것이 바람직하다.

토마토 | 속쓰림을 완화하고 통증을 줄여 준다

공복 시 속이 쓰린 것은 위액에 들어 있는 강한 염산 성분이 위벽을 자극하기 때문에 생기는 증상이다. 토마토는 알칼리성 식품이므로 위가 쓰릴 때 소량씩 먹으면 위액을 중화해 통증을 줄여 주고, 비타민 A가 풍부해 위 점막을 보호한다. 토마토를 주스로 만들어 먹으면 소화 흡수가 빠르다.

양배추 | 항궤양 작용이 있다

양배추에 함유되어 있는 비타민 U는 스트레스나 위산 과다에 의한 궤양을 방지하고 체내 손상된 조직을 복구하는 작용을 한다. 양배추는 위염이나 위궤양을 예방하는 데 좋은 식품으로, 위가 약한 사람은 날것으로 먹는 것보다 익혀서 따뜻하게 먹는 것이 좋다. 단, 비타민 U는 수용성 비타민이므로 조리할 때 살짝만 익힌다.

감자생즙 | 위장을 튼튼하게 해 준다

감자는 위장을 튼튼하게 해 주고 염증을 가라앉히는 작용을 한다. 그 때문에 위가 쓰릴 때나 위하수가 있을 때는 감자생즙이 효과가 있다. 이 즙을 1회에 1~2큰술씩 하루 2회, 공복시 마시면 위장이 좋아진다. 위·십이지장궤양에도 효과가 있다.

구운 다시마 | 가슴앓이가 있을 때 먹는다

다시마는 종양이나 부기 등을 낫게 해 주는 작용이 있어 예로부터 이용되어 왔다. 또 속이 쓰릴 때도 효과가 있어 '곤포환' 이라는 한방약으로 만들어 자주 쓰인다. 속이 쓰릴 때는 구운 다시마를 가루로 만들어 하루에 4~6g 정도 먹는다.

쑥 조청 | 만성 위장병에 효과가 있다

논둑이나 밭둑에 돋아나는 쑥은 식용·약용식물로, 비타민 A·C와 미네랄이 풍부할 뿐만 아니라 예로부터 위장병이나 부인병에 효과가 있는 것으로 알려져 많이 이용되고 있다.
소화가 잘되지 않고 속이 쓰릴 때 쑥조청을 만들어 공복에 먹으면 효과가 있다. 엿기름 또한 위를 튼튼하게 하고 소화를 돕는 작용을 하므로 만성 위장병에 쑥조청이 좋다.
쑥조청을 만들려면 먼저 쑥을 찧어서 즙을 낸다. 그런 다음 2시간 정도 물에 담가 둔 엿기름 물과 불린 찹쌀을 1:2의 비율로 냄비에 넣고 센 불에 끓이면서 삭힌다. 마지막으로 여기에 쑥즙을 넣고 약한 불에서 4시간 정도 고아 조청을 만든다. 식힌 쑥조청을 아침저녁 공복일 때 1작은술씩 먹거나 찹쌀경단을 만들어 찍어 먹는다.

무떡 | 소화를 돕는다

무에는 탄수화물, 단백질, 지방질의 소화를 돕는 디아스타제가 많이 들어 있다. 무즙과 무떡 모두 소화촉진제로 좋은 음식인데 몸이 찬 사람은 생즙보다 무떡이 좋다. 속이 쓰린 증세나 위하수, 구내염이 생기기 쉬운 사람도 무떡이 좋다.

입냄새가 날 때

상큼한 석류주스를 마시거나 찻잎을 씹는다

Dr. say

충치나 치조농루 등 직접적인 원인에 의한 것이 대부분이지만 호흡기 계통이나 위장병으로 인해서도 입냄새가 나기 쉽다. 먼저 그 원인부터 찾아내어 근본적인 치료를 하는 것이 바람직하다. 공복일 때나 잠자리에서 일어난 뒤 입냄새가 나기도 하는데, 이는 구강 활동이 정지되어 타액 분비가 줄어들고 세균 활동이 활발해지기 때문이므로 될 수 있으면 입을 열어 말하는 것이 좋다. 분명한 원인이 없는 경우 신경성일 수도 있으므로 입냄새에 과민반응을 보이지 않는다.

딸기 | 잇몸에 피가 날 때나 구취에 좋다

딸기에 들어 있는 자일리톨은 입 안을 상큼하게 해 주므로 구내염에 잘 걸리거나 잇몸이 곪고 구취가 심할 때 먹으면 좋다. 잇몸도 튼튼하게 해 준다. 또 철분이 많아 빈혈에 좋고 혈색도 좋게 해 준다.

광나무잎 | 위장병으로 생긴 입냄새에 좋다

광나무(여정목)의 잎은 위를 튼튼하게 할 뿐 아니라 위장의 병으로 인해서 생기는 입냄새를 제거해 주는 데 효과가 있다.

위장 장애가 생기면 혀 위에 두꺼운 설태가 끼는데 이럴 때 광나무잎을 껌 대신 씹으면 좋다. 이렇게 열흘 정도 씹으면 설태가 없어지고 입냄새가 사라져 입 안이 상큼해진다. 광나무잎을 씹으면서 그 즙을 삼키면 공복 시 위통도 가라앉는다.

녹차잎 | 항균 작용이 있다

녹차에 들어 있는 타닌에는 항균 작용이 있어 입냄새의 원인이 되는 충치균을 제거하고 입냄새를 예방하는 역할을 한다. 그뿐만 아니라 위장의 수렴 작용도 있어 소화를 촉진해 주므로 위장이 나빠 입냄새가 나는 사람에게도 효과적이다. 위장이 나빠 입냄새가 날 때는 녹차를 즐겨 먹는 습관을 들이는 것이 좋다.

석류주스 | 신맛이 입냄새를 없애 준다

석류는 식용은 물론이고 약용으로도 폭넓게 이용되고 있다. 인후가 붓고 아플 때나 잇몸에 출혈이 생겼을 때에도 잘 듣는데, 특히 석류씨는 입냄새 제거에 효과가 있다. 특유의 새콤한 맛이 입냄새를 없애 주므로 구충제로 널리 쓰인다.

남천잎 달인 즙 | 냄새가 강한 음식을 먹은 후 마신다

남천잎에는 음식물의 부패를 막아 주는 성분이 있다. 이것은 남천에 들어 있는 특수 성분이 열과 수분에 닿으면 해독 작용이 있는 시안화수소를 발생하기 때문이다. 남천잎의 이런 성질이 입냄새 제거에도 효과가 있다. 특히 마늘이나 부추같이 냄새가 강한 음식을 먹은 후 나는 입냄새 제거에 효과적이다.

plus tip

입냄새를 없애는 식습관

- 간식은 금하고 하루 세끼 규칙적인 식사를 한다.
- 급하게 먹거나 과식은 피한다. 위장을 버려도 입냄새가 날 수 있다.
- 오후 8시 이후에는 아무것도 먹지 않는다.
- 음식을 먹을 때는 꼭꼭 씹어서 먹는다. 많이 씹을수록 타액이 많이 나와 소화가 잘 되므로 타액이 충분히 나올 때까지 여러 번 씹는 것이 좋다.

구기자뿌리 | 입냄새를 줄여 준다

'지골피' 라는 약명으로 불리는 구기자뿌리 껍질을 달여 그 즙으로 입을 여러 번 헹궈내면 구취가 줄어든다. 내부 장기에 이상이 있을 때 입냄새가 나기도 하는데 이럴 때 구기자 뿌리 껍질을 달여 마셔도 어느 정도 효과를 볼 수 있다.

잇몸 염증이 있을 때

천일염이나 다시마가루로 잇몸을 마사지해 준다

Dr.say

잇몸질환의 가장 큰 원인은 칫솔질을 제대로 하지 않아 치태나 치석이 엉겨붙어 염증이 생겼기 때문이다. 처음에는 이를 닦을 때 피가 조금 비칠 정도지만 염증이 진전되면 이가 흔들리기 시작하고 심한 입냄새를 풍기기도 한다. 치료를 위해서는 정기적으로 스케일링을 해 주고 잇몸 마사지를 꾸준히 해서 잇몸의 혈액순환을 좋게 한다. 식단을 짤 때도 비타민C가 풍부한 식품으로 음식을 만들어 먹고 단단한 음식물은 꼭꼭 씹어서 먹는 습관을 들인다.

천일염 | 잇몸 염증을 가라앉힌다

예로부터 치약 대용으로 흔히 사용해 온 소금도 잇몸 염증에 잘 듣는다. 소금에는 강한 살균 작용과 수렴 작용이 있어 염증은 가라앉히고 잇몸조직을 수축시킨다. 손가락에 적당량의 소금을 발라 아침저녁으로 양치질하듯이 잇몸을 꼼꼼히 마사지해 준다. 단, 소금은 천일염이나 죽염을 사용하는 것이 좋다.

다시마가루 | 잇몸의 부기를 가라앉힌다

다시마는 염증을 가라앉히고 수분대사를 도우며 진통 작용 또한 뛰어나 잇몸이 붓고 통증이 있는 잇몸질환의 초기 증세에 잘 듣는다. 평소 국이나 무침, 부각 등으로 조리법에 변화를 주면서 꾸준히 먹는 것이 좋고, 통증이 심할 때는 다시마를 까맣게 구워 가루를 만든 다음 잇몸에 발라 준다.

가지가루 | 염증이 있는 잇몸질환에 좋다

가지는 통증을 가라앉히고 피를 맑게 하는 약효가 있어 염증이 있는 잇몸질환에 뛰어난 효과가 있다. 가지 껍질이나 꼭지 등을 알루미늄 호일에 싸서 프라이팬이나 오븐에 검게 구운 다음 분마기에 넣고 가루 내어 아픈 잇몸에 바른다.

소금에 절인 가지장아찌로 이를 닦는 것도 통증을 가라앉히는 방법이다. 잇몸을 마사지하듯이 닦으면 더욱 효과를 높일 수 있다.

가지꼭지 달인 물 | 구내염에 효과가 있다

가지꼭지는 진통·지혈 효과가 있다. 가지꼭지 5~6개를 그늘에 말렸다가 물 5컵을 부어 물이 반으로 줄어들 때까지 달인다. 여기에 굵은소금을 조금 넣고 하루에 2~3회 양치질하면 통증도 가라앉고 잇몸에서 피가 나는 것도 멈춘다.

삼백초잎 달인 물 | 염증과 통증을 가라앉힌다

삼백초는 진통·소염·지혈 작용이 있어 이가 아프거나 잇몸에 염증이 생겼을 때 사용하면 약효가 좋다. 치통으로 시달릴 때는 삼백초잎을 진하게 달여 그 물을 마시고 잇몸에 염증이 있을 때는 삼백초잎을 그늘에서 바짝 말려 소금물에 담갔다가 아픈 잇몸에 붙인다. 하룻밤 지나면 고름이 흘러나오므로 다음 날 아침 붙였던 잎을 떼고 소금물로 양치질한다. 이 방법을 3~5일 정도 꾸준히 하면 염증도 가라앉고 통증도 사라진다.

범의귀가루 | 진통 작용이 뛰어나다

높은 산이나 축축한 땅에서 흔히 볼 수 있는 우리나라 특산 약초로, 부기를 내려 주고 진통 작용 또한 뛰어나 한방에서 약재로 많이 사용한다.

잎 뒷면이 연한 녹색을 띠는 신선한 것을 따서 맑은 물에 깨끗이 씻은 다음, 석쇠에 올려놓고 직접 불에 닿지 않게 구워 숨이 죽으면 잇몸에 직접 바르거나 마사지해 준다.

장염 일 때

산사열매즙이나 녹차를 마시면 염증이 가라앉는다

Dr. say 장 점막에 염증이 생겨 심한 설사나 복통, 구토, 발열 등이 나타나는 것을 급성 장염이라 한다. 대부분은 단순성 장염으로 과음이나 과식, 차거나 매운 음식을 먹었을 때 또는 특정 식품과 약물에 대해 알레르기를 일으킬 때 나타나며 대장균이나 장티푸스, 콜레라 등의 전염병으로 인해 발병하기도 한다. 설사와 탈수가 심해지면 쇼크 상태에 빠질 수 있으므로 수분을 충분히 공급해 주고 영양이 풍부하고 소화흡수가 잘되는 부드러운 음식을 먹어 만성화되지 않도록 주의한다.

녹차 | 장의 염증을 가라앉힌다

녹차에는 타닌이라는 성분이 들어 있어 장에 생긴 염증을 가라앉히고 점막을 조여 주는 작용을 하므로 중국에서는 설사의 예방·치료제로 널리 사용되고 있다. 특히 물 같은 설사, 탈수로 인한 갈증에 효과적이다. 절식 중일 때는 수분 공급을 위해 묽게 끓인 차를 마시고, 설사 방지를 위해서는 진하게 우려 마신다.

현미수프 | 설사가 심할 때 먹는다

현미는 내장을 튼튼하게 하고 혈행을 좋게 해 주는 작용도 해 심한 설사로 탈수증이 있거나 안색이 나쁜 사람, 체력이 떨어진 사람에게 적합한 식품이다. 단, 현미는 소화흡수가 잘 안 되는 단점이 있으므로 장염 환자는 밥으로 지어 먹기보다는 현미수프나 현미죽으로 조리해서 부드럽게 먹는다. 잠자리에 들기 직전에 먹는 것은 가능하면 피한다.

산사열매 달인 물 | 만성 장염에 좋다

약효는 산사열매에 있다. 한약명으로는 '산사자' 라 하여 위나 장의 활동을 조절해 주고 소화흡수를 도와 만성화된 장염에 효과가 있다. 말린 산사열매 5~8g을 달여서 하루 3회에 걸쳐 마신다.

차조기차 | 정장 작용을 한다

복용하는 방법은 간단하다. 말린 차조기잎(소엽)을 잘게 썰어 1작은술 정도 찻잔에 넣고 뜨거운 물을 부어 마시거나, 차조기잎 5g 정도 달여서 그 물을 마신다.

생선이나 게 등 어패류에 의한 알레르기 반응으로 장염 증세를 보일 때는 차조기잎을 날것으로 씹어 먹는 것도 방법이다. 직접 집에서 길러서 채취할 경우에는 잎은 여름에 따서 반나절 정도 햇볕에 말린 다음 다시 그늘에서 한 번 더 바짝 말려서 사용하고, 열매는 가을에 채취해 그늘에서 건조한다.

이질풀 달인 물 | 항균 작용이 뛰어나다

여름철에 따낸 이질풀(현초)에는 많은 양의 타닌 성분이 들어 있어 설사를 멈추게 하고 항균 작용도 뛰어나다. 생것은 구하기 힘들므로 한약재 시장에서 사는 것이 편리하다. 말린 이질풀 20g에 물 2컵 반을 붓고 물이 반으로 줄어들 때까지 달인다. 이것을 하루 분량으로 삼아 3회로 나누어 따뜻할 때 마신다.

변비 증세가 있을 때는 말린 이질풀 20g을 3컵의 물에 묽게 달여 하루에 4~5회 나누어 마신다. 달인 물을 차게 식혀서 마시면 변비 해소에 효과가 크다.

plus tip

장염을 악화하는 식물성 섬유

장염 증세로 배가 아프고 설사가 계속될 때는 식물성 섬유가 많은 다시마 등 해조류, 우엉·당근·고구마 등 뿌리채소류, 셀러리·시금치 등 녹황색 채소류 그리고 사과·파인애플·수박·참외 등 과일은 피하는 것이 좋다. 단, 삶아서 익힌 채소류나 섬유질을 걸러낸 과일주스 등은 회복 상태에 따라 조금씩 먹는다.

전립선비대증일 때

이뇨 작용이 뛰어난 가지가루나 동아즙을 먹는다

Dr.say 전립선비대증은 주로 50대 초반부터 시작되어 60~70대에 많이 나타난다. 전립선비대증에 걸리면 소변보기가 어려워지고 배뇨의 횟수가 점점 늘어나며 소변을 보아도 시원하지 않고, 방광에 소변이 남아 있는 것 같은 불쾌감이 느껴진다. 심하면 배뇨곤란 증세가 생겨 방광에 소변이 고이게 되고 신장에까지 영향을 미친다. 정도에 따라 전문의의 지시대로 병원 치료를 받아야 하겠지만, 평소 전립선 질환을 예방하는 식품을 섭취하면 병세의 예방·치료 및 악화를 막을 수 있다.

조기 | 배뇨통 증세가 있을 때 먹는다

전립선비대증에 약이 되는 부분은 몸 쪽이 아닌 머리 부분으로, 조기의 머리를 갈라 보면 그 안에 조그마한 돌이 있는데 그것을 '어뇌석(이석이라고도 함)'이라 하여 소변 후에 통증이 따르는 증세나 소변이 잘 나오지 않을 때 약으로 사용한다. 하루에 2~3알을 그대로 먹거나 약한 불에 구워 분마기에 넣고 가루로 만들어 하루에 2회 따뜻한 물로 먹는다.

동아즙 | 소변이 나오지 않을 때 좋다

동아는 오이의 일종으로 오래 전부터 식용이나 약용으로 사용해 왔다. 동아로 즙을 내어 마시거나 탕을 달여 마시면 탁월한 이뇨 효과를 볼 수 있고 해열 효과도 얻을 수 있다. 갑자기 소변이 전혀 나오지 않을 때는 강판이나 녹즙기에 동아를 갈아서 꿀을 섞어 마신다. 단, 빈뇨 증세가 있다면 삼간다. 동아는 한약재 시장에서 구할 수 있다.

파파야 | 전립선 이상에 좋다

파파야는 비타민 A와 C, 그리고 카로틴이 풍부한 열대과일이다. 또한 전립선 질환에 효과가 뛰어나다. 과육을 그대로 먹거나 주스를 만들어 마셔도 좋고, 껍질과 씨는 햇볕에서 말렸다가 가루 내어 먹는다.

가지가루 | 이뇨·소염 작용이 있다

가지는 열을 내리게 하고 혈액의 흐름을 좋게 하는 작용 외에도 진통·이뇨·소염 작용을 해 전립선비대증의 치료에 효과가 뛰어나다. 소변이 잘 나오지 않아 걱정될 때는 말린 가지를 가루 내어 먹는다. 하루에 1회, 4g씩 따뜻한 물로 먹으면 좋다.

꿀에 잰 복숭아꽃가루 | 부기를 내린다

봄에 하얗게 핀 복숭아꽃을 따다가 서늘한 곳에서 바짝 말려 약재로 사용한다. 흰 복숭아꽃을 분마기에 넣고 곱게 갈아 적당량의 꿀에 개서 따뜻한 물로 먹거나 탕을 달여 마신다.

질경이 달인 물 | 이뇨 작용이 뛰어나다

질경이는 예로부터 즐겨 사용되던 약재로 잎과 줄기는 차전초라 하여 위장을 튼튼하게 해 주고 배뇨를 도우며, 씨는 차전자라 하여 기침을 멎게 한다. 일반적으로 전립선비대증에는 잘 말린 잎이나 씨를 달여 마신다. 잎은 10g, 씨는 5g을 하루 분량으로 삶아 물에 푹 달여 마신다. 생것도 이뇨 작용이 있으므로 잎이나 줄기·뿌리·씨 등을 그대로 분마기에 갈아서 따뜻한 물로 먹으면 같은 효과를 얻을 수 있다.

plus tip

배뇨를 억제하는 찹쌀과 은행

전립선비대증이 어느 정도 진행되면 소변이 잘 나오지 않아 고생한다. 이런 증세가 보일 때는 배뇨를 억제하는 찹쌀은 피하는 것이 좋다. 은행, 포도 등도 많이 섭취하면 악영향을 준다.

참고로, 초기 증세에는 빈뇨 현상이 있으므로 반대로 팥, 녹두 등 이뇨 작용을 돕는 식품을 먹지 않는다.

정력이 감퇴할 때

양파, 부추 등을 먹어 정력을 증진시킨다

Dr.say 정력이란 나이를 먹어감에 따라 체력이 떨어져 서서히 감퇴하는 것이 자연적인 현상이겠지만 체력 관리와 성격에 따라 개인차가 매우 크다. 신경이 예민하거나 스트레스나 피로가 쌓였을 때, 어떤 질병이 있어 약을 먹었을 때, 지나친 과음과 흡연을 했을 때 등이 정력감퇴의 원인이 된다. 평소에 심신을 편안히 갖도록 노력하고 적당한 운동, 충분한 수면을 취하면서 즐거운 마음으로 생활하고 건강식을 병행하면 나이에 관계없이 정력을 되찾을 수 있을 것이다.

양파 | 강정 식품으로 유명하다

양파 역시 마늘과 마찬가지로 예로부터 정력 강화식품으로 알려져 있다. 양파 1/2개를 곱게 썰어 달걀노른자 3개와 골고루 혼합한 후, 간장으로 간을 맞춘다. 이것을 뜨거운 밥에 올려 비벼 먹으면 빠른 사람은 수일 후, 늦어도 1주일 후에는 효과를 볼 수 있다. 단, 위장이 약한 사람은 양파의 자극 성분이 위를 해칠 수 있으므로 적당한 간격을 두고 먹거나 양을 줄이는 것이 좋다. 양파의 매운맛을 빼려고 물에 담가 놓으면 효과가 반감된다.

마늘엑기스 | 강정 효과가 뛰어나다

마늘은 부추와 함께 강장·강정 식품으로 알려졌으며 항균 작용 또한 뛰어나다. 정력이 떨어졌다는 느낌이 들면 마늘과 청주를 섞은 마늘엑기스를 만들어 매일 1작은술 정도 마시면 좋은 효과를 얻을 수 있다. 마늘이 체질적으로 맞지 않으면 피하는 것이 좋다.

참마즙 | 피로·권태에 효과가 있다

참마는 '산약'이라 하여 예로부터 한방에서 자양강장제로 활용해 왔다. 참마에는 각종 비타민과 아미노산이 풍부하게 들어 있고 참마 특유의 끈끈한 점액질인 글로불린(단백질)과 만난(당질)이라는 성분이 들어 있다. 따라서 계속 먹으면 피로·권태가 해소됨은 물론 정력 회복에도 도움이 된다.
참마즙은 차게 마시는 것이 더욱 효과적이다. 위가 약한 사람은 강판에 간 참마를 말려서 하루에 2~3회, 1/2큰술씩 먹는다. 참마에 포함된 디아스타제가 작용하여 소화를 돕는다.

당근·양고기찜 | 생식 기능을 높인다

당근은 피로회복과 정력 증진에 안성맞춤이다. 위장이 차가워서 복통을 자주 일으키거나 소화 불량이 잘되는 사람, 생식 기능이 약한 사람은 당근과 양고기를 같이 삶아 찜을 해 먹는다. 양고기는 섬유가 가늘고 조직이 단단하지 않아 소화도 잘되고 영양 면에서도 우수하다. 이 양고기에 당근을 넣고 찜을 하면 정력 증진에 더욱 효과가 있다.

호두와 부추씨즙 | 혈액순환을 촉진한다

부추는 혈액순환을 촉진하고 위장을 따뜻하게 해 주며 강장·강정에도 효과가 뛰어나다. 성 기능이 원활하지 못할 때 부추를 꾸준히 먹으면 좋다. 부추씨는 잎보다 효과가 더 높다. 호두는 피로를 잘 느끼고 기운이 없을 때 양기를 보충해 주는 작용을 한다. 호두와 부추씨 달인 즙에 술을 타서 마시면 상승 작용으로 뛰어난 효과를 볼 수 있다.

구기자 달인 즙 | 비뇨기·생식기를 강화한다

구기자잎은 순환기 계통이나 비뇨기, 생식기 계통의 기능을 활발하게 하며, 부작용이 없어 체질에 관계없이 먹을 수 있다. 구기자잎이나 열매를 그늘에서 말려 2컵 정도의 물에 한 줌 넣고 달인 다음 차 대신 마시면 효과가 있다.

정신 장애일 때

신경이 불안정하거나 초조할 때 백합뿌리찜, 달래생즙을 마신다

Dr.say 정신장애에는 신경증, 조울증, 심신증 등이 있다. 신경증은 정신병과는 다르게 구분되며 불안 신경증·히스테리 등으로 나누어진다. 불안감이 나타나는 것이 특징이며, 상담 또는 항불안제 복용으로 치료한다. 조울증은 흥분과 우울 상태가 주기적으로 나타나는데 휴식과 안정이 절대적으로 필요하다. 대개 유전·체질 등 내적 요인과 스트레스가 원인이다. 심신증은 마음의 고민으로 생기는 병으로 내성적이거나 정서가 불안하고 신경이 예민한 사람에게서 많이 볼 수 있다.

감자 | 스트레스를 해소한다

감자에는 비타민 C가 풍부해 부신이라는 장기에서 생성되는 부신피질호르몬의 생산을 촉진하는데, 이 부신피질호르몬은 우리의 몸을 스트레스로부터 지켜 주는 역할을 한다. 또한, 판토텐산이라는 성분도 들어 있어 부신에 비타민 C가 축적되는 것을 돕는다.
그 외에도 뇌의 작용을 정상적으로 지켜 주는 비타민 B_1도 풍부해 불안과 초조, 스트레스 등에 시달리는 현대인에게 권할 만한 식품이다. 감자는 열을 가해도 영양소가 파괴되지 않으므로 여러 가지 조리법으로 식사 때마다 먹어도 좋다.

호두 | 정신불안증을 없앤다

중국에서는 피로하기 쉽고 기운이 없을 때 몸 안에 부족한 양기를 보충하는 '조양약'이라는 것을 먹는데 그 안에 호두가 포함된다. 호두는 불면증이나 노이로제에도 효과가 있다고

알려져 있다. 호두와 검은참깨, 뽕잎을 30g씩 넣어 진득진득할 때까지 간 다음 이것을 하루 9g씩 먹는다. 간단한 복용 방법으로는 하루에 호두를 2개씩 먹는 것이다.

두릅생즙 | 우울증 증세에 효과가 있다

독특한 향과 씹히는 맛이 있는 두릅은 뿌리·줄기 부분을 약용으로 사용한다. 기분을 안정시키고, 초조감을 진정시키는 작용을 하므로 하루 3회, 1회 50㎖씩 줄기나 뿌리를 생즙을 내어 마신다. 재배종보다는 자연산 두릅이 효과가 더 좋다.

달래생즙·나물 | 신경안정제 역할을 한다

달래에는 비타민과 무기질이 골고루 함유되어 있으며, 특히 비타민 C와 칼슘이 풍부한 알칼리성 식품이므로 신경을 안정시키는 작용을 한다. 달래는 된장국을 끓일 때 넣거나 무쳐 먹어도 좋고, 생즙을 내어 마시면 더욱 효과가 빠르다.

연뿌리즙 | 정신 장애를 예방한다

연뿌리는 긴장되어 있거나 이완된 신경을 편안하게 해 준다. 현대인에게 생기는 만성병의 절반 이상은 스트레스가 쌓여 불안정한 상태에서 일어나는데, 연뿌리는 이런 증세를 예방하는 데 도움이 된다. 신경의 불안정, 스트레스, 불면증, 자율신경실조증에 효과가 있을 뿐만 아니라 아침에 일어났을 때 가래에 실피가 섞여 나오는 사람, 저녁이면 목이 쉬는 사람에게도 효과가 좋다. 연뿌리는 즙을 내어 마시는데 체중 1kg당 10㎖가 적당하므로 몇 회에 나누어 먹는다. 조림이나 튀김을 해서 식사 때마다 먹어도 좋다.

백합뿌리찜 | 불안, 초조를 가라앉힌다

신경이 쇠약해지거나 극도로 흥분을 느낄 때, 불면증에 시달릴 때 백합뿌리에 꿀을 넣어 찐 것이 효과적이다. 이것을 하루 2회, 잠자리에 들기 전에 먹는다.

축농증일 때

삼백초즙·대추·질경이로 체질을 개선해 주고 저항력을 길러 준다

Dr.say

축농증의 정확한 의학명은 '부비강염'으로 비강 주변에 있는 좌우 4쌍의 부비강에 염증이 생겨 그 개구부가 고름으로 막히는 병이다. 축농증에 걸리면 진득한 고름 같은 콧물이 많이 흘러 코가 막히고 후각이 떨어지며 말을 할 때 콧소리가 나거나 코를 많이 골고 머리가 묵직하며 아프다. 또한, 콧물이 많아져서 집중력이 떨어지고 매사에 능률도 저하된다. 가벼운 증세일 때는 식품이나 약물로 염증을 진정시키는 것이 좋다. 장기 치료가 필요하거나 심하면 수술을 받는다.

대추 달인 즙 | 코 점막에 저항력을 기른다

암적색으로 익은 대추를 햇볕에 바짝 말려 한 번 찐 다음 다시 햇볕에 말려 그대로 먹거나 물을 붓고 달여서 그 즙을 마신다. 대추 달인 즙은 코의 점막을 강하게 해 준다.

마늘즙 | 코막힘이 뚫린다

마늘을 찧어서 짠 즙에 2배 정도의 꿀을 섞어, 그것을 면봉에 묻혀 콧구멍에 발라 주면 막힌 코가 뚫린다. 마늘즙을 코에 넣기 전에 소금물로 콧구멍을 씻어 주면 약효가 더욱 빠르다.

질경이 달인 즙 | 장기 치료에 효과적이다

축농증의 초기 증세는 체질 개선으로 자연스럽게 고칠 수 있으나, 일반적으로 장기간에

걸친 치료가 필요하다. 이때 질경이 달인 즙을 매일 꾸준히 마시면 체질 개선에 도움이 된다. 잘 말린 질경이 어린 싹 20g을 하루 분량으로 달여서 차 대신 마시면 축농증 외에도 두통과 기침 방지 등에 잘 듣는다.

머위줄기 | 코막힘을 해소해 준다

머위에는 비타민 A가 풍부해 피를 맑게 하고 축농증으로 인한 코막힘을 해소해 준다. 머위줄기를 2cm 정도 길이로 썰어 잠들기 전 콧구멍에 밀어 넣었다가 뺀다. 양쪽 콧구멍에 동시에 넣으면 숨쉬기 힘들므로 한쪽씩 번갈아 실시한다.

삼백초잎 달인 즙 | 코막힘이 해소된다

축농증의 코막힘이나 콧물 증세에는 삼백초 세척액이나 삼백초잎 달인 즙이 효과적이다. 삼백초의 어린 싹을 그늘에 말렸다가 진하게 달여 식힌 다음 소금을 조금 넣어 만든 세척액으로 코 안을 씻으면 코막힘이 해소된다.
또한, 삼백초잎 달인 즙을 식사하기 30분 전 하루 3회, 6개월 정도 마셔도 효과가 있다. 삼백초잎을 돌돌 말아 코 안에 넣었다가 코를 풀어도 시원하다.

달팽이분말 | 축농증의 재발을 예방한다

축농증은 재발할 우려가 크므로 체질을 개선하고 코 점막의 저항력을 길러 주어야 하는데 이때 달팽이 분말이 효과가 좋다.
달팽이는 칼슘과 비타민 등이 풍부한 알칼리성 식품으로 피를 맑게 해 축농증에 좋다. 달팽이는 삶은 다음 껍질을 벗기고 살만 햇볕에서 말린다. 살이 잘 마르면 프라이팬에 살짝 볶아 분마기에 넣고 곱게 간다. 하루 3회, 식전에 물과 함께 먹는다.

plus tip

그 밖에 효과가 있는 식품

우엉 · 당근에도 염증을 가라앉히고 코의 점막을 튼튼하게 하여 바이러스에 대한 저항력을 갖게 하는 효과가 있다. 참기름에 우엉을 볶다가 반 정도 익었을 때 당근을 넣어 볶아 먹는다. **조기의 머리뼈**도 **축농증**에 좋다. 머리만 떼어 타지 않게 구운 다음 곱게 갈아 하루 3회, 1회에 2g씩 식후에 따뜻한 물에 타서 마신다.

편도선염 일 때

금귤꿀탕이나 배즙을 마셔 목구멍을 부드럽게 해 준다

Dr. say

편도선에 세균 활동이 활발해져 일어나는 염증을 편도선염이라 한다. 감기 기운이 있거나 피로가 쌓였을 때, 기온 변화가 심한 환절기일 때 등 우리 몸의 저항력이 떨어졌을 때 걸리기 쉽다. 편도선염에 걸렸을 때는 우선 높은 열로 인해 소모되기 쉬운 체력을 보완해 주고, 실내 온도를 따뜻하게 유지해 주며, 절대적인 안정에 힘쓴다. 목구멍 통증으로 음식을 삼키기가 고통스러우므로 부드럽고 영양가가 높은 유동식이나 과일·채소즙 등으로 영양을 공급해 준다.

배즙 | 열이 심하고 목이 아플 때 마신다

배 1개를 강판에 갈아 그 즙을 천천히 마신다. 통증이 심하거나 열이 높아 즙을 삼키기 어려울 때는 얼음을 넣은 차가운 즙을 마시면 덜 아프다. 열이 나며 몸이 떨리는 증세가 있는 사람이나 냉증이 심한 사람, 설사증에 걸린 사람은 따뜻하게 데워서 먹는다.

생강찜질 | 염증과 가래를 삭인다

예로부터 자양·강장 식품으로 사용된 생강은 몸을 따뜻하게 하고 열을 내려 주는 작용 외에도 염증을 가라앉히거나 가래를 제거하는 효과가 뛰어나다.

생강만을 달여 마셔도 좋지만 진피(귤껍질 말린 것)와 함께 달여 마시면 더욱 좋다. 생강·진피 각 5g씩에 물 2컵을 붓고 설탕을 조금 넣어 양이 1/3로 줄어들 때까지 중불에서 달인다. 생강을 강판에 갈아 목 부위에 대고 찜질해도 좋다.

도라지 달인 물 | 목이 붓고 염증이 있을 때 효과적이다

도라지는 염증을 가라앉히고 가래를 진정시키며 고여 있는 고름을 흘러 나오게 한다. 여름철에 도라지를 캐서 흙을 털고 깨끗이 씻어 햇볕에 말린 것을 약으로 사용하는데 한방에서는 이것을 '길경'이라 한다. 길경은 약효가 강해 길경만을 달여 마시면 구토가 날 수 있으므로 감초와 함께 달인다. 길경 3g에 감초 2g을 냄비에 넣고, 1컵 반의 물을 부은 다음 중불에서 달여 양이 반으로 줄면 거즈에 걸러 물을 받는다. 그 물을 입에 머금고 입 안을 헹구면서 조금씩 마시면 목이 부드러워진다.

금귤꿀탕 | 목구멍의 염증을 가라앉히고 감기를 예방한다

금귤에는 비타민과 칼슘이 풍부하게 들어 있어 목구멍의 염증을 가라앉히고 감기를 예방하는 데 좋다. 금귤의 얇은 껍질에는 비타민 C와 칼슘이, 알맹이에는 비타민 A·B_1·B_2·C, 칼슘 등이 들어 있다. 금귤에 꿀을 넣어 달이면 남녀노소 누구나 먹기 좋다.

석류 달인 물 | 편도선염 증세에 특효약이다

석류열매 1개를 적당한 크기로 잘라 물 2컵을 붓고 중불에서 달인다. 물이 끓으면 불을 약하게 줄이고 30분 정도 더 달여 거즈에 걸러 낸다. 이 물로 하루 3~5회 양치질을 한다.
한방에서는 석류껍질 말린 것이 약효가 뛰어나다 하여 편도선염의 처방약재로 사용하고 있다. 석류잎에도 같은 약효가 있으므로 물양치질 약을 만들어서 사용한다.

감초 달인 물 | 편도선이 부어 생긴 통증을 가라앉힌다

감초는 한방에서 가장 많이 이용되는 약재 중 하나다. 감초 달인 물은 갑작스럽게 심해지는 목구멍의 통증을 진정시키고 염증을 내리는 효과도 뛰어나다. 편도선염으로 통증이 심할 때는 감초 6g에 물 2컵을 붓고 양이 반으로 줄 때까지 중불에서 달인다. 이것을 3등분으로 나눠 하루에 3회, 입 안에 머금고 있다가 천천히 마신다. 이것을 여러 번 되풀이한다.

폐렴일 때

기침과 열이 심할 때는 단호박꿀찜을 먹고 잉어를 푹 고아 찜질한다

Dr.say

대개 폐렴균이나 감기, 기관지염에 의해 발병되며 알레르기 증세로 나타나기도 한다. 갑자기 38~40℃ 이상의 높은 열이 나면서 심한 기침과 가래가 나온다. 가래에는 처음엔 고름과 같은 점액이 섞여 나오다가 증세가 심해지면 색이 진해져 녹색을 띠기도 한다. 만약 오랫동안 감기를 앓고 있거나 가래의 색의 이상하면 곧바로 병원을 찾는다. 평소에도 감기에 잘 걸리는 사람은 비타민 A와 C를 함유한 식품을 적극적으로 섭취하는 것이 좋다.

단호박꿀찜 | 기침이 심할 때 효과적이다

호박에는 비타민 A와 C가 풍부하게 들어 있어 목구멍과 기관지의 점막을 튼튼하게 유지해 주며, 폐렴을 예방하고 자양·강장 효과 또한 뛰어나 회복기의 영양 공급이나 체력 유지에도 도움을 준다.

기침이 심할 때는 꼭지가 싱싱한 늙은호박을 골라 뚜껑으로 사용할 수 있도록 꼭지 주위를 둥글게 도려낸 다음 속을 파내고 꿀을 부어 푹 쪄 먹으면 효과가 있다. 열이 높고 가래가 낄 때는 잎이나 꽃을 달여 마신다.

잉어찜질 | 폐렴으로 인한 열을 내린다

폐렴 증세로 높은 열이 내리지 않아 괴로워하는 환자에게는 잉어찜질을 한다. 싱싱한 잉어를 산채로 잡아 그 피는 마시고, 뼈를 발라낸 살은 곱게 다져 거즈에 펴 바른 다음 이것을

가슴과 등, 머리와 이마 부위에 찜질한다. 잉어찜질은 강한 해열 작용을 하므로 수시로 체온을 재보아 정상체온으로 회복되면 바로 떼 낸다.

오징어찜질 | 가슴 통증을 줄여 준다

폐렴 증세로 가슴에 통증이 있을 때는 오징어찜질이 효과적이다. 마른 오징어를 검게 구워 가루를 낸 다음 보리밥 찧은 것과 함께 개어 덩어리를 만든다. 이것을 거즈에 납작하게 펼친 다음 통증이 있는 가슴 부위에 대고 하루에 1회씩 찜질하면 통증이 서서히 줄어든다.

시금치씨가루 | 멈추지 않는 기침에 좋다

5~6월경 시금치꽃에서 씨를 받아 바짝 말려 두었다가 기침이 심할 때 약으로 쓴다. 말린 씨는 프라이팬에 천천히 볶아서 누렇게 색이 변하면 분마기에 넣고 고운 가루로 만들어 하루에 2회, 1회에 5g씩 먹는다. 시금치잎에는 철분을 비롯한 비타민 A와 C가 풍부해 나물로 무쳐 먹거나 국을 끓여 먹으면 병 중 영양공급에도 좋다.

대나무기름 | 기침이 멎고 열이 내린다

생 대나무를 불에 구워 거기서 거품처럼 나온 기름을 한방에서는 '죽력'이라 한다. 이 기름을 그릇에 받아 먼지가 있으면 거즈나 한지에 걸러서 사용한다. 여름에는 상하지 않도록 냉장고에 보관한다. 가래가 심하게 끓고, 기침이 멎지 않을 때 마시면 좋다.
폐렴에는 생 대나무를 구해 세로로 반을 갈라 속 마디는 떼 내고 중불에서 구우면 기름이 나오는데 이것을 받아 생강즙이나 다진 마늘을 넣어 소주잔으로 1잔 정도 마신다. 그러면 기침이 멎고 열이 내린다.

plus tip

그 밖에 효과가 있는 식품

만성화된 폐렴으로 열이 나고 숨쉬기가 힘들 때는 **생강**과 **연근**을 갈아 마시면 좋다. 같은 양의 생강과 연근을 곱게 갈아 따뜻한 물을 붓고 소금을 조금 넣어 하루에 3회 마신다. 민간약은 양약과는 달라 며칠을 계속 먹어야 약효를 기대할 수 있으므로 끈기를 갖고 꾸준히 마신다.

허리가 아플 때

음식에 식초를 넣어 먹고 검은콩을 푹 달여 온찜질한다

Dr.say 허리 통증은 뼈나 관절의 이상에서 오는데 대개 오랫동안 똑같은 자세로 일하거나 운동부족 또는 비만이 원인이 되어 일어나며, 허리를 삐끗하여 추간판헤르니아가 일어났을 때도 허리 통증이 느껴진다. 또 중년 이후 변형성 척추증도 허리 통증을 동반한다. 통증이 오래가면 정형외과에 가서 진단을 받되 평소 허리를 따뜻하게 하고 갑자기 무거운 물건을 들거나 비만이 되지 않도록 주의한다. 자주 목욕을 해서 근육을 풀어 주는 것도 통증을 가라앉히는 방법이다.

식초 | 허리 통증을 줄여 준다

음식에 식초를 많이 섞어 먹으면 요통 예방에 좋다. 이는 식초의 초산과 아미노산이 식품 중에 함유된 칼슘의 흡수를 높이고, 체내에서 사용되기 쉽게 만들어 주기 때문이다. 특히 녹황색 채소로 만든 샐러드나 생선, 대두 제품에 식초를 듬뿍 넣어 먹으면 뼈가 튼튼해지고 근육의 수축성이 좋아져 요통 방지에 좋은 효과를 볼 수 있다.

생선 간유 | 요통 예방에 좋은 식품이다

비타민 D가 부족하면 체내에서 칼슘 흡수가 저하되어 요통이 생기거나 뼈에 이상이 올 수 있다. 비타민 D는 태양 광선에 의해 활성화되어 체내에서 칼슘을 운반하고, 칼슘 분배를 조절하는 역할을 한다. 생선 간유는 비타민 D의 보고로, 평소 자주 섭취하면 요통 예방에 도움이 된다.

검은콩물 온찜질 | 체력 약한 사람의 요통에 좋다

검은콩은 신장이 약해 쉽게 붓거나 피로해지는 사람, 류머티스성 질환을 앓는 사람에게 효과가 있는 식품이다. 특히 콩은 신장을 강화하므로 신장이 약해서 허리가 아픈 사람에게 좋다. 콩을 부드럽게 삶아 매일 조금씩 먹거나 검은콩 달인 물을 뜨거울 때 거즈에 적셔 아픈 허리에 온찜질하면 통증이 가라앉는다.

부추술 | 만성 요통에 효과가 있다

부추는 몸 전체의 컨디션을 조절해 주고 혈액순환을 좋게 해 요통에 뛰어난 효과가 있다. 특히 만성 요통에는 부추생즙을 청주를 타서 마시면 몸이 따뜻해져 통증이 사라진다. 단, 위장이 약하거나 알레르기 체질인 사람은 설사를 일으킬 수 있으므로 주의한다.

말린 개다래 달인 물 | 요통·신경통에 좋다

개다래나무열매(여정자)는 그냥 먹기도 하지만 햇볕에 말려 한약재로도 사용한다. 개다래나무열매를 달여 그 물을 마시거나 술을 담가 먹으면 요통·신경통에 효과가 있다. 개다래로 담근 술은 맛이 좋을 뿐만 아니라 알코올과 개다래의 특수 성분이 작용해 혈액의 흐름을 좋게 하여 허리 아픈 증세를 가라앉힌다. 열매 대신 잎이나 덩굴을 햇볕에 말렸다가 목욕할 때 2~3줌 넣어 줘도 혈액의 흐름을 돕는다.

비파잎물 온찜질 | 염증을 진정시켜 준다

비파는 예로부터 여러 가지 민간약으로 이용되어 왔다. 특히 비파잎물 온찜질은 요통뿐만 아니라 타박상이나 염증에도 효과가 있다. 비파잎물로 온찜질할 경우 잎 뒤쪽의 가느다란 털은 없애고 사용한다.

plus tip

요통을 예방하는 생활 습관

- 서 있을 때는 배에 힘을 주고 어깨부터 고관절 중앙, 무릎, 복사뼈가 일직선이 되도록 똑바로 선다.
- 바닥에 놓인 물건을 집을 때는 엉덩이를 뒤로 밀 듯이 무릎을 구부린 자세로 물건을 몸 가까이 안듯이 들어 올린다.
- 의자에 앉을 때는 등받이에 등을 붙이고 깊숙이 앉는다.

현기증이 날 때

갑작스런 현기증엔 털머위잎즙, 허약 체질의 현기증엔 닭찜을 먹는다

Dr.say 현기증의 원인은 여러 가지지만 우선 안정이 최고다. 현기증에는 눈앞이 캄캄해지는 정도의 가벼운 것부터 갑자기 주변의 모든 것들이 빙빙 도는 것처럼 느껴지면서 쓰러지는 것까지 여러 가지가 있다. 원인은 주로 두 가지인데 귀의 평형감각을 지배하는 기관에 이상이 온 경우와 혈압 이상으로 뇌에 보내지는 혈액량이 감소한 경우 등이다. 또 수면 부족이나 과로, 저혈압일 때 어지럼증을 일으킬 수도 있다. 어느 경우이든 안정을 취하고 혈액을 보하는 식품을 적극 섭취한다.

시금치 | 철분이 풍부해 어지러울 때 좋다

시금치를 삶아 참기름에 버무려 먹어도 좋다. 시금치에는 비타민이 골고루 들어 있고 칼슘과 철분, 엽산이 들어 있어 발육기의 어린이나 임산부, 고혈압 환자에게도 좋은 식품이다.

동아 | 대사 작용을 돕는다

동아는 수분대사가 나빠서 일어나는 현기증에 효과적이다. 동아씨 15g을 2컵의 물에 넣고 그 물이 반으로 줄어들 때까지 달여 하루 3회로 나누어 마신다.

은행가루 | 머리가 맑아진다

은행에는 단백질, 비타민, 철분 등의 영양분이 풍부하게 함유되어 있어 강장제로 많이 쓰

인다. 진정 작용이 있는 대추와 함께 먹으면 현기증 해소 효과를 볼 수 있다. 은행을 볶은 다음 가루로 만들어 대추 달인 물과 같이 먹으면 현기증에 효과가 있다.

닭찜 | 허약 체질의 현기증에 좋다

닭고기는 허약 체질이나 저혈압, 월경 불순 등이 원인이 되어 일어나는 현기증에 효과가 있다. 한방에서는 수분대사가 나빠지면 현기증이 생기는 것으로 보는데 닭고기는 이 수분대사를 좋게 하는 작용을 한다. 피를 보충하는 작용이 있는 당귀와 천궁을 넣고 닭찜을 해 먹으면 효과를 높일 수 있다.

메기 | 어지러운 증상을 완화한다

메기는 철분이 풍부해 어지럽거나 혈색이 좋지 않은 사람에게 좋은 식품이다. 자양강장 효과도 뛰어나므로 기운이 없을 때 먹으면 좋다.

털머위잎즙 | 갑작스런 현기증에 효과적이다

털머위는 특히 갑작스런 현기증에 좋은데 털머위잎을 깨끗이 씻어 소금에 잘 버무리면 즙이 나온다. 그 즙을 소주잔으로 1잔 정도 마시면 증세가 완화된다.

샤프란차 | 현기증을 가라앉힌다

샤프란은 현기증이나 두통을 가라앉혀 준다. 약효가 있는 것은 암술로서 10개 정도의 암술을 뜨거운 물 1/2컵에 넣어 물이 등자색으로 변하면 차 마시듯이 복용한다. 단, 임산부는 유산 위험이 있으므로 피하고 생리 중에도 피한다.

plus tip

현기증을 유발하는 습관

불규칙한 생활은 현기증을 유발한다. 갑자기 머리를 움직일 때 뇌빈혈로 현기증이 일어나는 사람은 과격한 운동을 하지 않는 것이 좋다. 또한, 오랫동안 긴장된 자세를 취하거나 갑자기 일어나고 앉는 것도 현기증을 유발할 수 있으므로 피한다.

과로나 수면부족, 지나친 흡연과 음주도 현기증의 원인이 될 수 있다.

흥분·불안 할 때

신경을 안정시키는 아몬드깨조림·도미셀러리구이를 먹는다

Dr.say 머리로 피가 몰려 현기증이 일어나는 이 증세는 자율신경실조증 또는 바세도우씨병이 원인이 될 수 있다. 이것은 피부의 혈관이 확장되어 혈액량이 많아지면서 일어나는 현상인데, 뜨거운 햇살 아래 장시간 서 있거나 뜨거운 목욕물에 오랫동안 몸을 담갔을 때, 사람들 앞에서 긴장할 때, 정신적으로 흥분할 때 일어나기도 한다. 이 외에 비타민 결핍, 호르몬 분비 이상, 갱년기 장애 등이 원인이 될 수도 있다.

배 | 열을 내리게 한다

배는 머리로 피가 몰려 화끈거릴 때 먹으면 도움이 된다. 감기나 편도선염에 의한 기침, 가래, 목의 통증 또는 더위로 인해 목이 마를 때에도 효과가 있다. 별다른 조리를 하지 않고 식사 후 디저트로 먹는다.

다시마 달인 물 | 고혈압, 바세도우씨병에 효과적이다

다시마에는 혈압을 낮추는 성분이 있으므로 고혈압이 원인이 되어 일어나는 흥분·불안 증세에 효과가 있다. 요오드를 많이 함유하고 있는 다시마는 갑상선 이상의 특효약으로 바세도우씨병으로 인한 증세에도 좋다. 특히 다시마 달인 물이 효과가 있다. 다시마 30g에 물 3컵을 붓고 양이 반으로 줄어들 때까지 달여 하루 3회로 나누어 공복에 마신다. 또 다시마 30g에 톳 15g을 넣고 물 5컵을 부어 달인 물을 마시는 것도 효과가 있다.

당근즙 | 갱년기 장애에 효과가 있다

손발은 찬데 얼굴은 늘 붉게 상기되어 있는 경우가 있다. 이런 증세는 갱년기 장애나 자율신경이 원활하지 못할 때 일어난다. 이럴 때 당근을 이용하면 효과적이다. 당근에는 몸을 따뜻하게 해 주는 성분과 어지럼증을 억제해 주는 성분이 들어 있다. 당근을 분마기에 넣고 갈아 즙을 내어 꿀을 섞어 먹으면 효과가 있다. 당근즙은 위장이 약하거나 식욕부진, 변비가 있는 사람에게도 좋다. 변비가 원인이 되어 이런 증세가 나타나는 사람에게는 더없이 좋다. 변비가 심할 때는 당근을 갈아서 그대로 먹는다.

아몬드깨조림 | 갱년기 흥분·불안에 좋다

깨에는 양질의 단백질 외에 비타민 E가 풍부하게 함유되어 있으므로 노화에 의한 호르몬 분비 이상이 원인일 때 효과가 있다. 위장을 튼튼하게 하는 작용도 하므로 변비에도 효과가 있다. 깨와 쌀, 아몬드를 물에 1시간 정도 불린 다음 믹서에 갈아 냄비에 모두 넣고 끓인 다음 설탕이나 꿀을 넣어 먹는다.

고춧잎약탕 | 얼굴이 화끈거릴 때 먹는다

얼굴은 화끈거리는데 손발이 차가울 때 효과가 있다. 말린 고춧잎을 잘게 썰어서 면 주머니에 두 줌 정도 채워 40℃ 정도로 따뜻한 욕조에 넣는다. 그 물에 느긋하게 들어가 있으면 몸이 따뜻해진다. 류머티즘·신경통·통풍 등의 진통에도 효과가 있다.

도미셀러리구이 | 흥분을 가라앉힌다

셀러리에는 혈압을 낮추는 성분이 있다고 알려져 있다. 고혈압으로 인한 흥분·불안 증세에는 셀러리를 먹는다. 또한 셀러리에는 피를 깨끗하게 하고 신경을 완화하는 성분도 들어 있다. 쉽게 흥분하거나 사소한 일로 얼굴이 붉어지는 사람은 셀러리를 즐겨 먹는다. 셀러리는 향이 강해 날로 먹기 어려우므로 수프나 샐러드로 만들어 먹는다.

2. 성인병을 이기는 식품 처방

중년 이후 나타나는 병을 통틀어 성인병이라 한다. 이 시기에는 생리적으로 쇠퇴하고 만성적인 피로나 스트레스, 운동 부족 등으로 여러 가지 병에 걸리기 쉽다. 또한 병이 한 번 발병하면 치명적인 경우가 많으므로 평소 건강관리를 철저히 하고 생활 습관을 바르게 하는 것이 좋다.
몸이 좋지 않다고 무조건 약을 먹기보다는 체질에 맞는 식품과 규칙적인 운동, 절제된 생활태도로 병을 예방하고 슬기롭게 대처하도록 한다.

간장병 일 때

비타민 C가 풍부한 레몬을 먹고 바지락엑기스를 마신다

Dr.say 간장병은 급성 간염, 만성 간염, 지방간, 간경변 등으로 분류하는데, 급성 간염은 간염 바이러스가 간 세포 조직에 침투해서 생긴 증세다. 만성 간염은 기간에 따라 분류하는데 만성 간염은 보통 6개월 이상 급성 간염이 지속된 상태를 말한다. 지방간은 간 세포에 중성지방이 쌓인 것으로 간장이 비대해져 간 기능이 저하된 상태를 말한다. 원인의 70%는 비만과 알코올이며 알코올성 간염이 악화되면 간경변이 된다. 급성 간염, 만성 간염 모두 고단백 식사와 충분한 안정이 가장 중요하다.

굴 | 양질의 단백질과 타우린이 간 기능을 회복시킨다

'바다의 미네랄' 이라 불리는 굴에는 양질의 단백질과 글리코겐, 철분, 칼슘, 요오드가 풍부하고 비타민 B_1과 B, 타우린이 풍부하다. 특히 타우린을 포함한 아미노산은 간의 해독 작용을 원활하게 해 주고, 처리하고 남은 불필요한 물질을 몸 밖으로 배출하는 담즙산의 분비를 촉진한다. 굴은 익힌 것보다 날것으로 먹는 것이 좋다.

레몬 | 간 기능 저하에 비타민 C가 좋다

간장은 비타민을 저장하는 기능이 있는데, 이 기능이 저하되면 비타민 대사가 원활하지 않아 쉽게 피로감을 느낀다. 레몬은 비타민 C의 보고로, 레몬 100g에는 비타민 C가 90mg 함유되어 있다. 비타민 C는 간 기능을 활성화하는 것 외에도 혈액 중의 알코올 분해를 도와숙취 해소에도 도움이 된다.

또한 지방을 분해하므로 생선이나 고기를 먹을 때 레몬을 첨가하면 소화·흡수를 돕는다.

복숭아 | 간 기능을 높인다

묵은 피를 내몰고 간장의 기능을 활발하게 해 주는 작용이 있어 숙취로 인한 갈증, 간장병으로 인해 배에 물이 차는 증세에 효과가 있다.

사과꿀즙 | 황달을 고쳐 준다

황달기가 있을 때 사과를 강판에 갈아서 꿀을 넣어 먹으면 효과가 있다. 사과 1개를 강판에 갈아 적당량의 꿀을 타서 바로 먹는다. 이것을 1회 분량으로 해서 하루에 5회 먹는다. 사과꿀즙을 마실 때는 다른 음식은 함께 먹지 않는다.

미꾸라지탕 | 간 기능 회복에 좋다

독특한 흙냄새와 미끌미끌한 감촉이 싫어서 꺼리는 사람이 있으나 철분, 비타민 B_1·B_2, 칼슘, 양질의 단백질 등을 많이 함유하고 있는 우수한 식품이다.
이뇨·해독 작용이 있으며 황달이나 숙취에도 좋다. 자양·강장식품으로 예로부터 애용되어 왔고, 간 기능 회복에 특히 좋은 식품이다. 미꾸라지는 살아 있는 것을 구입해 2~3일 정도 물에 담가 두었다가 조리하면 흙냄새를 없앨 수 있다.

바지락엑기스 | 간 기능을 활발하게 해 준다

바지락은 양질의 단백질을 함유하고 있으며 피를 만들어 내는 비타민 B_{12}를 비롯해서 비타민 B_2, 칼슘, 철분도 풍부하여 간 기능 향상에 효과가 있다. 바지락은 1년 내내 먹을 수 있는 식품으로 된장찌개에 넣어 먹거나 국의 재료로 사용해도 좋다. 음식을 만들 때는 되도록 싱겁게 간을 하고 기름에 볶거나 튀기는 조리법은 피한다.
바지락엑기스를 만들어 마시면 간염 치료에 효과가 있고 숙취도 풀어 준다.

고혈압일 때

혈압을 정상으로 내려 주는 사과, 양파 달인 물을 마신다

Dr.say 고혈압은 증세가 거의 없거나 약하여 모르고 지내는 경우가 많다. 그러나 오랜 기간에 걸쳐 병이 진행되면 뒷머리가 무겁고, 목이 뻣뻣해지며 간간이 머리가 아프거나 어지러운 증세가 나타난다. 이러한 증세 외에도 혈관에 악영향을 주어 동맥경화증은 물론 뇌졸중, 협심증, 심근경색, 신장염, 요독증 등 무서운 합병증을 일으킨다. 비만이나 당뇨가 있는 사람, 술·담배를 즐기는 사람, 가족 중에 고혈압 환자가 있는 사람은 병에 걸릴 가능성이 크므로 특히 주의가 필요하다.

사과 | 칼륨과 펙틴 성분이 동맥경화를 막아 준다

염분을 많이 섭취하면 체내에 나트륨이 축적되어 고혈압의 원인이 된다. 칼륨은 나트륨을 소변과 함께 배출하는 작용을 하는데, 칼륨이 풍부한 사과를 먹으면 고혈압 예방에 큰 도움이 된다. 또한 사과에 풍부한 펙틴 성분은 콜레스테롤을 줄여 동맥경화를 예방해 준다.

삶은 완두콩즙 | 혈액순환을 돕는다

완두콩에는 콜레스테롤 대사에 영향을 주는 콜린이라는 비타민이 들어 있는데, 우리 몸에 콜린이 부족하면 간에 지방이 쌓여 간경변을 일으킨다. 그 밖에도 콜린은 혈액순환을 좋게 하고 이뇨 작용을 도와주므로 고혈압, 심장병에 효과가 있다.

고혈압에는 삶은 완두콩을 즙으로 짜서 하루 2회, 한 번에 반 잔 정도 따뜻하게 데워서 마신다. 이뇨 작용을 원할 때는 소금을 조금 넣고 삶거나 수프로 끓여 마신다.

양파 달인 물 | 혈압을 내리고 동맥경화를 예방한다

양파는 콜레스테롤을 줄이는 데 효과가 뛰어나다. 고혈압이나 동맥경화의 예방과 치료를 겸해 약용으로 사용할 때는 담홍색으로 건조된 겉껍질을 달여 마신다. 하루 분량은 겉껍질 5g 정도가 적당하다. 여기에 3컵의 물을 붓고 반으로 줄어들 때까지 달여 찌꺼기는 걷어내고 3번에 걸쳐 나누어 마신다. 매끼 식사 후에 따뜻하게 데워 마시는 것이 효과적이다.

목이버섯 | 혈액을 정화하고 혈압을 내려 준다

중국 요리 대표 식품으로 유명한 목이버섯은 약 60%가 당질로 이루어져 있으며 비타민 B_1과 B_2, 칼륨, 칼슘, 철분, 인 등 미네랄 성분이 풍부하다. 특히 칼슘은 버섯류 중 가장 많이 함유하고 있다. 혈액 정화 작용은 목이버섯의 미끌미끌한 성분에 있는 것으로 알려져 있는데, 다른 영양 성분과 상승 작용을 일으켜 고혈압, 동맥경화, 비만 예방에 좋다.

감즙우유 | 혈압이 갑자기 높아졌을 때 먹는다

감의 떫은맛을 내는 타닌이라는 성분에는 혈압을 내리는 작용이 있는데, 이 타닌 성분은 잎에도 함유되어 있다. 적극적으로 혈압을 내리기 위해서는 감잎차를 마시고, 혈압이 갑자기 높아졌을 때는 감즙우유를 마신다. 감즙우유는 말랑말랑한 감 껍질을 벗겨 적당한 크기로 자른 다음 거즈로 즙을 내어 같은 분량의 우유를 섞으면 된다.

메밀 | 고혈압, 동맥경화 예방에 탁월하다

메밀에 풍부한 루틴은 혈관의 노화를 방지하는 비타민 P의 일종으로 플라보노이드라고도 불리며, 혈관을 튼튼하게 하여 혈액이 혈관으로부터 새는 것을 방지한다. 이 외에도 메밀에는 콜레스테롤을 줄여 주는 니아신, 체내 출혈을 예방해 주는 비타민 K, 변비에 좋은 식물섬유 등이 다량 들어 있어 고혈압과 동맥경화에 최적의 식품으로 꼽힌다. 단, 루틴은 수용성이므로 익히는 요리를 할 때는 국물까지 모두 먹는 것이 효과적이다.

골다공증일 때

뼈를 단단하게 해 주는 무말랭이·참깨·우유 등을 먹는다

Dr. say

뼈에 바람이 든 것처럼 뼈 조직에 구멍이 생기면서 뼈가 물러지는 증세를 '골다공증'이라 한다. 갱년기 이후에 많이 나타나는 현상으로 남성보다는 여성에게서 더 많이 볼 수 있으며 이는 여성 호르몬 분비의 부족으로 칼슘 유출이 쉬워지기 때문이다. 나이를 먹으면 칼슘 흡수를 촉진하는 비타민 D의 활동이 약해져 자연히 칼슘이 부족해진다. 평소 칼슘과 비타민 D를 충분히 섭취하고 가벼운 산책을 하면서 햇볕을 쬐는 것도 좋은 습관이다.

미역국 | 뼈와 이를 튼튼하게 해 준다

분유와 맞먹을 정도로 칼슘이 풍부한 미역은 뼈와 이의 형성에 중요한 역할을 한다. 또한 미역의 미끈미끈한 물질인 알긴산은 배변도 원활하게 해 준다.
미역을 살짝 데쳐 초고추장에 찍어 먹거나 국을 끓여 섭취하면 소화가 잘 안 되는 산성 식품인 달걀이나 고기·생선 등을 같이 먹었을 때도 산도를 중화해 소화율을 좋게 한다.

무말랭이무침 | 좋은 비타민 D 공급원이다

무는 예로부터 친숙한 채소로, '무를 많이 먹으면 속병이 없다'는 말이 있을 정도로 영양가가 많다. 무는 뿌리보다 잎에 칼슘이 더 많이 들어 있으므로 무잎을 삶은 시래기나물을 많이 섭취하는 것이 좋다. 특히, 무말랭이는 햇볕에 충분히 말린 식품이므로 비타민 D가 많이 필요한 골다공증 환자에게는 더없이 좋은 식품이다. 잘 말린 무말랭이를 물에 불려

물기를 꼭 짠 다음 적당량의 고춧가루, 다진 마늘, 채 썬 파, 약간의 설탕, 깨소금 등을 넣고 조물조물 무친다. 식성에 따라 참기름을 넣어 먹어도 영양가를 높일 수 있다.

참깨버터 | 칼슘의 흡수를 돕는다

칼슘의 흡수를 도우려면 단백질이나 지방질 등 영양소가 필요하다. 참깨버터는 칼슘 이외에 지방과 단백질을 많이 함유하고 있으므로 영양 보충에 좋은 식품이다. 깨는 그 자체로는 소화가 잘 되지 않으므로 볶아서 곱게 빻아 가루로 만들어 먹는 것이 이상적이다.

강낭콩샐러드 | 단백질을 공급해 칼슘 흡수를 돕는다

콩은 단백질 섭취 식품으로 으뜸이다. 콩의 단백질 중에는 글리신이나 글루타민산, 라이신 등 아미노산이 많이 들어 있어 고기류에 뒤지지 않는 영양가를 지니고 있다.
강낭콩은 콩 중에서 칼슘이 제일 많이 들어 있고 맛이 좋아 우리나라에선 주로 밥에 넣어 먹는다. 미국에서는 돼지고기나 베이컨, 토마토를 함께 넣어 뭉근히 끓여서 먹는 것이 일반적이다. 강낭콩을 연하게 익혀 프렌치드레싱으로 무친 샐러드에 바싹 구운 베이컨을 곁들이면 칼슘 보충에 좋다. 베이컨은 프라이팬에 구워 기름기를 빼고 먹는 것이 좋다.

우유된장국 | 칼슘 섭취를 높인다

칼슘을 섭취하는 가장 간단하고 확실한 방법은 우유를 마시는 일이다. 우유는 칼슘이 풍부할 뿐 아니라 단백질과 젖당의 작용에 의해 체내 흡수율이 매우 높다. 특히 나이 든 여성은 남성보다 우유를 더 많이 마셔야 한다. 우유된장국은 우유를 된장국에 섞은 것인데 된장 맛이 우유 맛을 상쇄해 주므로 우유를 싫어하는 사람들도 먹기 쉽다.

plus tip

칼슘 흡수를 저해하는 요인

식물섬유를 많이 섭취하면 각 기관에서 칼슘과 강하게 결합해 점막 세포로부터의 칼슘 흡수를 방해한다. 식물섬유는 성인병 예방에는 필요한 영양소지만 골다공증일 때는 칼슘 흡수에 영향을 줄 수 있으므로 적당량 섭취한다.
알코올도 장 점막에 영향을 미쳐 칼슘 흡수를 막는다. 술을 많이 마시면 체내에 칼슘 흡수가 원활하지 못해 뼈가 약해지는 원인이 된다.

뇌졸중일 때

낫토, 귤, 무말랭이 삶은 물을 먹어 혈관을 튼튼하게 해 준다

Dr.say

뇌혈관의 손상으로 생긴 뇌출혈이나 뇌혈관이 막혀 혈액이 흐르지 않는 뇌경색 상태를 '뇌졸중'이라 한다. 뇌졸중을 예방하려면 우선 고혈압과 동맥경화에 걸리지 않도록 주의한다. 평소 염분 섭취를 줄이고 식물성 섬유와 양질의 단백질을 섭취한다. 흔히 콜레스테롤치를 염려한 끝에 지나치게 동물성 단백질을 제한하는 경우가 있는데 이는 잘못된 생각이다. 육류와 생선류, 식물성 단백질을 골고루 섭취하는 것이 가장 이상적인 식습관이다.

귤 | 혈관을 튼튼하게 해 준다

뇌졸중을 예방하기 위해서는 혈관을 튼튼히 하여 노화를 방지하는 것이 중요한데 이에 필요한 영양소가 바로 비타민이다. 귤은 뇌졸중 예방을 위한 최적의 식품으로, 식물섬유와 비타민 P가 풍부하다. 식물섬유는 변통을 좋게 하여 체내에 지방과 콜레스테롤이 쌓이는 것을 막아 주고, 비타민 P는 모세혈관을 튼튼하게 해 준다.

포도 | 과육·껍질·씨 모두 혈관에 좋다

포도는 비타민은 물론 구연산, 철분, 칼륨, 칼슘 등이 풍부해 혈관을 튼튼하게 해 준다. 특히 포도 껍질은 혈전의 생성과 혈액 응고를 막아 준다. 포도 껍질과 과육을 함께 섭취할 때는 포도주 상태로 마시는 것이 이상적이다. 포도는 통째로 모두 먹는 것이 가장 좋으며 포도주로 마실 때는 하루 2잔 정도가 적당하다.

낫토 | 혈전 용해 효소가 혈액을 정화한다

낫토는 삶은 대두에 균을 증식해 발효한 대두 제품의 일종으로, 양질의 단백질과 비타민 B_2 등이 풍부한 건강 식품이다. 특히 대두에는 없지만 낫토에 있는 혈전 용해 효소는 혈액 응고를 예방해 주는 역할을 한다. 혈액의 산화를 방지해 주는 비타민 E와 사포닌도 풍부하여 혈액을 맑게 해 주므로 동맥경화를 개선하는 데 큰 도움이 된다.

쑥 달인 즙 | 손발이 저린 증세에 효과적이다

쑥은 약용·식용으로 어떤 나물보다 우리에게 친숙한 산채로, 어린 새순은 쑥밥이나 떡으로, 잎은 튀김으로 사용된다. 약효는 산이나 논밭에서 자란 것보다 바닷가나 섬에서 자란 것이 더 좋고 잎과 뿌리를 주로 사용한다.

손발이 저리거나 경련이 있을 때는 말린 잎을 달여 마시면 효과가 좋다. 1회 사용량은 쑥 12g이 적당하고, 쑥이 없을 때는 뽕잎 20g을 달여 마셔도 된다.

무말랭이 삶은 물 | 혈관을 튼튼하게 한다

무의 껍질에는 모세혈관을 강하게 하는 비타민 B가 들어 있어 혈관을 튼튼하게 해 준다. 예로부터 뇌졸중으로 반신마비가 왔을 때는 무밥을 해 먹는 민간요법이 전해지고 있으며, 무와 생강을 강판에 갈아 함께 먹거나 무말랭이 삶은 물을 마셔도 효과가 있다.

떫은 감즙 | 타닌이 풍부해 뇌졸중을 예방한다

감의 떫은맛을 내는 타닌이라는 성분은 비타민 P와 비슷한 화학구조로 되어 있어 혈관을 튼튼하고 탄력 있게 해 준다. 또한 혈압을 낮추어 고혈압으로 인한 뇌졸중을 예방한다. 7~8월에 떫은 감을 따서 1컵 정도 되게 즙을 내고, 거기에 1컵 분량의 무즙을 섞어 하루에 3회, 1주일 동안 꾸준히 마신다. 효과는 천천히 나타나므로 조급해하지 말고 1주일쯤 쉬었다가 다시 되풀이한다.

뇌졸중에 걸리기 쉬운 체질 개선

다시마·결명자차를 즐겨 마시고 콩으로 만든 음식을 먹는다

뇌졸중은 몸의 전체적인 균형에 비해 상체가 매우 비대하고 특히, 배 부분에 살이 많이 찐 체형 중 40대 이후 남성이 주로 걸리기 쉽다. 우리나라의 경우 단일 질병으로는 사망률이 가장 높은 뇌졸중은 비만·과음·과식·동물성 지방의 과다 섭취·운동부족이 주요 원인이다. 초기에는 잦은 두통·현기증·손발의 떨림 등이 나타나며 심해지면 반신불수·언어장애 등 발작 증세가 올 수도 있다. 체질 개선을 위해서는 꾸준히 운동을 하고 현미식·채식 위주로 식생활을 개선한다.

✚ 다시마·결명자차

다시마에는 글루타민산이 있어 감칠맛이 난다. 특히 칼슘과 요오드, 그 밖의 알칼리성 미네랄이 많아 고혈압의 발생을 억제할 뿐만 아니라 다시마 속에 들어 있는 알칼리성 아미노산인 라미닌 성분이 혈압을 내려 준다.

평소 다시마와 결명자를 넣고 푹 끓인 다음 차로 마시면 고혈압, 동맥경화, 뇌졸중 등을 예방할 수 있다. 이때 끓여낸 다시마는 버리지 말고 차를 마실 때 함께 먹으면 좋다.

✚ 요구르트

요구르트에는 살아 있는 젖산균이 다량으로 함유되어 있어 장 내에 유해한 균을 없애 주고 우리 몸에 이로운 균의 발육을 도와준다. 또한 발효 과정에서 여러 가지 젖산균에 의해 비타민이 합성되고, 장 내의 산도를 높여주므로 칼슘 섭취를 촉진해 준다.

뛰어난 정장 효과로 인해 소화흡수를 돕고 신진대사를 원활하게 해 주며 지속적으로 먹으면 혈압과 혈관 속의 콜레스테롤 양을 낮춰 주므로 성인병 예방 및 노화방지에도 효과적이다. 시중에서 판매되는 요구르트에는 비교적 단맛이 많이 첨가되어 있으므로 가능하면 집에서 직접 만들어 매일 꾸준히 먹는 것이 좋다.

✚ 콩즙

콩은 '밭의 쇠고기'라 불릴 만큼 양질의 단백질을 함유하고 있는데, 콩의 비릿한 맛을 내는 사포닌 성분은 혈관에 붙어 있는 지방을 몸 밖으로 내보내 혈관의 탄력성을 유지한다. 또한, 콩의 지방에는 리놀산이 많이 들어 있어 혈압을 내리는 작용을 하며, 많은 양의 칼륨이 나트륨을 몸 밖으로 배출하는 작용을 하므로 고혈압과 뇌졸중 예방에 큰 효과가 있다.
콩을 깨끗이 씻어 1시간 정도 담가 두었다가 물을 넉넉히 붓고 중불에서 삶는다. 삶은 콩을 체에 밭쳐 물기를 뺀 다음 믹서에 갈아 거르지 말고 그대로 마신다.

✚ 두유

콩 가공품 중 누구에게나 좋은 것이 두유다. 두유는 콩의 모든 유효 성분을 소화하기 쉬운 형태로 추출하여 가공한 것이다. 두유에 함유된 레시틴은 동물성 지방의 과잉 섭취로 인한 혈액의 산성화를 막고 콜레스테롤을 중화한다.

✚ 두부스테이크

뇌졸중에 걸리기 쉬운 체질의 사람은 평소 당질과 동물성 지방의 섭취를 삼가고 두부와 콩비지 같은 식품을 먹는 것이 체질 개선에 좋다.
두부는 쇠고기 못지않게 많은 양질의 단백질이 들어 있으며 칼슘이 풍부한 알칼리성 식품으로 콩의 영양이 그대로 살아 있다. 두부 200g에는 약 18g의 단백질이 들어 있는데 이것은 하루 단백질 필요량의 거의 1/4에 해당하는 양이다. 또 양질의 식물성 지방, 성인병 예방에 좋은 리놀산·비타민 E 등도 풍부하다.

✚ 생선조림

생선에 있는 불포화지방산은 혈액 속의 콜레스테롤치를 내려 동맥경화나 혈전증을 예방한다. 전갱이·고등어·꽁치 등 비교적 등 푸른 생선에 많이 들어 있는데, 산화되기 쉽고 한번 산화되면 과산화지질이 되어 도리어 동맥경화의 원인이 되므로 싱싱할 때 먹는다.

담석증일 때

옥수수수염 달인 물을 마시고 통증을 가라앉히는 곤약찜질을 한다

Dr.say 담낭 속의 담즙 성분이 덩어리로 뭉쳐 담낭관을 막는 병이 담석증이다. 담석은 여러 가지 물질에 의해 생기는데, 육식 위주의 서양인은 콜레스테롤 결석이 많고 우리나라 사람은 칼슘과 비릴빈에 의한 결석이 많다. 증세는 명치로부터 오른쪽 늑골 아랫부분에 칼로 찌르는 듯한 심한 통증이 나타나며 오래 계속되는 것이 특징이다. 그러나 담석이 있더라도 별다른 통증 없이 일생을 보내기도 한다. 병세에 따라 담낭절제수술이나 약물요법으로 치료한다.

옥수수수염 달인 물 | 담낭의 기능을 돕는다

옥수수수염은 담즙의 분비를 돕고 혈액 속의 지방량을 줄이는 효과가 있다. 담낭염이나 담석증에는 말린 옥수수수염 30g에 물 3컵을 붓고, 중불에서 물이 반으로 줄어들 때까지 달여 하루에 3회씩 꾸준히 복용한다. 옥수수수염 20g에 민들레뿌리와 사철쑥 9g을 함께 넣고 달여 마셔도 효과가 좋다.

매실차 | 발작 시 통증을 완화한다

매실에는 담즙의 분비를 활성화하고, 담낭을 수축하는 작용이 있어 담석이 생기거나 커지는 것을 막는 효과가 있다. 매실·오매 모두 약효는 비슷하지만, 담즙의 분비를 촉진하는 데는 오매의 효력이 특히 뛰어나다. 오매는 탕으로 달여 하루 1회 따뜻하게 마시면 담석증을 예방해 주고, 매실은 차로 끓여 마시면 담석증의 격심한 고통을 줄여 준다.

삶은 고구마 | 담석증의 발작을 예방한다

고구마에는 비타민 A의 근원이 되는 카로틴과 비타민 B, 비타민 C, 미네랄 등이 풍부하게 들어 있다. 식물성 섬유는 감자의 2배나 들어 있어 담석증의 발작 원인이 되는 변비를 다스리고 비만증에도 도움을 준다. 그러나 아무리 좋다 해도 지나치게 먹게 되면 배에 가스가 차고 소화불량을 일으킬 수 있으므로 하루에 200g 정도로 제한하는 것이 좋다.
고구마는 입맛에 맞게 삶거나 쪄서 먹는데 삶은 것은 황달에 잘 듣고, 찐 것은 피로회복과 식욕증진에 효과가 있다.

곤약찜질 | 담석증을 예방해 준다

곤약의 성분 중 70%는 수분으로, 곤약을 섭취하면 대장에서 그 수분이 한 번에 방출되어 이뇨 효과가 뛰어나다. 또한, 글루코만난이라는 식물성 섬유가 들어 있어 몸에 해로운 콜레스테롤을 흡착하고, 장을 자극해 변비 증세를 해소하므로 담석증 예방에 효과적이다.
담석증으로 인한 심한 복통에는 곤약으로 따뜻한 찜질약을 만들어 아픈 부위에 올려놓으면 통증이 서서히 가라앉는다.

마디풀 달인 물 | 담의 결석을 녹인다

마디풀은 이뇨 작용과 완화 작용이 있으며, 쓰고 찬 성질이 있어 담의 결석을 녹여 주고 황달에도 효과적이다.
생약명으로 '편축'이라 하는데, 약으로 쓰이는 어린 싹 부분은 6~7월경에 채취하여 물에 깨끗이 씻은 다음 햇볕에서 말린다. 말린 마디풀 5~15g에 3컵의 물을 붓고 반으로 줄어들 때까지 달여 하루 2~3회 복용한다.

plus tip

그 밖에 효과가 있는 식품

담석증을 예방하려면 고단백, 저지방으로 식물성 섬유가 풍부한 식품을 섭취한다. 단백질이 풍부한 도미, 넙치, 가자미 등 흰살생선과 탈지분유, 치즈 등 유제품, 시금치, 당근, 호박, 브로콜리 등 녹황색 채소와 콩류, 뿌리채소를 먹는다. 곡류로는 현미나 배아미, 오트밀 등을 먹고 율무는 껍질째 달여 마신다. 양파는 담의 결석을 예방·치료하는 데 효과가 있으므로 육류를 즐겨 혈액이 산성화되어 있는 사람은 생양파를 자주 먹는다.

당뇨병일 때

시금치수프나 두릅뿌리껍질 달인 물을 마시면 혈당이 떨어진다

Dr.say 당뇨병은 췌장에서 분비되는 인슐린의 양이 부족하거나 충분한 활동을 하지 못할 때 발생한다. 대부분 40대 전후 중년 성인에게 많이 나타나는데 최근에는 어린이나 청·장년층에서도 많이 발병하고 있다. 비만인 사람이 당뇨병에 걸릴 확률이 높으므로 식이요법과 적당한 운동으로 몸무게를 줄이고 달거나 매운 음식 등 자극적인 식품과 소금은 제한한다. 당뇨병이 있는 사람은 면역력·자연치유력이 떨어져 고혈압·동맥경화 등에 걸리기 쉬우므로 주의한다.

피망 | 당뇨 합병증을 예방한다

피망은 각종 비타민이 풍부하지만 그중에서도 당뇨병에 특히 좋은 비타민 C와 P가 풍부하다. 피망을 꾸준히 섭취하면 모세혈관이 튼튼해질 뿐 아니라 당뇨 합병증을 예방하는 데 효과가 있다. 녹색 피망에 있는 엽록소는 콜레스테롤을 체내에서 배출하고, 혈액을 정화하는 작용을 하므로 당뇨 합병증은 물론 다른 생활습관병 예방에도 도움이 된다.

우엉 | 혈당의 흡수를 완만하게 해 준다

우엉의 주성분은 식물섬유로 우엉 100g에 식물섬유가 8~10g이나 될 정도로 다른 어떤 채소보다 식물섬유가 풍부하다. 이 식물섬유는 장 운동을 활성화해 변통을 좋게 하고, 당분과 지질의 흡수를 늦춰 주며, 혈당치의 상승을 완만하게 해 주므로 당뇨병 치료에 많이 쓰인다. 우엉은 혈당치가 높은 사람도 안심하고 먹을 수 있다.

완두콩수프 | 사포닌 성분이 비만을 예방한다

콩 속에 들어 있는 사포닌 성분이 장의 융모가 커지는 것을 억제해(융모가 커지면 음식의 흡수 능력이 향상되어 비만을 일으킨다), 비만으로 인해 혈당치가 높아지는 것을 예방·치료한다. 날콩을 물에 불려 믹서에 갈아 마셔도 좋고, 검정콩·땅콩·솔잎을 함께 갈아 물과 함께 먹어도 좋다. 완두콩을 삶아 수프를 끓여 마셔도 당뇨병의 원인이 되는 비만을 예방한다. 완두콩은 단백질이 21%, 전분이 60%가량 들어 있어 콩 다음으로 많은 단백질을 가지고 있다. 밥에 섞어 먹거나 반찬으로 먹으면 당뇨병 환자에게 필요한 단백질을 원활하게 공급할 수 있다.

시금치수프 | 비타민 A를 공급하고 갈증을 해소한다

시금치에는 비타민 A·B·C와 철분이 풍부하고 식물성 섬유도 다량 함유되어 있어 잎채소 중에서도 으뜸으로 꼽힌다. 매일 시금치 100g 정도씩 섭취하면 비타민 A의 하루 필요량을 공급받을 수 있을 뿐 아니라 당뇨로 인해 계속 갈증이 날 때도 효과가 있다. 하루 3회 시금치수프로 만들어 먹으면 먹기가 한결 편하다.

모시조개수프 | 당뇨병으로 인한 갈증에 좋다

당뇨병이 있는 사람은 목이 자주 말라 물을 많이 마시게 되는데, 이러한 증세가 있을 때 모시조개를 먹으면 도움이 된다. 된장찌개나 탕으로 끓일 때는 싱겁게 간을 하고 피로가 느껴질 때는 강장 효과가 있는 부추를 함께 넣어 수프를 만든다.

두릅뿌리껍질 달인 물 | 혈당을 내려 준다

두릅은 싹부터 가지, 나무껍질, 뿌리껍질에 이르기까지 모두 혈당을 내려 주는 약효를 지니고 있다. 그중에서도 뿌리껍질 달인 물이 약효가 뛰어나다. 봄철에 싹이 나기 전에 뿌리를 캐서 잘 씻은 다음 두릅뿌리껍질 50g에 물 2컵 반을 붓고 달여 양이 반으로 줄면 이것을 하루 분량으로 삼아 따뜻하게 마신다.

동맥경화증일 때

콜레스테롤치를 내려 주는 말린 표고버섯, 정어리, 곤약을 먹는다

Dr.say

동맥의 혈관 내벽에 콜레스테롤이나 석회질이 굳어져 혈관이 두터워지고 탄력성을 잃어 약해지는 증세를 동맥경화증이라 한다. 동맥경화는 고혈압·고지혈증·비만·당뇨·운동부족·스트레스 등이 원인인 경우가 많은데 심해지면 협심증이나 심근경색, 뇌졸중 등을 일으킬 위험이 있다. 콜레스테롤치가 높은 사람은 동물성 지방, 알코올은 피하고 콜레스테롤의 배설을 촉진해 주는 리놀산이 많이 함유된 식물성 섬유식품이나 혈액순환에 도움이 되는 식품을 먹는다.

토마토 | 모세혈관을 튼튼하게 한다

토마토에는 루틴이라는 성분이 들어 있어 모세혈관을 튼튼하게 하고 혈압을 내려 준다. 또한 쇠고기나 돼지고기와 곁들여 조리하면 소화를 촉진하고 산성을 중화한다. 칼륨 성분 역시 풍부해 고혈압 예방에도 효과적이다. 동맥경화증에 권할 만한 식품으로, 날것으로 먹거나 주스로 갈아 먹는다.

말린 표고버섯 | 콜레스테롤치를 감소시킨다

표고버섯에는 콜레스테롤 축적을 억제하는 성분이 들어 있다. 생표고버섯보다는 말린 것이 약효가 더 뛰어나므로, 생표고버섯을 구입했을 경우에는 사용하기 전에 햇볕에 말려서 먹는다. 약용으로 사용할 때는 말린 표고버섯에 물을 붓고 달여 마시거나 약한 불에서 살짝 구워 분마기에 곱게 갈아 뜨거운 물에 타서 마시면 효과적이다.

콩 | 혈관 벽의 콜레스테롤을 제거한다

콩에는 많은 양의 단백질과 식물성 기름인 리놀산, 레시틴 등이 포함되어 있어 혈관 벽에 붙어 있는 콜레스테롤을 제거하고 혈관을 유연하게 해 준다. 레시틴은 콜레스테롤을 선별해 몸에 해로운 종류는 배설하고 양질의 것은 늘리는 작용을 하므로 동맥경화증 예방에는 그만이다. 리놀산은 몸에 들어오면 쉽게 산화되어 버리는 결점이 있지만, 콩에는 산화를 막는 비타민 E와 사포닌도 들어 있어 안심하고 먹을 수 있다.

곤약 | 콜레스테롤치를 흡수·제거한다

곤약은 구약나물을 가리키는 것으로 먹는 부분은 뿌리다. 곤약에 함유된 탄수화물의 주성분은 글루코만난으로 이 물질은 물에서 녹는 수용성 식물성 섬유다. 장에 오래 머물러 장속의 콜레스테롤을 흡수·제거하므로 혈중 콜레스테롤치를 내리는 효과가 있다.

톳나물 | 혈전을 막아 준다

녹미채라고도 하는 톳나물은 예로부터 건강보조식품으로 널리 사용되어 왔다. 톳나물은 혈전을 막아 주고, 혈압과 혈중 콜레스테롤치를 내려 주는 효과가 있어 성인병 예방에 효과가 뛰어나다. 또한, 칼로리가 거의 없어 비만 예방에도 좋다. 독특한 향이 있으므로 날것으로 먹기보다는 싱겁게 간을 하여 반찬으로 만들어 먹는다. 단, 톳나물은 몸을 차게 하는 성분이 있으므로 위장이 약한 사람은 과식을 피한다.

정어리완자국 | 중성지방치를 낮춰 준다

정어리에는 풍부한 양의 불포화지방산이 들어 있어 혈액에 콜레스테롤과 중성지방이 쌓이는 것을 막아 준다. 하지만 불포화지방산은 쉽게 산화되는 단점이 있으므로 항산화 작용을 하는 비타민 E가 풍부한 식품과 함께 먹는다. 정어리를 이용한 경단국은 비타민 E와 불포화지방산을 이상적으로 배합한 영양요리다.

동맥경화·심장병에 걸리기 쉬운 체질 개선

토마토를 챙겨 먹고
녹즙을 마신다

우리나라 중년 남성에게서 가장 많이 나타나는 체질이다. 이 체질의 사람들은 아랫배와 허리에 걸쳐 피하지방이 많고 두루뭉술한 체형이 특징이며 피부가 부드럽고 탄력이 있다. 동맥경화와 심장병은 고혈압, 비만, 당뇨가 있는 사람들에게 주로 많은데 불규칙한 식사습관과 육류의 과다 섭취로 혈액순환이 원활하지 못해 심장의 부담이 가중되어져 생긴다. 평소 현미식과 채식을 꾸준히 하면서 미네랄과 비타민을 충분히 섭취하면 체질 개선은 물론 병의 예방·치료에도 효과가 있다.

✚ 토마토·감자수프

이 체질의 사람들은 대체로 기름진 음식을 좋아한다. 고기나 생선 등 기름기가 많은 음식을 먹을 때 토마토를 곁들이면 소화를 촉진하고 위의 부담을 덜어 주며 산성 식품을 중화한다. 또한 토마토에는 루틴이 들어 있어 혈관을 튼튼하게 하고 혈압을 내려 주므로 고혈압·동맥경화 환자에게 아주 좋은 식품이다. 토마토와 감자를 이용하여 수프를 만들어 먹거나 주스를 만들어 마셔도 좋다.

✚ 미역국

미역의 성분 중 산성 다당류 프코이딘은 혈액의 응고를 막는 작용을 하며, 혈액 속의 콜레스테롤치를 낮추는 프코스테롤이 함유되어 있어 동맥경화가 염려되는 중년층과 노년층에 특히 좋다. 또한, 라미닌 성분은 혈압을 내려 주므로 고혈압 환자에게도 좋다.
미역은 소금기를 깨끗이 털고 마른 거즈로 닦아 바짝 말린 다음 수시로 날것을 먹거나 미역국, 나물, 냉국, 쌈 등 다양하게 조리해 먹는다.

✚ 녹즙

녹색 채소의 식물섬유는 물에 녹으면 강한 흡수성, 흡착성이 생기므로 혈액 속의 콜레스테롤을 흡착하여 양을 줄이고 혈압을 내리는 데 매우 중요한 역할을 한다. 그뿐만 아니라 여러 가지 영양소가 함유되어 있어 건강에도 좋다.
어리고 연한 감잎 6장에 당근, 쑥, 질경이를 조금씩 넣고 벌꿀·현미식초를 1큰술씩 섞은 다음 물 2컵을 부어 믹서에 간다. 이렇게 만들어진 녹즙을 아침저녁으로 1컵씩 마신다. 배추, 미나리, 셀러리 등을 함께 넣으면 더욱 좋다.

✚ 해바라기씨볶음

해바라기씨에는 칼륨, 칼슘, 철분 등 무기질이 풍부해 고혈압, 동맥경화, 신경과민증에 좋다. 특히 수용성 비타민인 콜린이 부신피질 호르몬의 분비를 촉진하여 혈액순환을 원활하게 해 주고 영양소 흡수율을 높인다. 또한, 질병에 대한 저항력을 길러 주고 간에 축적된 지방을 분해하여 간 기능을 정상화한다. 해바라기씨는 간식으로 공복에 조금씩 먹거나 껍질을 벗기고 볶아 가루로 만든 다음 1작은술씩 먹는다.

✚ 천연양조식초

식초에 들어 있는 유기산이나 아미노산은 신진대사를 원활하게 해 주며 입맛을 좋게 한다. 또한 알라닌, 로이신, 이소로이신 등은 항비만 아미노산으로 체내 지방 합성을 막아 주므로 비만 예방과 치료에 효과가 좋다.
신선한 사과즙 1컵에 식초 1큰술을 타서 아침 공복에 마신다. 신맛이 강하게 느껴지면 볶은 참깨나 호두가루를 조금 섞어 마셔도 좋다.

✚ 메밀국수 삶은 물·귤

고혈압, 동맥경화 등은 혈관의 투과성이 높아져 일어나는 증세다. 이런 증세를 치료·예방하는 것은 플라보노이드 화합물인 헤스페리딘이다. 이 헤스페리딘(비타민P)은 혈관을 튼튼하게 하고 혈관의 탄력성을 좋게 해 주는 것으로 비타민 C와 함께 섭취하면 효과가 매우 뛰어나다. 비타민 P, 비타민 C, 칼륨을 많이 포함하고 있는 귤과 메밀을 충분히 섭취하면 효과를 볼 수 있다. 귤은 하루에 3개 정도 속껍질을 벗기지 말고 먹는 것이 좋다.

류머티즘일 때

우유와 율무팥죽은 관절의 통증을 가라앉힌다

Dr.say 류머티즘은 관절 내막으로 둘러싸인 관절 어디에서나 발생할 수 있는 전신 질병으로, 남성에 비해 여성의 발병률이 높고 주로 30~50대에 나타난다. 염증이 생긴 관절은 특히 이른 아침 뻐뻐하고 불편하며 시간이 지날수록 붓고 통증이 심해진다. 병이 오래 지속되면 체중감소, 무력감, 빈혈 등을 수반하기도 한다. 류머티즘일 때는 휴식과 안정을 취하고 몸을 따뜻하게 해 주며 통증이 심하더라도 하루에 2~3회씩은 가볍게 관절을 움직여 관절이 굳어지거나 변형되는 것을 막는다.

우유 | 관절과 뼈의 노화를 막는다

우유 한 컵에는 약 200mg의 칼슘이 포함되어 있어 하루에 두 컵만 마셔도 하루 필요량은 충분히 섭취된다. 특히 여성은 갱년기에 접어들면 칼슘 대사에 관계가 있는 호르몬이 줄어들어 갑자기 뼈가 물러지거나 골다공증에 걸릴 위험이 높으므로 단백질과 칼슘을 충분히 섭취하는 것이 좋다. 단, 우유를 마시면 설사를 하는 사람이 있는데, 이럴 경우에는 억지로 우유를 마시지 말고 치즈나 요구르트 등으로 대신한다.

검은콩술 | 진통 효과가 뛰어나다

검은콩(흑태)은 신장의 활동을 돕고 류머티즘 질환으로 인한 부기나 통증을 가라앉히는 데 효과가 있다. 검은콩으로 술을 담가 마시면 관절의 통증을 가라앉히므로 류머티즘이나 관절염 증세에 효과를 볼 수 있다.

율무팥죽 | 만성화된 류머티즘 증세에 좋다

율무에는 소염과 진통 작용이 있어 류머티즘으로 인한 관절의 부기나 통증을 가라앉힌다. 율무를 갈아 더운물에 타서 마시거나 율무와 팥을 넣어 끓인 죽을 먹는다.

양고기 | 신경통·류머티즘 증세에 효과적이다

양고기를 얇게 썰어 신경통이나 류머티즘 증세가 있는 관절 부위에 붙이면 열이 내리고 통증도 가라앉는다. 환부에 붙이는 요법과 함께 지방분이 많은 부위의 양고기를 골라 부드럽게 다져서 요리해 먹으면 치료에 도움이 된다.

파·겨자찜질 | 통증을 완화한다

류머티즘성 질환으로 생긴 통증에는 파와 겨자로 만든 찜질약을 붙인다. 겨자가루 반 공기를 미지근한 물로 개는데 덩어리가 생기지 않도록 빠르게 저어 흐르지 않을 정도로 반죽한다. 겨자의 자극적인 냄새에 약효가 있으므로 갠 즉시 파를 섞어 사용한다. 파는 흰 부분을 2cm 길이로 가늘게 썰어 개어 놓은 겨자에 섞는다.

바르는 방법은 걸쭉한 파·겨자 반죽을 환부에 바른 다음 그 위에 거즈나 한지를 붙여 둔다. 10~15분 정도 지나면 환부가 붉어지면서 화끈거리는데 너무 심하게 붉어지기 전에 떼고, 미지근한 물로 깨끗이 씻어 낸다.

마늘·달걀가루 | 염증 있는 류머티즘에 잘 듣는다

마늘 특유의 자극 성분은 체내에서 비타민 B와 결합하여 병으로 지친 몸에 활력을 준다. 또한 강력한 항균 작용도 있어 염증이 있는 류머티즘 증세에 잘 듣는다.

마늘 30쪽을 믹서에 갈아 냄비에 넣고 20~30분 정도 조리면 진득진득해진다. 여기에 달걀 3개를 깨뜨려 넣고 볶는다. 재료가 다갈색으로 변하고 포슬포슬해지면 불에서 내리고 분마기에 넣어 가루로 만든다. 이것을 매일 잠자리에 들기 전 1큰술씩 먹는다.

신경통일 때

매실술로 찜질하거나 여름밀감술을 꾸준히 마시면 통증이 가라앉는다

Dr.say 일정한 신경의 경로를 따라 발작적으로 심한 통증이 나타나며 말초신경의 분포와 흐름에 따라 삼차신경통·좌골신경통·늑간신경통·경완신경통으로 나뉜다. 삼차신경통은 흔히 안면신경통이라고도 한다. 신경계의 병은 대체로 원인이 분명하지 않고 오래 지속되는 특징이 있다. 신경통의 증세가 느껴지면 즉시 전문의의 진단을 받고 올바른 자세와 안정을 취하면서 비타민이 풍부한 음식을 챙겨 먹는다. 증세가 심할 때는 물리치료를 꾸준히 받는다.

매실술찜질 | 통증을 가라앉힌다

심한 통증이 일어나면 몸과 마음의 안정을 취하고 매실로 술을 담가 찜질해서 통증을 완화한다. 매실술찜질은 신경통뿐만 아니라 류머티즘이나 관절염·부기 등의 통증, 편도선염이나 기관지염으로 인한 목구멍의 통증, 가슴 통증에도 잘 듣는다.
단, 매실술을 외용약으로 사용할 때는 얼음설탕을 넣지 않도록 주의하고, 매실술을 내복약으로 복용할 때는 한 번에 1큰술씩, 하루에 2~3회 마신다.

여름밀감술 | 근육통·좌골신경통을 완화한다

허리에서 허벅지에 걸쳐 나타나는 좌골신경통이나 근육통으로 오랫동안 시달린 사람에게는 여름밀감술이 좋다. 여름밀감 4개를 껍질째 잘 씻은 다음 레몬 썰듯이 둥글게 썰어 술 1.8ℓ와 꿀을 조금 넣고 서늘한 곳에서 4개월 정도 보관한다. 술이 익으면 거즈에 걸러 찌꺼

기는 버리고 그 술을 잠들기 전 1큰술씩 6개월 정도 마시면 효과를 볼 수 있다.

생강탕 | 통증을 줄여 주고 혈액순환을 촉진한다

묵은 생강 1쪽을 강판에 갈아 무명보자기나 거즈에 싸서 냄비에 넣고 물을 적당히 부은 다음 생강탕을 끓인다. 이 탕을 두꺼운 수건에 적셔 물기를 꼭 짠 다음 통증이 있는 부위에 올려놓으면 혈액순환을 촉진하고 열을 내려 다음 날이면 통증이 가라앉는다.

식초에 절인 콩 | 신경통에 효과적이다

식초에 절인 콩도 효과가 뛰어나다. 콩을 깨끗이 씻어 물기를 뺀 다음 사과식초나 양조식초에 3일 정도 재웠다가 하루에 5~6알씩 먹으면 신경통으로 인해 움직이기 불편하던 부위가 풀어진다. 단, 3개월 이상 꾸준히 먹어야 효과를 볼 수 있다.

호박찜질약 | 늑간신경통에 좋다

늑간신경통의 증세로 가슴이 아플 때는 진통·소염 작용이 있는 호박찜질이 좋다. 호박을 찜통에 넣고 푹 찐 다음 분마기에 넣고 으깨서 따뜻할 때 거즈에 발라 통증을 느끼는 부위에 바른다. 거즈가 식으면 따뜻한 것으로 바꿔 준다. 이 방법으로 하루 2~3회 찜질을 반복하면 부기가 서서히 가라앉고 통증도 줄어든다.

수세미탕 | 통증을 진정시킨다

수세미줄기에서 뽑아낸 즙은 예로부터 미용 효과가 있다 하여 화장수로 사용됐는데 그 밖에 신경통이나 두통, 복통, 류머티즘, 오십견(50대의 견비통) 등에도 효과가 있다.
특히 신경통에는 수세미탕이 잘 듣는다. 가을에 추출해 낸 수세미액에 얼음설탕을 넣고 함께 달여서 하루에 3회, 공복 시 소주잔으로 1~2잔씩 마시면 통증이 가라앉는다.

신장병일 때

소금을 제한하고 이뇨를 돕는 수박, 오이 등을 먹는다

Dr.say 신장은 혈액을 여과하고 노폐물이나 독성이 있는 물질을 소변으로 배설하며, 소변의 양을 조절해 몸 안의 수분을 일정하게 유지한다. 하지만 신장에 이상이 생기면 얼굴·눈꺼풀·전신 등이 붓고 소변 양이 현저히 줄거나 소변 색이 검붉어지며 단백질이 섞여 나오기도 한다. 신장병이 있을 때는 절대 안정을 취하고 나트륨과 칼륨을 제한하며 짜지 않은 단백질 식품을 섭취한다. 소변에 단백질이 많이 배출될 때는 전문의의 진단을 받는 것이 좋다.

호박씨 | 신장병으로 인한 부종을 가라앉힌다

호박은 베타카로틴을 비롯해 비타민 B군과 비타민 C가 풍부한 대표적인 녹황색 채소로 이뇨 작용이 뛰어나고 몸을 보하는 효과가 탁월하다. 특히 호박씨는 신장병으로 인한 부종을 제거하는 데 효과가 좋다. 가을에 호박을 썰어서 살은 볕에 말리고, 호박씨는 껍질을 벗겨 말린 후 볶아 먹는다.

수박 | 부기를 가라앉힌다

수박은 신장 기능을 활발하게 하고 요독증을 예방하는 효과가 있다. 따라서 몸이 자주 부어 걱정되는 사람이나 신장염으로 몸에 열이 나고 소변이 잘 나오지 않는 사람에게도 아주 좋다. 여름철에는 싱싱한 수박을 그때그때 구입해 그대로 먹거나 수박화채, 수박주스 등으로 만들어 먹는다. 단, 몸을 차게 하는 성질이 있으므로 냉증이 있는 사람은 과식을 피한다.

다른 계절에는 여름철에 미리 만들어 둔 수박당을 먹되 냉증이 걱정되는 사람은 따뜻한 물에 섞어 마신다. 잘게 썬 수박을 거즈나 무명천에 싸서 비틀어 짠 다음 즙만 받아 약한 불에서 끓이면 수박당이 완성된다. 하루 3회, 1회 1큰술씩 식전에 먹는다.

오이 | 배뇨를 촉진한다

오이에는 칼륨과 수분이 풍부하고, 배설을 촉진하는 작용이 있어 부종에 효과가 있다. 단, 몸을 차게 하는 성질이 있으므로 냉증이 있는 사람은 과잉 섭취하지 않는다.

옥수수수염 달인 물 | 만성 신장염에 특효약이다

버려지기 쉬운 옥수수수염에는 많은 유효 성분이 있다. 그중에서도 특히 이뇨 작용이 뛰어나 부기를 가라앉히고 신장 기능을 회복하는 데 효과가 있다. 한방에서는 '옥촉수' 혹은 '남만모'라 하여 취급하고 있다.

옥수수수염 50g에 물 3컵을 붓고 중불에서 양이 반으로 줄어들 때까지 달인다. 그 물을 하루에 1~2회 공복에 마시면 뛰어난 이뇨 작용으로 부기가 가라앉고 단백뇨 증세도 좋아져 급성 신장염은 물론, 만성 신장염 치료에도 도움이 된다. 옥수수수염 달인 물은 중독성이 없으므로 장기 복용도 가능하다.

쌀·보리팥죽 | 부기를 가라앉힌다

팥은 이뇨 작용이 있어 부기가 수반되는 신장병에 이상적인 식품이다. 부기가 심할 때는 깨끗이 씻은 팥 10g에 물 3컵을 붓고 물이 반으로 줄어들 때까지 달여 하루 3회로 나누어 공복에 마신다. 팥·쌀·보리 등을 함께 넣어 끓인 죽도 같은 약효가 있는데, 주식 대용으로 하루에 2회 먹으면 좋다. 단, 설탕이나 다른 감미료는 사용하지 않는다.

plus tip

그 밖에 효과가 있는 식품

동아는 수박과 같은 옹이과에 속하는 식품으로 수분이 많아 이뇨 작용을 도우므로 신장병 치료제로 아주 좋다. 날것을 그대로 먹는 것도 좋지만 수프나 반찬으로 조리하면 냉증이 걱정되는 사람도 안심하고 먹을 수 있다. **녹두**도 이뇨 작용이 뛰어나다. 30g씩 달여 하루 3회로 나누어 마신다. **흑태**(검은콩)도 삶아서 반찬으로 조리해 먹으면 좋다.

심장병일 때

달걀노른자 기름, 굴껍데기수프 등을 먹으면 증세가 좋아진다

Dr.say

심장은 동맥으로 피를 보내 몸 구석구석까지 산소와 영양을 공급하고 조직으로부터 탄산가스와 노폐물을 거두어들인다. 심장이 이러한 활동을 잘 해내기 위해서는 관상동맥이 튼튼해야 한다. 관상동맥에 이상이 생기면 협심증, 심근경색 등 여러 가지 심장병을 일으킬 수 있다. 심장병을 예방하려면 콜레스테롤이나 칼로리가 높은 음식은 피하고 적당한 운동을 하면서 질 좋은 단백질, 조개나 해조류, 신선한 채소를 섭취한다. 또한 스트레스, 흡연, 과로 등을 주의한다.

마늘 | 콜레스테롤을 줄이고 혈관을 확장한다

마늘의 독특한 향을 내는 유황 화합물은 콜레스테롤을 줄이며, 스콜지닌이라는 성분은 혈관을 확장하고 혈압을 내려 준다.

달걀노른자 기름 | 가슴이 울렁거리는 증세에 효과적이다

한방에서는 달걀노른자를 혈액이나 체액을 보충하는 작용이 강하다 해서 심장병의 특효약으로 처방한다. 특히 달걀노른자 기름(난유)은 민간요법으로도 널리 쓰인다.
완숙으로 삶은 달걀을 껍데기를 벗겨 노른자만 골라낸 다음 나무주걱으로 가볍게 으깬다. 그런 다음 프라이팬에 넣고 새까맣게 탈 때까지 볶아 거즈에 싸서 기름을 받는다. 독특한 냄새 때문에 마시기 어려우면 약국에서 오블라토를 구입해 그 안에 넣고 싸서 먹으면 한결 먹기 쉽다. 이렇게 만든 난유는 오래 보관할 수 있으므로 미리 만들어 두었다가 1/3작은술

씩 아침저녁으로 꾸준히 먹으면 뛰어난 효과를 볼 수 있다.

표고버섯탕·분말 | 혈압을 진정시켜 발작을 예방한다

표고버섯은 콜레스테롤 치수를 낮추어 주는 작용이 있어 꾸준히 복용하면 혈당과 혈압을 내려 주고 고혈압, 고지혈, 동맥경화 등을 예방한다. 칼로리도 거의 없어 다이어트가 필요한 사람과 심장질환 환자에게 좋은 건강식품이다.

생표고버섯보다는 말린 표고버섯이 약효가 높으므로 말린 것을 이용해 탕을 달이거나 분말로 만들어 더운물에 타서 마신다.

솔잎 | 혈관 벽을 강화한다

1년 내내 푸름을 자랑하는 소나무의 잎에는 혈관벽을 강화하는 성분이 있어 심장 발작의 원인이 되는 고혈압증에 잘 듣는다. 생잎을 씹어서 그 진액을 조금씩 먹는 것만으로도 효과가 좋으며 술을 담가 마셔도 좋다.

땅콩 식초 절인 물 | 협심증에 잘 듣는다

가슴 왼쪽에서 명치, 또는 팔에 걸쳐서 통증이 나타나는 협심증에는 땅콩 식초 절인 물이 좋다. 땅콩을 속껍질째 유리병에 1/3 정도 넣고 그 땅콩이 잠길 만큼 현미식초를 붓는다. 땅콩이 불어나면 식초를 더 넣고 15일 정도 두었다가 하루에 소주잔으로 1~2잔씩 마신다.

굴껍데기수프 | 혈전을 예방한다

굴에는 타우린이라는 떫은맛을 내는 아미노산이 풍부하게 들어 있어 심장의 이상흥분 증세를 진정시키고, 혈전을 예방한다. 갑자기 일어나는 심장 발작이 걱정되어 불안한 사람에게는 굴껍데기가 좋다. 약용으로 사용할 때는 주로 곱게 갈아서 사용하는데, 이 방법보다는 굴껍데기를 깨끗이 씻어 수프를 끓여서 마시는 것이 간편하고 효과가 더 좋다.

암일 때

표고버섯·다시마·살구씨 등을 먹으면 암 예방에 효과가 있다

Dr.say 암이란 세포에 발생하여 점점 다른 부위로 전이되는 악성 종양으로, 폐·간·위·장·자궁 등의 부위에 잘 나타난다. 정확한 원인은 밝혀지지 않았지만 유전적인 요인과 음주·흡연·잘못된 식습관·주변 환경 등이 복합적으로 작용하여 발생하는 것으로 알려져 있다. 암은 예방과 조기발견이 중요하므로 1년에 한두 번은 꼭 건강검진을 받는다. 암을 예방하는 비타민 A·C·E와 식물성 섬유가 풍부한 식품을 섭취해 암에 대한 저항력을 기른다.

장어조림 | 폐암을 예방한다

강장·강정 식품으로 널리 알려진 장어는 암을 예방하는 효과도 있다. 특히 장어에 들어 있는 비타민 A는 비타민 C·E와 함께 항산화제로 작용하여 암을 유발하는 니트로소아민이 생겨나는 것을 방지한다. 또한 비타민 A의 전신인 β-카로틴을 풍부하게 지니고 있어 담배에 들어 있는 암 촉진 인자를 억제하여 폐암을 예방한다.

파·마늘·생강·진간장 등으로 만든 양념장을 장어에 발라 구워 먹어도 좋고, 우엉·달걀·쑥을 함께 넣어 조림을 만들어 먹어도 좋다. 장어는 살이 연해 국물에 잠깐만 끓여도 쉽게 오그라들므로 빠르게 조리한다.

다시마부각 | 섬유질이 풍부해 대장암 치료에 좋다

예로부터 다시마는 암을 다스리는 식품으로 유명하다. 다시마에는 다당류가 풍부하게 들

어 있는데, 다당류는 대장의 운동을 도와 음식물을 청소하는 역할을 한다. 따라서 음식이 장에 머무르는 시간을 줄이고 장 안의 발암물질과 유해물질 배설도 촉진한다. 또, 다시마는 암에 대한 면역력도 높여 준다.
가정에서는 가족들의 건강을 위해 여러 가지 조리법을 활용해 다시마를 많이 섭취하는 것이 중요하다. 다시마를 바짝 말려 가루 내어 먹거나 다시 국물을 만들어 국물 음식에 이용하는 것도 좋은 방법이다. 밑반찬으로 다시마부각을 만들어 도시락 반찬으로 이용해도 좋다.

표고버섯 달인 물 | 위암과 장암을 예방·치료한다

표고버섯에는 식품 속에 들어 있는 발암물질을 분해하는 작용이 있어 위암과 장암의 예방은 물론 치료에 효과가 있다. 말린 표고버섯 25g과 송이버섯 25g을 10컵의 물에 넣고 약한 불에서 2시간 정도 뭉근하게 달여 2~3일에 걸쳐 나누어 마신다. 버섯 달인 물은 부패하기 쉬우므로 반드시 냉장고에 넣어 보관한다.

영지버섯 달인 물 | 암세포의 증식을 막는다

영지버섯은 제암제로 효과가 있다 하여 예로부터 신비의 묘약으로 알려져 있다. 영지버섯은 표고버섯과 같은 방법으로 송이버섯과 함께 달여 그 물을 마셔도 좋고, 영지만을 달여 마셔도 효과를 볼 수 있다. 영지버섯은 반드시 냉장고에 보관한다.

해조류 | 유방암을 예방한다

다시마에서 뽑아낸 프코이딘, 미역의 알기닌, 김의 폴피란 등의 성분에는 정도의 차이는 있지만 암에 대한 면역 작용을 2~3배로 높이는 효과가 있다. 또한 이 성분은 바이러스의 활동을 억제하고 자궁암을 치료하며 발암물질인 스트론튬의 피해로부터 인체를 보호한다. 또한 요오드 결핍으로 인한 유방암을 예방한다. 이처럼 해조류는 인체에 좋은 성분이 들어 있을 뿐만 아니라 암을 예방·치료하므로 반찬이나 국으로 조리해 자주 즐겨 먹는 것이 좋다. 다시마를 물에 달여 마시는 것도 약효가 있다.

김무침 | 담배로 인한 폐암에 좋다

담배를 피우면 폐점막에 손상을 입어 폐암에 걸리기 쉽다. 이것을 막으려면 폐점막을 보호하고, 손상된 점막 재생에 힘써야 한다.
김에 많이 들어 있는 비타민 A는 점막 보호와 재생에 큰 도움이 된다. 또한 김에 들어 있는 메틸 메티오닌은 담배의 니코틴을 해독해 주므로 폐암 예방에 좋다.

톳 달인 물 | 대장암을 예방한다

톳은 해조류의 일종으로 식물성 섬유질이 주성분이다. 이 톳은 음식물이 장을 통과하는 시간을 단축해 독소가 생길 여유를 주지 않고, 수분을 빨아들이는 능력이 있어 장 속에서 팽창하므로 발암물질이 장 점막에 닿을 여지가 줄어든다. 또한 섬유질 자체의 수분으로 독소를 묽게 하거나 내부로 빨아들여 대변으로 배설하므로 대장암 예방에 큰 효과를 볼 수 있다.
톳에 물을 붓고 중불에서 뭉근하게 달여 그 물을 차처럼 매일 마신다. 살짝 데쳐 초간장에 새콤하게 무쳐 먹어도 반찬으로 훌륭하다.

파 · 마늘 | 암에 대한 면역력을 높인다

마늘과 파에는 셀렌이란 성분이 들어 있어 꾸준히 먹으면 신체의 면역력을 높여 준다. 따라서 암의 발생은 물론 진행을 막아 주고 해독 작용 또한 뛰어나 이미 몸에 쌓인 발암물질을 분해하는 데 효과가 있다. 그러나 셀렌은 가열하면 증발해 버리는 특성이 있으므로 날것으로 먹거나 살짝 익혀 먹는다. 셀렌을 함유하고 있는 식품으로는 다랑어, 방어, 조개류, 콩나물, 두부, 과일 등이 있다.

살구씨 | 암의 재발을 막는다

살구씨에 포함된 아미그달린은 암세포를 분해하는 작용이 있어 암의 예방은 물론 재발을 억제한다. 껍질 벗긴 살구씨는 생약명으로 '행인' 이라 하여 한약재 시장에서 구입할 수 있다. 살구씨 8g에 3컵의 물을 붓고 그 물이 반으로 줄어들 때까지 달여 그 물을 나누어 마신다. 또, 행인을 가루 내어 조금씩 먹어도 좋다.

무화과열매 | 유두종·선암·육종에 효과적이다

무화과열매에서 뽑아낸 벤즈알데히드라는 성분에는 암세포를 정상 세포로 회복시키는 작용이 있어 암의 예방과 치료에 효과가 뛰어나다. 이 성분은 암 중에서도 특히 유두종, 선암, 편평 상피암, 육종 등의 환자에게 약효가 뛰어나므로 열매를 생것으로 먹거나 줄기와 잎으로 즙을 내어 마신다.

율무수프 | 유방암 · 자궁암에 효과적이다

율무에는 세포의 이상 발달을 억제하고 신진대사를 촉진하여 체질을 개선하는 약효가 있어 암의 예방과 치료에 좋다. 또한 율무에는 비만을 예방하는 특성이 있어 영양 과다인 여성에게 자주 나타나는 유방암·자궁암 예방식품으로 좋다.

율무 10g에 무즙 100g을 섞어 그릇에 담고 그릇째 찜통에 넣어 1시간 정도 찌면 수프처럼 진한 탕이 된다. 이렇게 쪄낸 탕을 건더기째 마시거나, 거즈에 걸러 받아낸 미음을 마신다. 단, 율무수프는 약효가 강하므로 임신부나 사상체질에서 태양인에 속하는 사람은 먹지 않는 것이 좋다. 그러나 비만체질, 냉증, 혈압이 낮은 사람에게는 효과가 좋다.

비파잎차 | 전립선암에 효과가 있다

암은 혈액이 극도로 탁해져서 세포가 정상적인 생리기능을 잃어버려 생기는 병인데 비파잎은 탁한 피를 맑게 하고 온몸의 신진대사를 촉진해 암을 예방한다. 또한 뛰어난 진통 효과가 있어 통증이 심한 전립선암 치료에 도움이 된다.

싱싱한 비파잎을 따서 젖은 행주로 먼지를 닦아내고 분마기에 갈아 거즈에 밭쳐 즙을 짠다. 따뜻한 물에 타서 차로 마시거나, 비파잎을 불에 쬐어 뜨거울 때 환부에 문질러 주는 방법도 암에 효과가 있다.

위궤양·십이지장궤양일 때

비타민 C가 풍부한 감자나 호박이 좋다

Dr.say

위액의 분비가 정상보다 많아지거나 위의 점막이 약해져 위·십이지장의 안쪽에 상처가 났을 때 생기는 병이다. 주요 원인은 불규칙한 식사와 생활, 스트레스 등이고, 상복부에 쥐어짜는듯한 통증이나 타는 듯한 느낌이 오며 공복 시나 한밤중에 증세가 더욱 심하다. 궤양이 진행되면 피를 토하거나 혈변을 보는 등 출혈 증세가 나타나기도 하는데 출혈이 있으면 다른 합병증이 생겼을 가능성이 크므로 전문의의 정확한 진단을 받는 것이 바람직하다.

양배추즙 | 위의 점막을 재생한다

양배추에는 위나 십이지장의 헌 점막을 재생하고 궤양 치료에 효과가 있는 비타민 K와 U가 풍부하다. 샐러드로 먹거나 다양하게 조리해서 먹으면 위·십이지장궤양 치료에 좋다. 단, 비타민 U는 삶거나 찌면 파괴되는 단점이 있으므로 약용으로 사용할 때는 생것을 그대로 먹거나 살짝 가열해서 섭취한다.
분마기나 믹서에 갈아낸 생즙을 따뜻하게 데워 10일 정도 계속해서 식전에 마시면 가벼운 궤양 증세에 효과가 있다. 증세가 심하면 복용기간을 조금 더 늘린다.

감자구이 | 위벽을 튼튼하게 해 준다

감자에는 가열해도 파괴되지 않는 비타민 C와 칼슘·칼륨 등이 풍부해 위와 십이지장의 점막을 튼튼하게 해 주는 작용을 한다. 입맛에 맞게 조리하거나 통째 구워 먹는다.

호박죽 | 오래된 궤양에 효과가 있다

호박은 과육뿐만 아니라 꽃, 잎, 씨앗에도 풍부한 비타민 C와 카로틴이 들어 있어 궤양으로 오랫동안 시달린 사람에게 이상적인 채소다. 약용으로 사용할 때는 호박죽이나 찜으로 요리한다. 호박죽을 꾸준히 먹으면 위장이 약해 계속되는 설사도 멈춘다.

녹차·홍차 | 장기의 점막을 보호해 준다

녹차와 홍차의 떫은맛을 내는 타닌은 장 속의 해로운 독소로부터 점막을 보호하고 소화를 돕는 작용을 해 궤양의 치료와 예방에 효과가 있다.

홍차는 타닌 함량이 녹차보다 10~20%가량 높지만 떫은맛은 약하다. 또한 소화기 내벽의 단백질을 보호해 준다. 단, 차에는 카페인 성분이 들어 있어 너무 많이 마시는 것은 좋지 않다. 불면증이 있거나 저혈압 증세가 있는 사람은 피한다.

파래가루 | 궤양을 예방·치료한다

파래의 독특한 맛을 내는 성분은 위궤양이나 십이지장궤양을 예방하고 진정시켜 주는 작용을 하며 소화기관 전체에도 좋은 영향을 미친다. 살짝 볶아낸 멸치, 참깨나 들깨, 파래를 분마기에 넣고 함께 갈아서 밥 위에 얹어 먹으면 약효도 뛰어나고 맛도 고소하다.

무화과가루 | 궤양 증세를 가라앉힌다

말린 무화과열매를 잘게 썰어 프라이팬에 넣고 검게 구운 다음 따뜻한 물에 타서 마시면 궤양 치료는 물론 위장이 튼튼해진다. 무화과가루는 미리 만들어 놓고 그때그때 물에 타서 먹는 것이 편리하다.

plus tip

그 밖에 효과가 있는 식품

궤양이 심해져 피를 토하는 증세가 나타나면 **연근**을 갈아 그 즙을 짜서 조금 마신다. 연근에는 강한 지혈 작용이 있어 가벼운 출혈은 곧 멎는다. 우리나라의 꽃인 **무궁화**도 약으로 사용된다. 꽃이 피기 직전에 약간 벌어진 꽃봉오리를 따서 햇볕에 바짝 말렸다가 달여 마시면 위출혈이나 설사 증세가 가라앉는다.

스트레스·위장병에 걸리기 쉬운 체질 개선

연근즙, 양배추즙을 꾸준히 마신다

스트레스와 위장병은 마른 체형의 여성이나 긴장을 하면 근육이 쉽게 단단해지는 남성에게 잘 나타나는 증세다. 대체로 신경이 예민하고 내성적이며 항상 쫓기는 듯한 생활을 하는 샐러리맨이나 환경에 대한 적응력이 부족한 사람, 자신의 리듬에 맞는 생활규범을 갖지 못한 사람들에게 많이 생긴다. 이런 체질의 사람들은 무엇보다 긍정적인 생활 태도와 규칙적인 식생활, 적당한 운동으로 최상의 컨디션을 유지하는 것이 좋다. 환경에 변화를 주는 취미생활이나 자극성이 없는 음식을 규칙적으로 먹는 것도 체질 개선에 도움이 된다.

✚ 우유

위궤양 환자는 속이 비면 위벽에 생긴 상처가 위산에 의한 자극을 받아 심한 통증을 느끼게 된다. 알칼리성 식품인 우유는 위에 들어가면 위산을 중화하고 위액을 묽게 하여 위의 점막을 보호하는 동시에 단백질, 미네랄, 비타민 등 영양이 풍부하여 궤양을 치료할 뿐만 아니라 질병에 대한 저항력을 높여 준다. 점심과 저녁식사 중간인 오후 4~5시경에 미지근하게 데워서 매일 한 잔씩 마신다.

✚ 연근즙

연뿌리를 먹으면 긴장되었거나 이완된 신경이 정상으로 돌아온다. 신경의 불안정, 스트레스가 끊이지 않거나 불면증, 눈의 피로로 인한 염증, 자율신경실조로 인한 여러 가지 증세에도 효과가 있다. 또한, 아침에 일어났을 때 가래에 실 같은 피가 섞여 나오거나 저녁 무렵이면 목이 쉬는 사람에게 좋은데 이런 증세는 수면부족이나 스트레스 때문에 생기는 출혈의 한 증세이다.

싱싱한 연근을 준비하여 흐르는 물에 깨끗이 씻은 다음 껍질을 벗기고 강판에 곱게 갈아 즙만 마신다. 체중 1kg당 연근즙 10㎖가 적당하므로 자신의 체중에 따라 양을 정해 몇 회에 나누어 마신다. 조림, 튀김으로 조리해서 먹어도 좋다.

✚ 양배추즙

위장병에 걸리기 쉬운 체질의 사람은 상복부가 좁고 위의 기능이 비교적 약하므로 위장 운동을 활발하게 촉진하는 음식을 섭취한다. 양배추에는 위의 점막을 보호하고 소화를 돕는 비타민 U가 많이 들어 있다. 양배추 100g을 깨끗이 씻어 물기를 빼고 분마기에 곱게 찧은 다음 즙을 짜서 한 번에 마신다. 채소즙은 1회 분량씩만 만들어 신선하게 마신다.

✚ 감자생즙

감자에는 비타민 C와 판토텐산, 뇌의 작용을 정상적으로 유지하는 비타민 B도 풍부하다. 감자에 들어 있는 비타민 C는 부신피질호르몬의 생성을 촉진해 우리의 몸을 스트레스로부터 지켜 주고 판토텐산은 부신에 비타민 C의 축적을 돕는다. 감자는 껍질을 벗긴 다음 강판에 갈아 생즙을 공복에 1컵씩 아침저녁으로 마신다.

✚ 매실차

매실은 위장의 기능을 촉진하고 장 속 나쁜 균의 번식을 억제한다. 위의 기능이 약해지면 해로운 균을 소장으로 곧바로 통과시키므로 소장에 번식한 균으로 인해 이질이나 장티푸스 등 무서운 병에 걸리기 쉽다. 매실의 유기산은 장 내부를 일시적으로 산성화해 이질균이나 포도상구균, 장티푸스균 등의 번식을 막아 준다.

✚ 마늘된장장아찌

마늘의 주성분인 알리신은 위장을 자극해서 소화를 촉진하고 비타민 B의 완전흡수를 도와 위장병을 예방·치료해 준다.

비타민 B_1은 쌀밥을 주식으로 하는 한국인에게는 가장 필요한 비타민으로 위장 기능을 좋게 하고 피부도 곱게 하는 등 몸 전체를 건강하게 유지해 준다. 따라서 비타민 B_1이 많이 들어 있는 돼지고기나 땅콩 등을 마늘과 함께 먹으면 더욱 효과가 크다.

저혈압일 때

몸을 따뜻하게 보호해 주는 마늘·인삼·가리비 등을 먹는다

Dr.say 혈압이 정상보다 낮은 경우로, 보통 최고 혈압이 100 이하이면서 최저 혈압도 65 또는 그 이하일 경우 저혈압이라고 한다. 일반적으로 저혈압은 피로하고, 몸이 나른하거나 머리가 무겁고, 손발이 차고, 현기증이 있으며 변비, 식욕부진 등의 증세가 나타난다. 저혈압증은 대개 체질적인 것에 좌우되므로 식사, 운동, 수면 등 일상생활의 개선이 필요하다. 가능하면 영양가가 높고 균형 잡힌 식사를 규칙적으로 하는 식생활을 익힌다.

오이즙 | 혈액순환을 돕는다

싱싱한 오이를 골라 칼등으로 껍질에 돋아난 가시를 떼고 맑은 물에 깨끗이 씻은 다음 강판에 갈아 즙을 내어 식후에 한 잔씩 마신다. 평소 오이즙을 챙겨 먹으면 혈액순환을 돕고 신진대사를 활발하게 한다.

마늘꿀환 | 혈액순환을 돕는다

강장·강정 식품으로 손꼽히는 마늘은 내장을 따뜻하게 해 주고 신진대사를 활발하게 촉진하는 성분이 있어 저혈압 증세가 자주 나타나는 허약 체질에 좋다. 조금씩이라도 매일 마늘을 먹으면 컨디션이 좋아지고 병에 대한 면역력도 높아진다. 단, 눈병에 걸렸거나 위궤양, 십이지장궤양 증세가 있을 때는 과식하지 않는다.

몸이 허약하고 손발이 찬 증세가 나타나는 사람은 마늘을 껍질째 끓는 물에 15분 정도 끓

여서 하루 1회, 식사 전에 2쪽씩 먹는다. 또 마늘초절임이나 마늘꿀환을 먹는다.

가리비 | 자양 강장, 피로 회복에 좋다

말린 가리비는 단백질은 물론 칼슘, 나트륨, 철분, 칼륨 등 미네랄과 비타민 $B_1 \cdot B_2$가 다량 함유된 보양 식품이다. 아미노산의 밸런스도 좋아 자주 섭취하면 몸이 튼튼해진다. 저혈압인 사람은 가리비를 구이나 찌개, 볶음 등 다양한 조리법으로 요리해 수시로 먹는다. 가리비에 각종 채소를 넣어 수프로 만들어 먹어도 좋다.

들깨인삼죽 | 피를 만드는 데 도움이 된다

빈혈이나 영양실조 등으로 인해 저혈압 증세가 있을 때는 피를 만들어 내는 작용이 뛰어난 들깨, 몸을 따뜻하게 해 주는 인삼, 영양가가 풍부한 땅콩과 잣 등을 넣고 죽을 끓여 먹는 것이 좋다. 흰쌀 1/2컵을 물에 한나절 정도 불려 놓았다가 곱게 간 들깨·땅콩·잣을 냄비에 넣고 물을 넉넉히 부은 다음 끓인다. 죽이 끓기 시작하면 어슷썬 인삼을 넣고 다시 끓인다. 이것을 하루 2회, 공복에 먹는다. 체질을 개선하려면 장기적으로 복용하는 것이 좋다.

뽕잎 달인 물 | 혈압을 정상적으로 높여 준다

뽕나무는 예로부터 불로장수의 명약으로 알려져 뽕나무의 잎으로는 차를, 열매로는 술을 담가 마신다. 차를 만들 때는 새봄에 돋아나는 어린 잎을 따서 햇볕에 바짝 말려 사용하는 것이 좋고, 열매는 6~7월에 따서 만든 것이 약효가 뛰어나다. 말린 뽕잎 10g에 물 3컵을 붓고 양이 반으로 줄 때까지 푹 달여 거른다. 걸러 낸 맑은 물을 차 대신 마신다. 열매는 적당량의 소주로 발효시켜 조금씩 마신다.

plus tip

저혈압에 피해야 할 음식

저혈압 증세가 나타나는 사람은 대부분 몸이 차서 위장 장애를 수반하기 쉽다. 따라서 소화흡수가 잘 안 되거나 몸을 차게 만드는 무·양배추·토마토·가지·동아 등 채소류와 감·배·수박·바나나 등 과일류, 메밀·율무·찹쌀 등 곡류, 그리고 바지락·다시마·우렁 등은 피한다. 쇠고기·돼지고기 등 육류와 지방질이 많은 생선류도 소화력을 돕기 위해 수프나 죽 등 유동식으로 조리해서 먹는 것이 좋다.

치질·탈항일 때

몸을 항상 청결하게 관리하고 마늘을 구워 찜질한다

Dr.say

치질은 크게 치핵, 열항, 치루, 탈항 등으로 나뉜다. 변비 등으로 항문 주위의 정맥에 피가 뭉쳐서 혹이 된 것이 치핵, 항문 주위의 피부나 점막에 상처가 생기는 것이 열항, 치질이 심해져 고름이 나오고 심한 통증과 발열 증세가 나타나는 것이 치루다. 탈항은 여성에게 많은데 변비나 출산 등으로 치핵이 항문 밖으로 빠져나온 상태를 말한다. 치질을 예방·치료하려면 부드럽고 소화가 잘 되는 음식을 먹어 쾌변을 보도록 하고 청결을 유지한다. 증세가 심할 때는 약물요법과 수술이 필요하다.

사과 | 매일 아침 사과를 먹으면 변통이 좋아진다

아침식사를 거르면 변비가 생길 확률이 높다. 변의는 보통 아침식사 후 생기는 것이 일반적인데, 아침을 거르거나 변을 참으면 변의가 아예 없어질 수 있다. 이것이 반복되면 만성 변비가 되므로 치질로 고생하는 사람은 반드시 아침을 먹는 습관을 들인다.

아침식사는 식물섬유가 많은 음식을 먹는 것이 이상적이지만, 여의치 않을 때는 아침마다 사과 1개를 먹는다. 식물섬유가 풍부한 사과는 정장 작용을 하여 변을 부드럽게 해 주고, 배변을 촉진해 준다.

마늘구이찜질 | 치질로 인한 통증에 효과적이다

치질로 통증을 느낄 때는 마늘을 구워 항문 주위를 찜질한다. 마늘을 한 쪽씩 떼어 속껍질을 벗기지 말고 알루미늄 호일에 싸서 프라이팬에 굽는다. 부드럽게 익으면 얇은 속껍질을 벗기고 거즈에 싸서 환부에 찜질한다. 잠자리에 들기 전에 찜질하면 더욱 효과적이다.

시금치 | 장 속의 열을 내려 준다

시금치에는 식물성 섬유가 풍부하고 장의 운동을 활발하게 해 주는 작용이 있어 변비 치료에 효과적이다. 한방에서는 치질의 원인을 '장의 습열'이라 진단하는데, 시금치에는 장 속의 열을 내려 주는 약효가 있다.

쑥가루 | 출혈을 멎게 해 준다

딱딱하게 굳어진 대변이 항문을 빠져나올 때 상처가 생겨 출혈이 심해지면 분마기에 쑥을 곱게 갈아 항문에 고루 바른다.

무화과즙 | 정장 작용이 뛰어나다

무화과는 대장의 벽을 자극하는 정장 작용이 있어 변비에 좋고 단백질을 분해하는 효소가 들어 있어 근육을 부드럽게 해 준다. 무화과를 하루에 4~5개 정도 먹거나 과육과 잎에서 흰 즙을 짜내 항문에 바른다. 출혈이 있을 때는 입욕제로 사용한다.

달팽이조림 | 치질과 탈항에 걸렸을 때 먹는다

달팽이에는 우수한 단백질과 칼슘 등이 많이 들어 있어 한방에서는 치질이나 탈항, 탈장 등의 약재로 사용한다. 탈항이 되어 제자리로 들어가지 않을 때는 민달팽이(집이 없는 달팽이)에 설탕을 뿌려 거즈로 두툼하게 싼 다음 손으로 고루 주무른다. 그리고 거즈를 항문에 밀어 넣는다. 달팽이를 불에 굽거나 조려서 항문에 발라도 좋다.

plus tip

그 밖에 효과가 있는 식품

치질로 인해 출혈이 있을 때 **목이버섯 달인 물**을 마시면 효과적이다. 냄비에 검은색 목이버섯 30g과 설탕 60g을 넣고 물 1컵을 부어 진하게 달여 마시면 좋다. **땅콩**의 얇은 껍질에도 지혈 작용이 있으므로 땅콩껍질을 푹 달여 마신다. **삼백초잎**을 갈아서 거즈나 무명천에 발라 항문 부위에 찜질해도 좋다.

통풍일 때

통증과 부기를 가라앉히는 토마토, 치자팥죽을 먹는다

Dr.say 혈액 속에 요산 함량이 증가하여 관절에 침착되면서 염증이 일어나는 증세를 '통풍'이라 한다. 비만 증세가 있는 사람에게 주로 발생하며 40대 후반의 남성이 환자 대부분을 차지한다. 주요 증세로는 한밤중에 갑자기 엄지발가락, 복사뼈 등이 붉게 부어오르면서 심한 통증이 나타나는데 이 증세를 급성 통풍발작이라 한다. 대개 3~10일이면 없어지지만 이런 증세가 되풀이되면 만성화되어 관절의 기형으로 이어지기 쉽다. 병세가 진전되기 전에 철저한 식이요법이 필요하다.

토마토 | 요산을 배출하고 혈액을 정화한다

통풍은 요산의 생성이 비정상적으로 높거나 신장에서 요산이 충분히 배설되지 않아서, 혈액 속에 요산의 농도가 짙어져 생기는 병이다. 따라서 수분을 충분히 공급해 주고 체내에서 요산을 배출하는 식품을 먹는 것이 좋다.

토마토는 대표적인 알칼리성 과일로, 혈액 중의 요산을 소변과 함께 배출하는 것은 물론 혈액 정화 작용이 뛰어나고, 지방을 분해하는 효과도 뛰어나다. 장기간 섭취하면 통풍을 비롯하여 고혈압, 동맥경화 예방에도 뛰어난 효과를 볼 수 있다.

콩나물 | 통풍 치료를 위한 다이어트 식품이다

통풍을 치료하기 위해 다이어트할 때는 양질의 단백질과 칼슘·철분이 풍부한 콩나물이 좋다. 콩나물의 싹이 나는 부분에는 다른 두류에서 얻기 어려운 비타민 C도 풍부해 체중

감량으로 인해 몸이 지쳐 있거나 쉽게 피로해질 때 활력을 되찾아 준다.
콩나물은 날것으로 먹을 수 없으므로 삶아서 나물로 무쳐 먹거나 국을 끓여서 먹는다. 단, 콩나물을 삶을 때 구리로 된 그릇을 사용하면 비타민 C가 파괴되므로 피한다. 콩나물은 통풍 치료 시 영양공급 외에 저혈압이나 피부미용 등에도 효과가 좋다.

다시마가루 | 어깨결림을 풀어 준다

다시마에 들어 있는 미끈미끈한 요오드 성분이 인체 내의 신진대사를 촉진하고 피의 흐름을 좋게 하여 어깨나 관절 부위가 결리고 뭉친 것을 풀어 준다. 뿐만 아니라 정장 작용도 뛰어나 변비 증세를 없애 주고 비만을 방지해 주므로 통풍 예방에는 그만이다.
다시마를 마른행주로 깨끗이 닦아 석쇠에 검게 구운 다음 분마기에 넣고 곱게 갈아서 하루에 여러 차례 나누어 먹으면 통풍과 변비, 비만의 예방·치료에 효과적이다. 반찬으로 조리해서 먹어도 마찬가지 효과를 볼 수 있다.

셀러리 | 부기를 가라앉히고 배뇨를 촉진한다

셀러리는 오래 전부터 위장이나 이뇨 작용을 위한 약재로 사용되어 왔다. 풍부한 칼륨 성분이 배뇨를 촉진하여 요산이 체내에 쌓이는 것을 막아 준다. 또한 셀러리에 들어 있는 칼륨과 식물섬유가 혈압을 낮춰줘 통풍의 합병증이나 고혈압 예방에도 효과적이다. 이 외에도 셀러리는 강한 알칼리성 식품으로 생선이나 고기에 의한 혈액 산화를 방지해 준다.

치자팥죽 | 통증을 가라앉히고 부기를 내린다

급성 통풍발작으로 인한 심한 통증에는 치자열매를 검게 구워 사용한다. 마른 치자열매를 알루미늄 호일에 싸서 프라이팬에 검게 구워 가루 낸 것을 하루에 1~2g씩 먹는다. 외용약으로 사용할 때는 마른 열매 50g을 곱게 갈아 밀가루와 식초를 적당량 넣고 묽게 갠 다음 거즈에 발라 통증이 있는 부위에 붙인다. 또한 치자와 팥을 넣어서 죽을 끓여 먹으면 통증을 가라앉히고 부기를 내려 주며 발작도 예방해 준다.

3. 건강한 아이로 키우는 식품 처방

아이가 잠자다가 갑자기 울음을 터뜨리거나 통증을 호소하면 부모는 놀라고 당황할 수밖에 없다. 이는 아이 몸에 이상이 생겼다는 증거로, 상태가 악화하기 전에 빠르게 조치해야 한다. 그러나 증상이 심각하지 않거나 당장 병원에 갈 수 없는 상황이라면 아이의 증세나 체질에 맞는 식품을 가려 먹이는 것도 방법이다. 평소 증세를 다스리는 간단한 방법들을 익혀 두면 이상 증세가 나타났을 때 당황하지 않고 적절한 조치를 취할 수 있다.

기생충이 있을 때

메밀가루나 호박씨 달인 물을 먹이면 기생충이 사라진다

Dr.say 아이들이 복통이나 설사를 계속하거나 엉덩이를 긁으면서 밤에 계속 울면 항문을 살펴보고 진찰을 받는다. 아이에게 기생충이 있다는 것이 확인되면 끈기 있게 치료를 해 기생충을 완전히 없애야 한다. 기생충이 생기는 것을 막으려면 돼지고기, 쇠고기를 비롯해 민물고기는 꼭 익혀 먹이고 채소도 잘 씻어서 조리해 준다. 집에서 동물을 기를 경우에는 변에 손이 직접 닿지 않도록 주의한다. 또 손톱을 짧게 깎아 주고 손을 자주 씻는 습관을 길러 준다.

마늘즙 | 항균 작용이 있다

마늘 특유의 자극적인 냄새는 알리신이라는 성분에서 나온다. 알리신에는 티푸스균, 콜레라균, 결핵균, 대장균 등 갖가지 세균에 대한 강력한 항균 작용이 있다. 이것이 구충 효과를 발휘하는 것이다.

아이들에게는 생마늘을 갈아서 오블라토(녹말질로 만든 종이 모양의 투명한 막으로, 가루약이나 알사탕을 싸서 먹는 데 씀)에 싸서 먹인다. 단, 설사를 자주 하는 아이나 눈병을 앓는 아이는 오히려 악화될 수 있으므로 전문가와 상의하는 것이 안전하다.

메밀가루 | 기생충을 제거하는 데 효과적이다

메밀은 피를 맑게 하고 독을 제거하는 성분이 있다. 특히 메밀가루를 생으로 먹이면 열을 내려 주고 기생충을 없애는 데 효과가 뛰어나다. 단, 메밀에는 차고 건조한 성질이 있으므로 평소 몸이 차거나 위장이 좋지 않은 아이에게는 먹이지 않는다. 알레르기성 체질인 아이에게도 먹이지 않는다.

호박 | 생으로 먹이면 구충 효과를 볼 수 있다

호박은 해독 작용이나 구충 효과가 뛰어나 예로부터 구충이나 약물중독 치료제로 널리 쓰였다. 호박을 생으로 먹으면 가벼운 설사를 일으키는데 이때 체내의 기생충을 배출하는 것이다. 단, 아이에게 줄 때는 얄팍하게 잘라서 조금씩 먹인다.

호박씨 달인 물 | 회충을 없애는 데 효과적이다

호박씨는 불포화지방산, 단백질, 각종 비타민 등 영양가가 풍부해 간식으로도 그만이며 구충 작용도 뛰어나다. 회충을 없앨 때는 호박씨 한 줌을 진하게 달여 그 탕을 마시게 한다. 만약, 아이가 먹기 힘들어 하면 호박씨를 가루 내어 따뜻한 물과 함께 먹여도 효과가 좋다.

산초나무껍질 | 기생충 제거에 좋다

산초나무껍질도 기생충을 없애거나 벌레 물린 데 약으로 많이 쓴다. 산초나무껍질에 물을 붓고 물이 반으로 줄어들 때까지 달여 마신다. 껍질뿐 아니라 잎을 넣고 끓여도 효과가 좋다.

비자나무열매 | 구충 효과가 있다

식사하기 1시간 전에 생으로 먹이거나 볶아서 잠자기 전에 껍질을 벗기고 씹어 먹여도 기생충을 없애는 데 도움이 된다. 비자나무열매는 나이에 따라 양을 조절해야 하므로 한의사와 상의한다.

plus tip

아이가 밤에 울고 짜증낼 때 대처법

배가 고파도 아이가 짜증낼 수 있으므로 우유나 가벼운 먹을 것을 준다. 따뜻한 물에 목욕을 시키거나 따뜻한 물과 찬물을 준비해 약 15초씩 번갈아가며 무릎 아래를 담그게 하는 것도 아이를 안정시키는 좋은 방법이다. 잠자리가 편치 않아도 울 수 있으므로 옷이 끼거나 겹치지 않았는지, 이불이 젖지는 않았는지 살핀다.

기침할 때

배꿀찜, 대추당근즙 등을 먹여 증세를 가라앉힌다

Dr.say

감기, 기관지염, 소아 천식 외에 유아폐렴, 소아 결핵, 백일해 등 병에 걸렸을 때도 기침을 한다. 기침과 발열은 구토, 경련, 관절통, 근육통 등의 증세로 발전하기도 하므로 아이를 잘 관찰하여 원인이 무엇인지 파악하는 것이 우선이다. 발작은 밤에 잘 일어나므로 평소 아이 방이 건조하지 않도록 주의하고 혈액순환이 잘 되도록 마른 수건으로 피부를 잘 문질러 준다. 생즙이나 음식을 먹이는 것도 기침을 가라앉히는 데 도움이 된다.

배꿀찜 | 천식 발작을 예방한다

천식 발작이 일어나기 전에는 가래가 나오면서 기침을 하는 경우가 많다. 따라서 이 단계에서 기침이나 가래를 진정시킬 수 있으면 발작을 예방할 수 있다.

배는 예로부터 감기나 편도선염에 의한 갈증이나 통증을 진정시키는 데 이용되어 왔다. 천식 발작 예방에는 배에 꿀을 채워서 찌거나 프라이팬에 구워서 먹인다. 강판에 곱게 간 배즙도 기침을 예방하거나 가래를 없애는 데 도움이 된다.

모과설탕조림 | 심한 기침에 효과가 있다

모과는 예로부터 만성화된 기침에 효험이 있다고 전해지고 있다. 피로회복에도 뛰어난 효과가 있으므로 평소 체력이 약하고 조금만 피곤해도 천식 발작을 일으키는 아이에게는 예방을 위해서도 꾸준히 먹이는 것이 좋다.

모과는 떫으면서 신맛이 나고 딱딱해 아이들이 먹기에는 무리가 따르므로 얇게 썰어 황설탕에 재워 두었다가 한두 조각씩 먹인다.

대추당근즙 | 백일해를 다스려 준다

당근은 허약 체질인 아이들의 체질 개선에 도움이 되고, 말린 대추는 자양이나 강장제로 이용된다. 아이들의 백일해에는 대추와 당근을 넣어서 달인 즙을 마시게 한다.

은행 | 기침이 잦아든다

은행을 볶아 조린 것에 꿀을 타서 먹이면 기침이나 천식에 잘 듣는다. 많이 먹일 경우 중독이 될 수 있으므로 아이들에게는 하루 5개 이내로 제한한다.

호박씨 조린 물 | 목이 아플 때 잘 듣는다

호박은 꽃·잎·씨·열매 모두 뛰어난 약효를 지니고 있다. 열을 내려 주고 설사를 멎게 하며 체내에 남아있는 수분을 제거하는 이뇨 작용도 뛰어나다.
그중에서도 씨 부분은 백일해의 묘약으로 이용된다. 목이 아플 때는 말린 호박씨에 얼음 설탕과 물을 넣고 조려서 마시면 통증이 가라앉는다.

도라지잡채 | 기침과 가래를 가라앉힌다

사포닌이 주성분인 도라지는 기관지에 좋은 식품으로 손꼽힌다. 도라지에는 기침과 가래를 멎게 해 주는 성분이 있어 심한 기침이나 인후통, 편도선염 등에 잘 듣는다. 말린 도라지를 차처럼 끓여 거품을 제거하고 먹이거나 도라지 잡채로 만들어 먹인다.

plus tip

기침·가래를 일으키는 식품

버섯은 천식을 악화하므로 피한다. 찹쌀로 만든 음식은 기침이나 천식이 심할 때는 금한다. 천식이 있는 아이가 귤을 많이 먹으면 가래나 기침이 나올 수 있으므로 주의한다.
콩이 알레르기의 원인이 될 수 있으므로 알레르기성 천식인 아이는 주의가 필요하다.
소금도 되도록 섭취하지 않는다.

먹기를 싫어할 때

키위로 식욕을 돋우고 무화과설탕조림을 먹여 위장 활동을 촉진한다

Dr.say 아이들의 식욕은 개인차가 심해서 먹기를 싫어해도 아프지 않고 건강하게 잘 자란다면 크게 걱정할 필요가 없다. 조금밖에 먹지 않는 것처럼 보여도 아이는 정말로 배가 부를 수 있기 때문이다. 문제는 편식하거나 식욕부진으로 입맛을 되찾지 못하는 경우다. 이럴 때는 되도록 청량음료나 인스턴트식품은 제한하되 아이가 잘 먹을 수 있는 조리법을 다양하게 연구하여 모든 음식을 균형 있고 영양이 풍부하게 만들어 즐겁게 먹을 수 있도록 해 준다.

키위 | 새콤달콤해 식욕을 자극한다

키위는 입맛을 돋우는 데 좋은 과일로, 식물성 섬유인 펙틴이 풍부하고 칼륨과 비타민 C도 많이 들어 있다. 키위에 아이들이 좋아하는 베이컨을 말아 튀겨 주면 보기에도 좋아 식욕을 자극할 뿐 아니라 영양상으로도 균형 잡힌 음식이 된다.

대추드링크 | 위장의 활동을 촉진한다

대추는 위장을 튼튼하게 해 주고 자양·강장 효과가 있는 것으로 알려져 한방에서 자주 이용된다. 먹을 때는 생으로 먹기도 하고 설탕에 조려서 먹기도 한다.

말리지 않은 날대추에는 비타민 C가 60mg이나 들어 있어 허약 체질의 어린이에게 꾸준히 먹이면 좋다. 대추를 많이 먹으면 신경이 안정되지만 지나치게 먹으면 살이 찔 수 있으므로 적당량만 먹이는 것이 좋다. 대추씨는 잘 빻은 다음 볶아 차를 만들어 마시면 입맛을

돋게 하는 효과가 있다. 어린아이의 식욕을 돋우려면 대추와 구기자를 끓인 다음 귤 껍질을 넣어 드링크제로 만들어 먹인다.

대추에 잣, 밤, 찹쌀 등 각종 영양 재료들을 넣고 약밥을 지어 줘도 좋다. 대추건강약밥은 영양도 풍부할 뿐 아니라 식성이 예민하고 까다로운 아이에게 잘 맞는다.

꿀 넣은 생강탕 | 식욕을 돋워 준다

꿀을 넣은 생강탕은 예로부터 식욕이 없고 몸이 약한 아이의 민간약으로 널리 이용되어 왔다. 생강 10g을 강판에 곱게 갈아 즙만 짜낸 다음 물을 조금 섞고 흑설탕이나 꿀을 넣어 마시게 하면 식욕이 돋는다. 생강을 싫어하는 아이라면 고기나 생선 요리할 때 생강을 이용하는 방법도 괜찮다. 단, 충혈성 안질이 있을 때는 많이 먹이지 않는다.

현미죽 | 입맛이 없을 때 좋다

현미죽은 입 안이 깔깔하고 입맛이 없을 때, 안색이 안 좋고 밥투정이 심할 때 먹이면 효과가 있다. 노르스름하게 볶은 현미를 뭉근하게 끓여 누렇게 변할 때 소금으로 간을 맞춘다. 이때 맹물 대신 다시마 우린 물을 쓰면 영양도 보충되고 맛도 담백해진다. 또, 참마를 함께 넣어 끓이거나 구기자를 넣어도 좋다.

무화과설탕조림 | 식욕이 없고 설사할 때 좋다

무화과는 위장을 튼튼하게 해 주고 변통을 좋게 한다. 평소 식욕이 없고 설사와 변비를 거듭하는 아이에게 먹이면 효과를 볼 수 있다.

위장이 약한 아이에게 무화과설탕조림을 먹일 때는 위에 부담을 주지 않도록 너무 달지 않게 만든다.

plus tip

편식·식욕부진을 고치는 방법

아이의 기호에 맞게 조리법을 선택하고 간을 맞춘다. 꼬치에 예쁘게 꽂거나 모양을 바꿔 먹음직스럽게 하면 아이들이 훨씬 좋아한다. 한꺼번에 많이 먹이려고 강요하거나 야단치지 않는다. 또한 가족들이 모두 같이 편식을 고친다.

밤에 울고 짜증낼 때

두유, 달걀노른자로 만든 수프를 먹여 안정시킨다

Dr.say

짜증을 부리는 것은 아이의 정신상태가 불안정해 신경이 날카로워졌기 때문이다. 밤에 우는 것도 짜증이 많은 아이에게 잘 나타난다.
아이의 짜증을 막으려면 먼저 부모가 편안해져야 한다. 또 밤에 충분한 수면을 취할 수 있도록 생활리듬을 만들어 준다. 간혹 방 안의 온도 조절이 잘되지 않아 갑갑해서 우는 경우도 있으므로 잠자기 전에 미지근한 물로 씻겨 긴장을 풀어준 다음 방 안 온도가 습하거나 덥지 않도록 적당하게 조절한 뒤 재운다.

두유 | 신경질적으로 울 때 효과적이다

콩은 단백질과 지방이 풍부한 영양식품으로 세포 활동을 지배하는 레시틴이 풍부하게 들어 있다. 뇌에 30%나 들어 있는 레시틴은 신경질적이고 짜증을 잘 내는 아이의 안정을 위해 필요한 성분이다. 먼저, 메주콩을 물에 담가 하루 정도 불린 다음 냄비에 넣고 물을 부어 푹 삶는다. 푹 삶은 콩을 믹서에 넣고 곱게 갈면 완성된다.
콩의 유효성분을 소화되기 쉽게 만든 것이 두유다. 이 두유를 미지근하게 데워 잠자기 전에 마시게 하면 아이가 잠을 쉽게 이룬다.

흑설탕을 넣은 우유 | 쉽게 잠들지 못할 때 먹인다

흰설탕을 넣은 과자를 과식하면 그것을 소화 흡수하기 위해 비타민이나 칼슘이 많이 필요한데, 이는 정신적인 불안감이나 초조감을 일으키는 요인이 된다. 이에 비해 흑설탕은 칼슘을 비롯한 미네랄이 듬뿍 들어 있어 뇌나 신경의 흥분을 진정시키고 마음을 편안하게 한다. 밤에 우는 아이나 짜증이 심한 아이, 쉽게 잠들지 못하는 아이에게 자기 전에 체온 정도로 따뜻하게 데운 우유에 흑설탕을 조금 넣어 마시게 하면 효과가 있다.

대추 달인 물 | 신경을 안정시킨다

대추는 한약에서 자양·강장제로 사용되는 식품으로, 찐 대추를 말렸다가 달여 먹이면 열을 내려 주고 변을 묽게 하여 변비를 없애 주고 기침도 멎게 한다. 정신 안정제로도 효과가 있는데 대추 5알을 냄비에 담고 2컵의 물을 부어 물이 반으로 줄어들 때까지 약한 불로 은근히 달인다. 이 물을 잠자기 전에 아이에게 먹이면 신경안정에 도움을 받을 수 있다.

굴 껍데기 | 짜증을 잘 내는 아이에게 좋다

굴은 바다의 우유라고 일컬어질 정도로 영양이 높은 식품이다. 굴 껍데기는 한방에서 히스테리, 초조감, 불안감 등을 진정시켜 주고 긴장을 풀어 주는 데 뛰어난 효과가 있다고 알려져 있다. 굴 껍데기 5g을 하루 먹을 분량으로 삼아서 2컵의 물을 부어 그 양이 반으로 줄어들 때까지 달인다. 이 즙을 3회로 나누어 공복일 때 마시게 하면 효과를 볼 수 있다.

백합뿌리·난황수프 | 밤에 짜증스럽게 울 때 먹인다

백합뿌리는 적당하게 단맛이 있고 불 위에 올리면 곧 부드러워지므로 아이에게 먹이기 쉽다. 아기에게는 백합뿌리 1개에 꿀을 넣고 찐 것을 경단 모양으로 만들어 하루에 2회로 나누어 1/2개 정도씩 먹인다.

또는 백합뿌리에 달걀노른자를 넣고 수프를 끓여서 마시게 하면 짜증이나 밤에 우는 것을 진정시킬 수 있다.

plus tip

한밤중 아이가 울 때

아이가 한밤중에 울고 짜증낼 때는 여러 가지 원인이 있다. 덥거나, 춥거나, 목이 마르거나, 가렵거나 또는 무엇인가에 살이 찔리거나 짓눌려 운다. 안아 달라고 보채는 버릇이 있는 경우 한밤중에 눈을 뜨고 울기도 한다. 그러나 보통 때는 울지 않던 아기가 한밤중에 갑자기 울기 시작하면 열은 없는지, 몸에 다른 이상은 없는지 살펴보아야 한다.

배 아파하고 토할 때

사과즙이나 은행달걀찜, 미나리수프를 먹인다

Dr.say 아이가 배가 아프다며 토할 때는 우선 변의 색깔과 상태를 체크한다. 변이 묽지는 않은지, 설사를 하지는 않는지, 냄새가 여느 때와 다르지 않은지 아이의 상태를 점검한다. 만약 세균이나 바이러스에 의한 유행성 감염증이 원인이라면 상태를 보아가며 위에 부담을 주지 않고 소화가 잘되는 음식을 먹이면서 안정을 취하게 한다. 단, 심하게 아파하거나 구토가 멈추지 않을 때, 설사를 계속할 때, 온몸이 축 처져 있을 때는 병원을 찾는다.

사과즙 | 소화불량성 설사에 좋다

사과즙은 자극이 적고 소화가 잘되므로 이유식이나 환자식으로 적합한 과일이다. 사과에 풍부하게 들어 있는 펙틴은 장 속에서 유산균의 발효를 돕고 대장균 등의 번식을 억제하는 작용을 하므로 설사를 멎게 하는 효과가 뛰어나다. 소화불량으로 인해 설사할 때에는 사과즙을 먹인다. 단, 가스가 쉽게 차는 아이에게는 너무 많이 먹이지 않는다.

매실죽 | 세균성 설사에 효과가 있다

매실은 예로부터 여러 가지 증상에 민간약으로 사용되어 왔다. 매실은 항균 작용, 정장 작용이 강해 만성 설사를 비롯해서 세균성 설사, 음식이나 약물에 의한 중독 등에 아주 좋다. 매실죽을 끓여 먹이면 소화도 잘되고 영양가도 높다.

설탕을 섞은 우유 | 젖먹이 아이의 변비에 좋다

하루에 한 번씩 변이 나온다 하더라도 그 변이 단단해서 변을 볼 때마다 괴로운 듯이 보일 때 설탕을 넣은 우유를 먹인다.

설탕이 장에서 발효되어 하제로서 작용하므로 변을 부드럽게 만들어 변비를 낫게 한다. 우유를 먹는 양이 적어도 변비가 생길 수 있으므로 과즙 같은 것을 충분히 준다.

젖을 뗀 아기의 변비에는 바나나가 좋다. 바나나는 장을 부드럽게 만들어 주므로 날마다 하나씩 먹이면 변비가 낫는다.

미나리수프 | 토하고 설사할 때 먹인다

설사가 계속되어 영양상태가 나쁘고 발육이 잘되지 않는 젖먹이 아이는 얼굴색이 나쁘고 젖을 잘 토하면서 물 같은 변을 보는 것이 특징이다. 이런 어린 아이에게 미나리를 고아 만든 수프를 먹이면 효과가 있다. 단, 미나리는 혈액순환을 빠르게 하므로 알레르기 체질인 아이에게는 먹이지 않는다. 미나리를 2cm 길이로 잘라 물을 붓고 달인 다음 즙만 먹인다.

은행달걀찜 | 어린이 설사에 잘 듣는다

은행은 어린이 설사의 특효약으로 알려져 있다. 은행 20~30개를 잘 볶아서 분마기에 넣고 곱게 다진다.

달걀 껍데기에 작은 구멍을 뚫어 흰자와 노른자를 모두 꺼낸 다음 이 구멍으로 찧은 은행을 넣어 알루미늄 호일로 구멍을 막고 쪄서 소량씩 먹으면 효과가 탁월하다. 단, 은행은 날로 먹지 않는다.

어린이는 은행을 날로 5~10개만 먹어도 호흡이 곤란해지고 얼굴이 창백해지며 체온이 높아져 의식을 잃는 경우도 있으므로 주의한다.

plus tip

그 밖에 효과가 있는 식품

토할 때는 **생강즙**을 물에 타서 먹인다. 또한 비피더스균이 들어 있는 **요구르트**를 먹이는 것도 좋은 방법이다. **끓여서 식힌 물**이나 **보리차**를 먹여도 속이 가라앉고 편안해진다. 토하고 난 후에는 묽은 **쌀죽**을 먹여도 좋다. 너무 되지 않게 끓여서 소금으로 간을 하고 식힌 다음 한 숟가락씩 천천히 먹인다.

소아비만일 때

사과식초꿀차, 콩 가공품을 먹여 지방이 쌓이지 않게 한다

Dr.say 식습관과 생활습관을 개선해 주면 어린이 비만은 얼마든지 해소할 수 있다. 아이가 평소 당질을 너무 많이 섭취하지는 않는지, 간식을 너무 자주 먹는 것은 아닌지, 밤에 먹는 습관은 없는지 식생활 패턴을 살펴보고 칼로리가 낮으면서 영양가 있는 식사를 할 수 있도록 신경 쓴다. 또한 규칙적인 식사를 하고 잘 씹어 먹도록 하며, 적당한 운동으로 체내에 지방이 쌓이지 않도록 신경을 쓴다. 아이들에게 극단적인 체중 감량이나 무리한 운동을 강요하는 것은 좋지 않다.

얼린 요구르트 | 비만 예방에 도움이 된다

아이스크림 대신 칼로리가 적은 얼린 요구르트를 먹이는 것도 좋은 방법이다. 요구르트에는 장의 활동에 좋은 역할을 하는 성분이 많은데, 단맛이 강한 것은 설탕이 많이 들어간 것이므로 달지 않은 떠먹는 요구르트를 먹인다. 떠먹는 요구르트만 그대로 냉동실에 얼려도 되지만 딸기나 바나나와 함께 갈아 얼려도 좋다.

오렌지푸딩 | 열량은 낮고 영양은 풍부하다

어린이에게 간식은 중요한 즐거움 중의 하나다. 살이 쪘다고 무조건 제한하기 보다는 먹어도 괜찮은 음식을 만들어 주는 것이 좋다.

시판되는 과자는 대부분 칼로리가 높은 데다가 첨가물도 많이 들어 있으므로 되도록 손수 만들어 주는 것이 좋다. 단, 세끼 식사를 섭취하는 데 지장이 없을 정도로 양을 제한한다.

사과나 오렌지 등 과일로 푸딩을 만들거나 요구르트에 과일을 갈아 넣어 주면 칼로리가 낮을 뿐만 아니라 아이들도 좋아한다.

사과식초꿀차 | 지방이 쌓이지 않게 한다

천연양조식초에는 20여 종에 이르는 아미노산이 함유되어 있다. 이 아미노산은 에너지 대사를 활발하게 해서 지방이 쌓이지 않게 한다. 특히 사과식초에는 유기산의 일종으로 영양소를 에너지와 탄산가스, 그리고 물로 분해하는 성분이 들어 있어 비만 예방에 좋다.

평소에 짜고 단 음식을 좋아해서 비만이 걱정되는 아이에게 사과식초 1/4컵에 꿀 1큰술을 섞은 다음 물을 1컵 부어 마시게 한다. 간식 시간이나 공복일 때 주스 대신 이 차를 마시게 하면 비만 예방에 도움이 된다. 또, 짠 음식 대신 천연양조식초로 맛을 낸 새콤한 음식을 먹이고 과식은 제한한다. 간이 진하면 과식하게 되고 자연히 비만아가 된다.

콩 가공품 | 비만을 예방한다

어린이 비만을 예방하려면 콩으로 만든 음식을 적극적으로 먹이는 것이 좋다. 콩에 함유된 사포닌에는 지방을 줄이는 성분이 있다. 콩 자체를 싫어하는 아이에게는 두부 같은 가공식품을 먹이는 것도 방법이다.

콩류에 들어 있는 지질에는 육류에 들어 있지 않은 리놀산이 듬뿍 들어 있으며 콜레스테롤치를 낮춰 주는 효과가 있다. 또한 칼슘, 비타민 B·E도 풍부해 에너지 대사를 활발하게 해 준다.

또한 소아 성인병 예방에도 도움이 되므로 아이들이 좋아할 만한 메뉴를 생각해서 식탁에 올린다. 또 양질의 단백질을 먹이고 대사를 원활하게 해 주는 녹황색 채소, 유제품, 과일, 해조류, 버섯류 등 비타민이나 무기질이 풍부한 식품을 챙겨 먹인다.

plus tip

어른 비만보다 개선되기 어려운 어린이 비만

어린이 비만은 체내의 지방 세포 숫자가 늘어나 그 안에 중성지방이 들어가 살이 찌는 것이다. 즉, 늘어난 지방 세포의 숫자를 줄여야 비만을 개선할 수 있으므로 상당한 시간이 걸린다. 또한 성인 비만으로 이어지기 쉽다. 보통 비만아의 60~80%가 성인 비만이 된다고 한다. 뚱뚱한 어린이는 고콜레스테롤혈증이나 당뇨병·고혈압·심장질환 등을 일으킬 수 있으므로 평소 주의한다.

야뇨증일 때

감씨가루, 볶은 은행 등 배뇨를 억제하는 식품을 먹인다

Dr.say

야뇨증은 말 그대로 밤에 오줌을 싸는 것으로, 대부분은 5세가 되면 자연히 낫는다. 5세가 지난 다음에도 낫지 않는 야뇨증은 일반적으로 정신적인 원인에서 오는 것일 때가 많다. 엄마의 애정 부족이나 가족 간의 갈등 같은 것들도 큰 영향을 준다. 낮에도 오줌을 싼다거나 정신적으로 문제가 없는데도 낫지 않을 때는 신장이나 방광의 기능 발달 지연이 원인일 수도 있으므로 검사를 받는 것이 좋다. 가벼운 증세일 때는 수분을 많이 먹이지 말고 잠들기 전에 긴장을 풀어 준다.

당근구이 | 복부가 냉해 오줌을 싸는 아이에게 좋다

당근을 1cm 두께로 썰어 갈색이 될 때까지 구워 먹이면 오줌을 지리는 증세가 개선된다. 단, 당근생즙은 몸이 더 냉해질 수 있으므로 주의한다.

볶은 은행 | 배뇨 작용을 억제한다

은행은 배뇨를 억제하는 작용을 해 예로부터 야뇨증에 사용해 왔다. 단, 은행은 생으로 먹거나 과식하면 중독 증세를 일으킬 수 있으므로 반드시 볶아서 하루에 5알 이내로 먹인다.

찹쌀 | 배뇨 억제에 도움이 된다

찹쌀에는 배뇨를 억제하는 작용이 있으므로 자기 전에 찹쌀떡 1~2개를 구워 먹인다. 단,

열이 나거나 더위를 많이 타는 체질에는 좋지 않다.

호두드링크 | 신장 기능을 강화한다

호두는 하체를 따뜻하게 하는 작용이 있어 허리와 무릎을 보호해 주고 설사와 변비를 예방한다. 그뿐만 아니라 신장 기능을 강화해 비뇨기 질환에 좋다. 밤에 오줌을 싸는 아이에게 호두드링크를 먹이면 오줌을 지리는 증세가 개선된다.
껍질을 벗긴 호두 5g을 따뜻한 물에 20분 정도 담갔다가 속껍질을 벗겨 3컵의 물을 붓고 물 양이 2/3로 줄어들 때까지 달여 먹인다. 단, 코피를 잘 흘리는 아이에게는 좋지 않다.

부추 | 야뇨증에 효과가 있다

부추는 성질이 따뜻해 양기가 허해서 나타나는 각종 증상에 효과적이다. 아이들의 야뇨증에도 좋은데, 부추씨를 물에 달여 먹이거나 부추씨를 식초에 삶은 다음 볶아 가루 내어 공복에 마시면 효과가 뛰어나다. 평소 된장국이나 무침 요리할 때 넣어 먹는 것도 좋다.

은행 넣은 참마젤리 | 몸을 따뜻하게 해 준다

참마는 허약 체질이 원인인 야뇨증에 효과가 있다. 몸이 찬 아이는 수프나 죽에 넣거나 생선살과 섞어서 튀겨 먹이면 좋다. 간식으로는 은행을 넣은 참마젤리를 먹인다. 은행이나 참마 자체를 먹기 힘들어하는 아이들도 달콤하고 쫄깃한 젤리는 잘 먹는다.

감씨가루 | 야뇨증을 치료한다

감 꼭지 15g에 물 2컵을 붓고 반으로 줄어들 때까지 달인 물이나, 감씨를 프라이팬에 볶아 분마기에 넣고 빻아 가루로 만든 것을 하루에 1회, 식전에 먹인다.

plus tip

야뇨증에 걸렸을 때 주의할 일

이뇨 작용이 있는 식품은 피하고 수분을 과잉 섭취하지 않는다. 귤은 지나치게 많이 먹으면 몸이 차가워져 오줌을 자주 누게 되므로 야뇨증의 원인이 된다. 그 외에 오이, 율무, 콩, 팥도 이뇨 작용이 강하므로 많이 섭취하지 않는다.

열이 날 때

금귤즙을 먹이고 메밀가루로 찜질해 열을 내린다

Dr.say 열이 있어도 아이의 기분이 좋고 기운이 있는 것 같으면 크게 걱정하지 않아도 된다. 토하거나 심한 설사를 하지 않으면 소화가 잘되는 수프나 죽 같은 것을 조금씩 먹이고 몸을 따뜻하게 해 준 다음, 푹 쉬면서 안정을 취하게 한다. 열이 나면 탈수 증세가 나타나기 쉬우므로 따뜻한 보리차를 마시게 해 수분을 충분히 공급해 주는 것이 중요하다. 또 신진대사를 촉진하는 비타민·미네랄·양질의 단백질을 듬뿍 섭취하여 체력이 떨어지지 않게 배려한다.

금귤즙 | 홍역의 열을 내려 준다

금귤에는 가래를 없애 주고 기침을 진정시켜 주는 성분이 있다. 금귤에 풍부하게 들어 있는 비타민 A와 C는 점막을 강하게 하고 목의 통증을 부드럽게 완화해 저항력을 기르는데 도움이 된다. 금귤에 설탕을 넣고 물을 부어서 조리면 걸쭉한 즙이 생기는데 이 즙을 조금씩 먹이면 홍역으로 인한 열이 내린다.

두부찜질 | 염증으로 인한 열을 내려 준다

두부는 얼음보다 더 효과적으로 열을 내려 주며 염증을 가라앉히는 찜질약이다. 두부찜질약을 만들려면 우선 두부를 헝겊으로 싸서 물기를 꼭 짠다. 물기를 뺀 두부는 곱게 으깬 다음 밀가루를 넣고 고루 치댄다. 잘 치댄 두부 반죽을 1cm 정도 두께로 펴서 거즈에 싼 뒤 이마에 댄다. 3시간마다 갈아 주면 열이 조금씩 내린다.

현미·귤·감 넣고 달인 물 | 열을 가라앉히고 몸을 보한다

열이 있으면서 몸이 축 처질 때는 현미 45g을 갈색이 될 때까지 볶아 말린 귤 껍질(진피) 1/2개와 말린 감 1개를 넣고 약 2컵 반 정도의 물을 부어 그 양이 반으로 줄어들 때까지 달인다. 이것을 하루에 다 먹인다.

꿀 넣은 갈근탕 | 해열 효과가 뛰어나다

갈근(칡뿌리)은 해열·발한 작용이 뛰어나서 감기 초기의 열을 내려 주는 데 효과가 크다. 또한 몸을 보호하고 기력을 더해 주는 작용도 하므로 체력을 보충하면서 열을 내려 준다. 아이에게는 갈근탕에 꿀을 넣어 주면 먹이기 쉽다. 먹이는 분량이나 갈근탕 농도는 아이의 나이나 입맛에 맞춰서 조절한다. 식욕이 없으면서 설사할 때는 매실 1/2개를 같이 먹인다.

인동덩굴즙 | 유행성 이하선염으로 열이 날 때 효과적이다

열이 나고 목에 염증이 생기며 눈이 충혈되고 입 안에 흰 반점이 생기는 유행성 이하선염 증세는 감기와 아주 비슷하다. 유행성 이하선염으로 인한 열에는 인동덩굴즙이 좋다. 인동덩굴 20g에 물 2컵을 부어 반으로 줄 때까지 달여 먹이는데 이것이 1회 분량이다.

plus tip

그 밖에 효과가 있는 식품

고열이 계속되면 비타민 A가 손실된다. 비타민 A는 코나 목의 점막을 튼튼하게 하므로 감기에 걸렸을 때 반드시 보충해야 할 영양소다. 따라서 비타민 A가 풍부하게 들어 있는 **당근**으로 죽을 끓여 먹이면 좋다.

이 외에 비타민 B_1이 풍부한 **닭고기**도 열이 날 때 좋은 식품이다.

메밀가루찜질 | 통증을 가라앉힌다

메밀에는 몸을 차게 하는 성분이 있다. 타박상이나 화상을 입었을 때 메밀가루를 바르면 열이 내리고 부기나 통증이 가라앉는다.

유행성 이하선염으로 귓불이 붓고 아플 때 미지근한 물에 메밀가루를 녹여 아픈 부분에 발라 주면 통증이 가라앉는다. 단, 메밀 알레르기가 있는 아이에게는 사용하지 않는다.

피부에 열꽃이 필 때

마늘드링크, 오이즙을 먹이면 열꽃이 가라앉는다

Dr.say

어린이 피부병 중에서 가장 흔한 것은 땀띠로, 기저귀 발진이나 습진 등이 주 원인이다. 특별히 걱정할 필요는 없지만 그냥 두면 악화하므로 심하지 않을 때 손을 쓰는 것이 좋다. 특히 주의가 필요한 것은 홍역, 수두, 풍진, 성홍열 등 전염성 질병으로 피부에 돋는 좁쌀 같은 종기(발진)가 특징이다. 모두 고열이 나는 것이 특징인데 이런 경우에는 빨리 의사의 진찰을 받아야 한다. 발진으로 인해 가려움증을 호소할 때는 긁지 않도록 손톱을 깨끗이 잘라 주고 몸을 청결하게 유지해 준다.

녹차 우린 물 | 기저귀 발진에 효과가 있다

녹차 잎에는 강력한 살균 작용이 있다. 차에 많이 들어 있는 타닌에는 분비물을 억제하고 염증을 줄이며 점막 조직을 탄탄하게 하는 약효가 있다.
아기에게 기저귀 발진이 일어났을 때는 녹차를 진하게 우려서 그 물로 엉덩이를 씻어 주면 효과적이다. 씻어준 다음에는 엉덩이를 잘 말려서 기저귀를 채운다.

마늘드링크 | 감염성 피부병에 좋다

마늘은 강력한 살균 작용을 하므로 고름이 생겼을 경우 민간약으로 이용돼 왔다. 마늘즙을 거즈에 묻혀서 아픈 부위에 바르면 포도상구균이나 연쇄상구균 등 감염성 농가진에 효과적이다. 마늘즙에 꿀을 섞은 마늘드링크를 아침저녁으로 1작은술씩 따뜻한 물에 타서 마시게 하거나 알루미늄 호일에 싸서 오븐에 구운 마늘을 하루 1~2개 나누어 먹인다.

오이즙 | 땀띠를 낫게 한다

오이는 날로 먹으면 열을 식혀 주고 여분의 열을 없애 줄 뿐만 아니라 해독 작용도 뛰어나다. 오이잎은 더위를 먹었을 때 이용되며 줄기 부분은 부었을 때 부기를 가라앉히는 데에도 한몫을 한다. 증세가 가벼운 땀띠에는 손쉽게 이용할 수 있는 오이즙을 먹인다.
오이를 소금으로 비벼 흐르는 물에 씻은 다음 강판에 갈아서 그 즙을 거즈나 솜에 적셔 땀띠가 난 부위에 가볍게 대고 두드리듯 발라 줘도 효과가 있다.

순무즙찜질 | 해독 작용을 한다

순무는 해독·소염 작용이 강해 피부에 이상이 있을 때 묘약으로 쓰인다. 순무와 그 잎을 갈아서 소금을 조금 넣고 잘 찧는다. 이 순무즙을 거즈에 적셔서 하루 3회 아픈 부위에 발라 준다. 소금은 피부나 점막을 단단하게 만드는 작용을 하므로 소금을 넣으면 효과가 더욱 높아진다.

우엉즙찜질 | 종기의 고름을 없애 준다

우엉에는 열을 내리고 고름을 없애는 작용이 있으므로 종기가 났을 때 민간약으로서 많이 쓰인다. 종기가 났을 때는 우엉잎이나 뿌리를 갈아서 만든 즙으로 종기가 난 곳에 자주 찜질해 준다. 또 종기가 곪아 고름이 생겼는데도 고름이 나오지 않아 계속 아파할 경우에는 우엉씨를 분마기에 갈아 물에 녹인 다음 거즈나 무명천에 적셔 찜질해 준다.

매실찜질 | 심한 땀띠에 효과가 있다

매실이 지닌 가장 뛰어난 약효는 뭐니 뭐니 해도 강력한 항균 작용이다. 민간요법에서도 화농성 종기에는 매실찜질이 좋다고 알려져 있다. 너무 곪아서 고름이 생긴 땀띠에는 매실을 짓이겨 바르면 효과가 뛰어나다. 매실의 물기가 없어지면 자주 갈아 준다. 이렇게 몇 번 반복하면 자연히 고름이 나오게 되고 심한 땀띠도 낫게 된다.

허약 체질일 때

당근수프·밤설탕조림을 먹여 근육과 뼈를 튼튼하게 한다

Dr. say 흔히 '허약아'라고 부르는 아이들에게는 다음과 같은 증세가 나타난다. 감기에 쉽게 걸리고 잘 낫지 않으며 두통이나 복통을 자주 호소한다. 평소 안색이 나쁘고 쉽게 피로를 느끼며 겨울에는 추위를 잘 타고 여름에는 축 처지면서 잦은 설사를 한다. 발육이 늦고 빈혈 증세를 보이기도 한다. 신경질적이며 환경 변화에 예민하게 반응한다. 물론 만성 질병이 있을 때는 치료를 해야겠지만 심리적인 것도 크게 작용하므로 편식하지 않도록 주의하고 신경질적이 되지 않도록 배려한다.

당근수프 | 유난히 추위를 많이 탈 때 먹인다

당근은 위를 비롯한 내장을 따뜻하게 해 주고 몸을 튼튼하게 해 준다. 따라서 체력이 약하고 추위를 타며 평소에 조금이라도 추우면 밖으로 나가려 하지 않는 아이에게 효과적이다. 당근은 생으로 먹어도 좋고 익혀서 먹어도 좋지만 그보다는 수프로 만들어 먹이는 것이 가장 효과적이다.

쌀겨탕 | 창백한 아이에게 효과적이다

빈혈이 있어서 얼굴색이 창백한 아이에게 영양을 보충해 주려면 철, 각종 비타민류가 풍부한 쌀겨를 이용하는 것이 좋다. 철분뿐 아니라 비타민 B도 보충해 주고 싶을 때는 뜨거운 물보다 미지근하거나 찬물에 타서 먹이는 것이 바람직하다. 쌀겨 1큰술에 물 1컵을 부어 잠시 두었다가 윗물만 가만히 따라 마신다.

밤설탕조림 | 근육과 뼈를 튼튼하게 한다

밤은 생기를 갖게 하고 근육이나 뼈를 튼튼하게 해 주는 식품으로 걸을 때가 됐는데도 전혀 걸음마를 하지 않는 아기나 발육이 늦은 아이에게 도움이 된다.

밤을 조리할 때 당분이 많으면 칼슘의 흡수를 방해하고 위장을 약하게 하므로 흰설탕보다는 흑설탕을 사용해 단맛을 줄인다. 단, 밤은 소화가 잘되지 않으므로 위장이 약한 아이에게는 너무 많이 먹이지 않는다.

홍합밥 | 뼈와 근육을 튼튼하게 한다

홍합은 뼈와 근육을 튼튼하게 하며 피를 만들어 주고 간 기능을 도와 아이들 영양식으로는 그만이다. 특히 몸이 허약해 식은땀을 흘리거나 몸이 차고 양기가 약한 아이에게 좋다.

닭고기깻잎튀김 | 잔병치레가 많은 아이에게 좋다

닭고기는 대표적인 고단백 식품으로 몸이 차서 설사를 잘하며 소화기가 약해 입맛이 없고 잔병치레가 많은 아이들에게 좋은 식품이다. 여름철 찬것을 많이 먹어 속이 냉할 때 닭고기에 인삼과 대추를 넣은 삼계탕을 먹는 것도 바로 이 때문이다.

닭고기를 철분과 칼슘 함량이 높은 깻잎으로 싸서 튀기면 바삭하고 고소해 아이들이 좋아할 뿐 아니라 영양가도 뛰어나다.

plus tip

이유식 잘 먹이는 방법

- 이유식을 시작하는 시기는 출생 시 몸무게의 두 배가 되는 6~7kg일 때가 적당하다.
- 쌀로 죽을 끓여 먹이다가 익숙해지면 쌀·콩·깨를 가루로 만들어 7:1.5:1.5의 비율로 섞은 죽을 먹인다.
- 과일 종류로는 사과와 귤이 무난하다.
- 엷게 끓인 보리차도 수시로 먹인다.
- 단호박, 감자, 고구마, 옥수수 등을 삶아 체에 걸러 우유에 섞어 먹이는 것도 편식을 예방하는 방법이다.
- 이유기에 여러 가지 식품의 맛을 경험할 수 있도록 다양한 재료로 변화를 주어 먹인다.

굴전 | 성장기 어린이에게 좋다

굴은 혈색이 좋지 않거나 소화가 잘되지 않는 아이에게 좋은 식품이다. 특유의 냄새 때문에 굴을 싫어하는 아이도 전을 부치면 잘 먹는다.

4. 여성의 병 치료하는 식품 처방

여성들에게만 있는 질병, 여성이기에 걸리는 병들만 모았다. 여성들은 결혼과 출산 과정을 거치면서 신체 기능이 조금씩 떨어지고, 호르몬의 변화 탓에 여러 가지 장애를 겪게 된다. 냉증이 심해지기도 하고 피부가 거칠어지며 머리카락이 빠지고 윤기가 없어지기도 한다. 또 여드름·기미·주근깨가 생기는가 하면 월경주기가 고르지 않아 고민하는 경우도 있다. 이런 여러 가지 증세들을, 우리가 늘 먹는 식품으로 다스려 보자.

갱년기 장애일 때

질경이 달인 즙을 마시고 마늘을 꾸준히 섭취한다

Dr.say

갱년기는 성숙기에서 노년기로 옮겨가는 시기를 말한다. 여성의 경우 갱년기는 폐경 전후인 45~55세 사이. 이 시기에 2~3년 동안 자율신경 장애로 인해 신체에 여러 가지 증세가 나타난다. 우선, 난소 활동이 저하되어 자율신경실조증이 일어나고 두통·요통·어깨결림·현기증·냉증·식욕부진·정신불안·초조감·불면증 등의 증세가 나타난다. 하지만 갱년기의 시기나 증상은 개인차가 있을 수 있으므로 마음을 편안하게 가지고 충분한 수면과 적당한 운동, 규칙적인 식사를 한다.

마늘 | 갱년기 장애를 해소한다

마늘에는 스콜지닌과 알리신이라는 성분이 들어 있는데, 스콜지닌은 체내의 영양소를 연소해 에너지로 사용하는 데 큰 역할을 한다. 즉, 피로를 방지하는 비타민 B_1의 작용을 촉진하여 갱년기의 권태감을 없애 주고, 심각한 냉증이나 불면증 치료에도 도움을 준다. 알리신은 위장의 활동을 촉진하여 식욕 부진도 해소해 주므로 요리에 마늘을 듬뿍 넣어 먹으면 갱년기 장애에 효과적이다. 생마늘을 그대로 먹을 경우에는 하루에 1쪽, 익혀서 먹을 때는 2~3쪽이면 충분하다.

연근즙 | 초조감·흥분을 가라앉힌다

연근은 신경의 흥분을 진정시키는 작용을 하고 혈관의 탄력성을 강화해 혈액순환을 촉진한다. 또 연근에 들어 있는 타닌에는 수렴 작용이 있으므로 지혈 효과도 볼 수 있다. 연근은 갱년기의 월경불순에도 효과적이다. 폐경기 부정출혈이나 안전부절못하는 사람은 평소 연근을 즐겨 먹는 것이 좋다. 연근을 갈아 즙을 낸 다음 소금을 조금 넣어 마시면 갱년기 장애에 효과가 있다.

결명자차 | 가슴이 뛰고 식은땀이 날 때 좋다

결명자는 강장·건위·정장·완화·이뇨 등에 좋은 성분이 들어 있어 갱년기 장애에 효과적이다. 특히 가슴이 뛰고 식은땀이 나거나 어깨가 결리고 현기증이 나는 사람에게 적합하다. 결명자 5g에 물 3컵을 부어 끓여서 물 대신 마시면 고혈압과 변비도 예방할 수 있다.

질경이 달인 즙 | 신진대사를 원활하게 돕는다

질경이는 길가나 들에 많이 자라는 다년초로 가을에 작은 열매를 맺는데 한약재로는 '차전초'라 불린다. 질경이는 체내 분비 신경을 자극·흥분시켜 기관이나 기관지의 점액, 소화액의 분비를 촉진해 신진대사를 원활하게 해 준다. 잘 말린 질경이를 달여 즙을 마시면 갱년기 장애로 인한 신체 기능의 저하를 막고 장이나 자궁 근육의 운동을 활발하게 한다.

차조기잎수프 | 정신불안 증세를 진정시킨다

차조기는 마음을 평온하게 가라앉히는 작용을 한다. 신경 증세가 심한 히스테리에 사용하기도 하는데 갱년기 장애로 나타나는 정신불안에도 좋은 효과가 있다.

체내에서 비타민 B_1의 흡수를 높여 주는 파를 넣어 차조기잎수프를 끓여 마시면 특별한 이유 없이 나타나는 불안한 증세를 가라앉혀 기분이 안정된다. 크림수프에 차조기잎과 파를 송송 썰어 함께 얹어 먹어도 좋다.

plus tip

그 밖에 효과가 있는 식품

폐경기 이후 여성이 특히 섭취해야 할 것은 칼슘이다. 여성호르몬의 분비량이 줄어들 경우 어느 날 갑자기 뼈가 부러지거나 약해지기 때문이다. **우유**나 **치즈**를 비롯해 **잔뼈 생선**이나 **해조류** 등을 먹어 골다공증을 예방한다. **시금치**는 칼슘을 함유하고 있을 뿐 아니라 갱년기에 나타나는 고혈압, 변비, 현기증에도 효과적이다.

기미·주근깨가 있을 때

김구이를 즐겨 먹고 복숭아꽃팩을 한다

Dr.say 기미는 멜라닌 색소가 짙어지면서 눈 아랫부분이나 뺨 등에 옅은 갈색의 색소가 침착되어 나타나며 30세 이후 여성에게서 주로 볼 수 있다. 기미·주근깨 모두 피부의 멜라닌 색소가 증가해 생기는 현상인데 아직 확실한 원인은 밝혀지지 않고 있다. 기미·주근깨를 예방하려면 오랜 시간 동안 강한 햇볕을 쬐지 않도록 하고 외출 시는 자외선 차단 크림 등을 발라 준다. 또한, 비타민 C가 풍부한 과일이나 채소를 많이 먹는다. 주근깨가 갑자기 심해지면 위장·간장·신장 등의 이상 유무를 체크한다.

요구르트 | 피부를 매끄럽게 해 준다

요구르트는 피부 재생에 빼놓을 수 없는 식품으로, 피부를 매끄럽고 깨끗하게 유지해 주는 양질의 단백질, 칼슘, 비타민 B_2가 풍부하게 들어 있다. 또 요구르트에 들어 있는 유산균은 신진대사를 활발하게 촉진해 피부노화를 막아 준다. 기미·주근깨가 있을 때 요구르트에 딸기나 귤을 넣어 먹으면 비타민 공급이 풍부해져 피부가 윤기 있고 깨끗해진다.

김구이 | 멜라닌 색소가 짙어지는 것을 막는다

미네랄과 비타민 C가 많이 든 김은 기미와 주근깨의 원인인 멜라닌 색소가 짙어지는 것을 막아 준다. 또한, 김에 들어 있는 비타민 A는 피부에 윤기를 준다. 그리고 비타민 B_1·B_2처럼 간장의 활동을 개선하여 혈액순환을 좋게 하는 성분도 들어 있어 김구이나 김무침 등으로 조리해 즐겨 먹는 것이 좋다.

둥글레 달인 물 | 피부를 하얗게 하는데 효과적이다

둥글레는 들에 자생하는 백합과의 다년초로, 그 뿌리와 줄기의 즙이 기미·주근깨에 효과가 있다. 잎과 줄기를 곱게 찧어 그 즙을 바르면 피부가 하얘진다. 또 햇볕에 말린 둥글레 뿌리 5~10g을 3컵의 물에 붓고 양이 반으로 줄어들 때까지 달인 후 하루 3회로 나누어 먹어도 효과가 좋다.

복숭아꽃팩 | 심한 기미·주근깨에 좋다

복숭아는 예로부터 꽃이나 잎, 씨 모두 약용으로 사용되어 왔다. 그중에서도 피부에 효과가 있는 것은 복숭아의 흰 꽃이다. 기미나 주근깨에는 복숭아꽃을 곱게 짓찧어 기미·주근깨가 난 부위에 바른 후 10분 후에 찬물로 깨끗하게 씻어낸다.

팥가루팩 | 주근깨의 멜라닌 색소를 줄인다

팥은 피부를 윤기 있게 해 줄뿐 아니라 주근깨의 멜라닌 색소를 줄인다. 볶은 팥을 가루로 빻아 면 주머니에 넣은 다음 주근깨 부위에 대고 가볍게 문지른다. 하루 2~3회, 1회에 5분씩 반복하면 주근깨 색이 옅어진다.

달걀식초드링크 | 얼굴·팔다리에 생긴 기미에 효과적이다

달걀에는 양질의 단백질이 들어 있어 얼굴·팔다리에 생긴 기미를 치료하는 데 효과적이다. 식초에도 피부를 곱게 해 주는 성분이 들어 있다. 달걀을 컵에 담고 식초를 부어 3~4일 보관한 다음 달걀 속을 꺼내어 물과 꿀을 넣어 섞은 달걀식초드링크를 마시면 기미도 사라지고 체력도 좋아진다.

plus tip

그 밖에 효과가 있는 식품

사철쑥잎 12g과 **율무**를 껍질째 빻아 볶은 것 8g을 섞어서 1000cc의 물에 붓고 그 양이 반으로 줄어들 때까지 달여 차 대신 마신다. **옥수수수염** 10g과 **개오동나무** 10g을 2컵의 물에 붓고 달여 마셔도 좋다.

냉대하가 있을 때

차조기씨 달인 즙을 마시고 쑥 달인 물로 좌욕한다

Dr.say 여성의 질 안은 성기에서 분비되는 점액에 의해 항상 촉촉하게 젖어 있다. 이 점액이 늘어나 질 밖으로 흘러나오는 것이 바로 '냉(대하)'이다. 건강한 질은 산성을 유지하고 있어 세균 침입이나 번식을 막아 준다. 체내 정화 작용으로 나오는 분비물은 유백색이며 끈적거린다. 그 양은 사람에 따라 다소 차이가 있으며 월경과 배란기, 임신했을 때 양이 많아진다. 이러한 현상은 자연스러운 것이므로 걱정할 필요가 없다. 단, 색이 짙거나 양이 많을 때는 전문가의 진단을 받는다.

쑥 달인 물 | 점액의 양이 늘어날 때 좋다

쑥은 속을 덥게 하고 냉을 쫓으며 점액의 양이 늘어나 축축해졌을 때 달여서 마시거나 뒷물로 사용하면 좋다. 쑥 20g과 말린 생강잎 10g을 함께 그릇에 담고 물 5컵을 부어 그 양이 반으로 줄어들 때까지 달여 하루 3회 나누어 마신다. 쑥은 냉증뿐 아니라 지혈 및 혈액순환에도 좋으므로 산후에 많이 먹으면 좋은 식품이다.

무잎목욕제 | 음부의 가려움증을 치료한다

무에는 여러 가지 소화효소가 들어 있어 체했거나 소화가 잘되지 않을 때 무를 먹거나 무즙을 내서 먹으면 좋다. 무는 무뿐만 아니라 무잎에도 많은 영양소가 들어 있다. 특히 무잎을 말린 무청을 목욕물에 넣고 그 물로 목욕하면 음부가 가려울 때 그 증세를 가라앉힐 수 있다. 한 번에 무잎 15개 분량을 사용한다.

호박 | 몸을 따뜻하게 하고 증세를 가라앉힌다

호박은 체내에서 비타민 A로 변하는 카로틴이 풍부하고, 생리 작용을 왕성하게 해 주며 점막을 보호하는 성질이 강하다. 몸이 냉한 사람은 호박전이나 호박볶음 등 기름에 조리해서 먹는 것이 좋다. 특히 겨울에 먹으면 몸을 따뜻하게 해 주고 감기 예방에도 좋다.

차조기씨 달인 즙 | 분비물로 생긴 염증을 가라앉힌다

여러 가지 약효가 있는 차조기는 방부제로서도 높은 효과를 지녀 천연 방부제라고도 불린다. 차조기의 이런 성분은 질 분비물이 많아 염증이 생겼을 때 효과적이다.
차조기는 주로 잎을 쓰는데 씨를 사용해도 좋은 효과가 있다. 10~11월경에 채집해서 말린 차조기씨 20g을 3컵의 물에 붓고 달여 하루 3회로 나누어 마시면 증세가 좋아진다.

율무뿌리 달인 물 | 질의 염증을 가라앉힌다

질에 염증이 생겨 아랫배가 아프면서 분비물이 많이 나올 때는 율무뿌리 60g을 물에 달여 하루 세 번씩 마신다. 율무뿌리에 포함된 성분인 코익솔은
아픔을 멎게 하고 여러 가지 염증을 낫게 해 준다.

무궁화봉오리 달인 물 | 냄새와 통증을 줄여 준다

무궁화의 꽃봉오리는 냉증에 효과가 있는 것으로 알려져 있다. 하얀색 꽃봉오리가 맺혔을 때 채집해 그늘에서 말린 후 물을 붓고 달여 하루 3회로 나누어 마신다. 하루 분량으로, 무궁화 꽃봉오리 말린 것 10g에 3컵의 물을 붓고 달인다.

plus tip

그 밖에 효과가 있는 식품

분비물의 색이 붉을 때는 **약쑥** 15~20g에 달걀 2개를 깨뜨려 넣고 물 5컵을 부어 푹 달인 다음 하루에 2~3회로 나누어 공복에 마신다. 5일쯤 계속하면 효과를 볼 수 있다.
손발이 차면서 분비물이 많고 월경불순일 때는 **말린 익모초** 5g을 가루 내어 식사 전에 물에 타 먹으면 효과가 있다. 또 **향나무** 500g을 잘게 썰어 물 2ℓ를 넣고 약 30분 동안 달여 즙만 받아 그 물로 음부와 질을 하루에 한 번씩 1주일 정도 씻으면 염증이 가라앉는다.

냉증일 때

대추주를 마시고 혈액순환을 원활하게 하는 마늘을 먹는다

Dr.say 냉증은 여성에게 흔한 증세로 특히, 사춘기나 갱년기 여성에게 많이 나타난다. 손발이 차고 허리에 얼음을 대고 있는 듯한 느낌이 드는 등 사람에 따라 갖가지 증세가 나타나는데 두통, 요통, 어깨결림, 현기증 등의 증세가 함께 나타나는 경우가 많다. 냉증은 대부분 체질적인 것으로, 평소 자율신경의 활동을 좋게 해 주고 혈액순환과 신진대사를 활발하게 하는 생활을 하여 체질 개선이 되도록 노력한다. 식사는 단백질, 비타민, 철분이 풍부한 식품을 섭취한다.

꿀 넣은 참깨호두가루 | 허약 체질이나 냉증에 효과적이다

참깨에는 비타민 E가 풍부하게 들어 있다. 비타민 E는 말초혈관의 혈액순환을 돕고 고혈압이나 심장병을 예방하며 중성지방치를 낮춰줄 뿐 아니라 냉증 치료에도 효과적이다. 또한, 허약 체질 개선에도 뛰어난 효과가 있으므로 마르고 체력이 약하면서 냉증인 사람은 곱게 간 참깨에 꿀을 넣어 참깨꿀을 만들어 먹는다. 참깨꿀을 하루에 2회, 1회에 1큰술씩 먹으면 효과가 있다.

대추주 | 몸을 따뜻하게 해 준다

대추는 맛이 달고 성질이 따뜻하며 자양 강장, 소염 완화, 이뇨 작용이 우수해 예로부터 한방 약재로 널리 쓰였다. 대추는 생으로 먹어도 좋지만 저혈압, 냉증, 불면증으로 고생하는 사람들은 말린 대추로 술을 만들어 먹는 것이 더욱 효과적이다.

부추 | 혈액순환을 돕는다

냉증이 심할 때는 혈액순환을 돕는 부추를 먹는다. 잘게 썬 부추를 분마기에 갈아 거즈에 짜서 즙을 만든다. 술잔으로 한 잔 분량의 즙을 따뜻한 물과 섞어서 하루 3회 마시면 몸이 따뜻해진다. 또 부추죽을 끓여 먹어도 효과가 있다. 단, 설사를 자주 하는 사람은 많이 먹지 않는 것이 좋다.

마늘 | 신진대사와 혈액순환을 돕는다

따뜻한 성질을 지닌 마늘은 신진대사를 촉진하고 혈액순환을 원활하게 해 수족 냉증이나 아랫배가 찬 사람에게 좋은 식품이다. 또한 피로회복, 면역 기능 강화에도 좋다.

양고기찹쌀죽 | 혈액의 양을 늘려 준다

양고기는 기력을 돋우고 혈액의 양을 늘려 주며 몸을 튼튼하게 한다. 또한 몸을 따뜻하게 해 주므로 냉증에 큰 효과가 있다. 게다가 소화가 잘되어 부담없이 먹을 수 있고 지방분이 적어 다이어트 식품으로도 그만이다. 양고기를 넣고 끓인 찹쌀죽은 여성의 냉증에 효과가 있다. 찹쌀도 추위에 의한 복통이나 설사, 냉증 완화에 도움이 된다.

plus tip

몸을 따뜻하게 하는 방법

- 허리 냉증이 심한 사람은 말린 쑥잎을 넣어 만든 방석을 깔면 몸이 따뜻해진다.
- 온종일 서서 일하는 경우, 때때로 제자리걸음을 걸으면 하반신의 혈액 흐름이 좋아진다. 또 마른 수건으로 문지르거나 마사지하는 것도 좋다.
- 뜨거운 물에 적신 물수건을 차가워진 몸에 얹고 비닐로 싸 두었다가 식으면 바로 갈아 준다.

구기자 | 혈액순환을 돕는다

구기자에는 혈관 벽을 튼튼하게 해서 동맥경화를 막아 주는 비타민 C, 그리고 혈액의 흐름을 좋게 해 주는 베타인 등의 성분이 들어 있다. 또한, 강장 효과도 뛰어나 장이 약한 사람에게도 효과가 있다. 말린 구기자잎 7~20g을 달여서 차 대신 마시는 것도 좋다.

머리카락이 거칠어졌을 때

뽕나무뿌리껍질 달인 물로 샴푸하고 검은깨드링크를 마신다

Dr.say 머리카락에 필요한 영양분이 부족하거나 머리카락의 모근까지 영양분이 충분히 공급되지 않으면 머리카락이 갈라지고 거칠어진다. 머리카락을 구성하는 성분은 유황분을 포함한 단백질로서, 머리카락을 윤기 있고 매끄럽게 만들어 주는 역할을 한다. 칼슘도 머리카락에 윤기를 주는 중요한 성분이다. 그러나 피의 흐름이 좋지 않으면 머리카락 트러블이 생겨 갈라지거나 새치가 난다. 리놀레산이나 비타민 E가 풍부한 식품을 섭취하고 너무 심하면 신장장애, 위장 기능의 저하, 빈혈 여부를 체크해 본다.

호박씨 | 모발 성장에 필요한 아연이 풍부하다

미네랄의 일종인 아연이 부족해도 머리카락이 많이 빠진다는 보고가 있다. 아연은 호박씨, 달걀, 탈지분유, 맥주효모 등에 많이 함유되어 있는데 특히, 호박씨에는 카로틴, 비타민 A·B_1·B_2, 니아신 등이 풍부하여 육모를 촉진하고 백발을 방지해 준다. 호박씨를 깨끗하게 씻어 프라이팬에 기름 없이 볶은 뒤 매일 수십 개씩 먹으면 머리카락 성장에 도움이 된다.

검은깨드링크 | 탈모 · 새치를 예방한다

검은깨는 해조류와 함께 머리카락에 필요한 영양을 공급해 주는 좋은 식품으로 알려져 있다. 검은깨에는 양질의 단백질이 풍부하고 비타민 E를 많이 함유하고 있는 리놀레산, 칼슘, 비타민 B_1·B_2, 철분, 인 등이 많이 들어 있다. 이런 영양소는 신진대사를 활발하게 해 주고 모세혈관의 혈액순환을 촉진해 머리카락의 뿌리 부분까지 필요한 영양소를 공급해

준다. 검은깨를 이용한 음식은 어떤 것이라도 좋지만 검은깨드링크나 검은깨조림 등이 소화에 부담이 없다. 그러나 설사할 때는 먹지 않는다.

뽕나무뿌리껍질 샴푸 | 머리카락이 빠지는 것을 예방·치료한다

뽕나무뿌리껍질(생약명으로는 '상백피') 15g에 2컵의 물을 부어 양이 반으로 줄어들 때까지 달여 즙만 받는다. 이 즙을 머리카락에 바른 다음, 뜨거운 물에 적신 물수건으로 감싼다. 그 위에 비닐캡을 씌우고 10~20분 동안 그대로 있다가 미지근한 물로 깨끗이 씻는다.

하수오 달인 물 | 흰머리나 새치를 막아 준다

원래 새박뿌리라는 이름의 약초다. 이 약초를 약재상에서는 '하수오'라고 하는데 그 이유는 하수오라는 사람이 이 뿌리를 먹고 130세가 될 때까지도 검은 머리로 건강하게 살았다는 일화에서 비롯된다. 하수오 달인 물에 볶아서 간 호두, 검은깨, 꿀을 넣고 섞은 다음 이것을 매일 2~3큰술씩 마시면 효과가 좋다. 하수오는 한약재상에서 구할 수 있다.

측백나무즙 헤어로션 | 탈모와 비듬 치료에 효과적이다

측백나무는 머리카락의 건강을 지켜 주는 특효약이라고 알려져 있다. 그늘에서 말린 측백나무를 푹 달여 물만 받아 머리카락에 바르면 머리카락이 빠지는 것을 예방하고 비듬도 깨끗이 치료할 수 있다. 그늘에서 말린 측백나무잎 10g에 뽕나무뿌리 껍질 10g을 더해서 물 3컵을 붓고 그 양이 반으로 줄어들 때까지 달인다. 이 즙으로 머리를 감은 다음 머리카락과 두피에 고루 바르고 1시간 정도 지난 다음 미지근한 물로 씻는다.

plus tip

그 밖에 효과가 있는 식품

닭뼈를 고아 수프로 만든 음식에는 머리카락에 좋은 단백질이 풍부하다. 닭뼈를 작게 잘라서 찬물에 재빨리 헹군 다음 생강을 넣고 약한 불에서 푹 곤다. **다시마**도 머리카락에 좋은 성분이 풍부하다. 다시마를 직사각형으로 잘라 물에 담갔다가 다음 날 아침 그 물을 마신다. **호두**도 머리카락이 하얗게 세는 것을 막아 준다. 하루에 3개씩 몇 달 동안 계속 먹는다.

불임증일 때

검은 콩가루를 꾸준히 먹고 샤프란차를 마신다

Dr.say 불임증은 결혼 후 피임을 하지 않고 정상적인 부부생활을 하는 여성이 2년 이상이 지나도 임신이 되지 않는 경우를 말한다. 일반적으로 건강한 부부가 피임하지 않는다면 1년 이내에 임신할 확률은 90% 정도다. 호르몬 계통에 이상이 있거나 난관·자궁에 병이 생겨 난관이 약하거나 좁아져 정자나 수정란이 통과할 수 없을 때, 질이나 자궁경관에 이상이 있을 때 나타날 수 있다. 그러나 남성에게 문제가 있는 경우도 40%나 되므로 부부가 함께 정밀 검사를 받는다.

검은콩가루 | 월경불순을 동반하는 불임증에 좋다

검은콩은 양질의 단백질과 지질, 비타민 B_1·B_2 등이 함유된 영양가 높은 우수 식품이다. 또 약용 효과도 높아서 한의학에서는 보신 효과가 있는 주요 식품으로 취급하고 있다. 여러 가지 효능이 있지만 임신 중인 여성이나 월경불순인 사람, 월경불순을 동반하는 불임증인 사람에게 좋다.

율무즙 | 비만으로 임신이 안 될 때 먹는다

최근 들어 건강·미용식으로 주목을 받는 율무는 단백질, 지질, 철분, 비타민 B군 등을 다량 함유하고 있는 고에너지 식품이다. 신진대사 촉진, 자양·강장, 이뇨 작용 외에도 월경불순을 치료하는 데 효과적이다.
그러나 율무는 자궁을 수축하는 작용도 있으므로 임신부는 먹지 않는 것이 좋고 몸을 차게 하므로 샤프란이나 당귀를 달여 물과 같이 마시는 것이 좋다. 또 비만으로 임신이 안 될 때 꾸준히 마시면 살을 뺄 수 있어 좋다.

우엉술 | 혈액순환을 촉진한다

피곤하거나 몸의 컨디션이 좋지 않으면 임신이 되기 어렵다. 그럴 때 우엉을 먹으면 강장 효과가 높아 피로회복에 효과적이다. 또 우엉에는 혈액순환을 촉진해 나쁜 피를 밖으로 내보내는 작용이 뛰어나다.

우엉 뿌리 1개를 껍질째 깨끗이 씻어 1~2cm 길이로 썰어 소주 2컵을 붓고 1주일 정도 서늘한 곳에 두었다가 공복 시 1잔씩 마시면 좋다. 습진이나 알레르기성 피부염이 있는 사람은 많이 마시면 좋지 않다. 조림이나 볶음 등 반찬으로 먹어도 좋다.

당귀뿌리 달인 물 | 월경불순·신경불안에 효과가 있다

당귀는 향기가 좋은 다년초로, 약용으로 사용되는 부위는 뿌리다. 이 뿌리를 달여 먹거나 욕조에 넣어 목욕하면 월경불순이나 히스테리 같은 신경불안을 진정시키는 효과가 있다.

당귀뿌리 8~12g에 물 700cc를 부어 물이 반으로 줄어들면 하루 3회 나누어 마신다.

plus tip

부부화합을 돕는 온탕치료

월경불순이나 월경이 없는 경우, 정자감소증 등은 육체적으로나 정신적으로 지나치게 무리해 오는 경우가 있다. 이럴 때 부부가 함께 여행을 하거나 온천지에 가는 것도 좋은 방법이다. 온천욕을 하면 자궁과 난관의 혈액순환이 좋아지고 만성적인 염증도 없어져 임신이 한결 쉬워진다고 한다.

불임증이 있는 여성은 동물의 간이나 생선의 내장, 검은콩을 많이 먹고, 우엉·양배추·인삼잎 등을 갈아 그 즙을 매일 마시면 불임증 치료에 효과적이다.

샤프란차 | 부인병의 묘약이다

유럽과 남부 아시아가 원산지인 샤프란은 생리통이나 생리불순에 효과적이다. 샤프란 5~10줄기를 뜨거운 물에 넣어 충분히 우러나면 식힌 다음 웃물만 마신다. 5시간 후에 다시 뜨거운 물을 부어 똑같은 방법으로 마시면 효과적이다. 샤프란은 한약재 시장에서 구할 수 있다.

빈혈일 때

다시마 우린 물을 마시고 시금치무침을 즐겨 먹는다

Dr.say 빈혈은 혈액 성분인 적혈구나 그 안에 들어 있는 헤모글로빈이라는 붉은색의 색소 양이 줄어든 상태를 말한다. 헤모글로빈의 주성분은 철분으로, 부족하면 빈혈이 생긴다. 철분은 섭취한 양의 약 10% 정도밖에 흡수되지 않아 누구나 빈혈이 될 수 있다. 여성은 월경에 의한 출혈로 특히 철분 부족이 되기 쉽고 이로 인해 빈혈이 되기도 한다. 몸이 나른하고 두통, 숨가쁨 등의 증세가 나타나면 의사의 진찰을 받거나 철분을 함유한 해조류, 동물의 간, 콩류, 양배추 등을 먹는다.

동물의 간 | 빈혈에 효과가 탁월하다

동물의 간에는 철분, 엽산, 비타민 B나 비타민 C 등 조혈 작용이 높은 영양소가 풍부해 빈혈에 매우 효과적이다. 또한 피부미용에 도움이 되는 비타민 A가 당근의 10배, 치즈의 40배나 들어 있으므로 여성에게는 특히 좋은 식품이다. 단백질 중에서도 아미노산이 풍부해 체내에 흡수되면 낭비 없이 피나 살이 된다. 비위가 약해 그냥 먹기 어려울 때는 전이나 튀김 등으로 요리해서 먹는다.

다시마 우린 물 | 헤모글로빈을 형성한다

다시마를 비롯한 해조류에는 헤모글로빈을 형성하는 데 필요한 철과 구리가 많이 들어 있다. 평소 다시마·톳나물·미역·김 등을 무치거나 끓여서 먹으면 빈혈을 예방할 수 있다. 다시마는 국이나 찌개를 만들 때 국물을 내서 사용하거나 튀각으로 만들어 먹어도 좋다.

시금치무침 | 철 결핍성 빈혈에 효과가 있다

시금치는 철분이 풍부하고 비타민 C와 엽산도 들어 있어 철 결핍성 빈혈에 안성맞춤이다. 철분에 비타민 C나 엽산이 더해지면 체내 흡수율이 증가하는데 시금치는 이러한 영양소가 모두 들어 있어 매우 바람직한 식품이라고 할 수 있다.

시금치는 지혈 작용도 뛰어나며 혈액 성분의 근원인 엽록소를 보충해 주는 성분도 들어 있어 빈혈을 막아 준다. 시금치 1단을 뿌리는 잘라내고 깨끗이 씻어 팔팔 끓는 물에 살짝 데쳐 찬물에 2~3번 정도 헹군 다음 참기름, 간장, 다진 파·마늘을 넣고 조물조물 무쳐 매일 한 끼 정도 밥과 함께 먹는다. 시금치는 날것으로 먹으면 요로결석이나 담석증을 일으킬 수 있으므로 반드시 익혀 먹는다.

흰목이버섯 초절임 | 피를 깨끗하게 해 준다

칼슘을 많이 함유하고 있는 목이버섯은 혈액을 깨끗하게 해 주므로 빈혈에 좋을 뿐만 아니라 동맥경화, 고혈압, 부인과 질병에 좋은 식품이다.

흰색의 목이버섯이 약효가 더 좋은데 검은색의 목이버섯도 괜찮다. 흰색 목이버섯은 초절임에 좋고 검은색 목이버섯은 대추와 함께 달여 그 물을 마시면 좋다.

차조기잎술 | 혈액순환을 돕는다

차조기에는 철분이 풍부하게 들어 있어 빈혈 치료에 효과가 뛰어나다. 차조기로 술을 만들어 아침저녁으로 꾸준히 마시면 빈혈 치료에 효과를 볼 수 있다.

차조기는 잎 뿐만 아니라 꽃에도 같은 효과를 내는 성분이 들어 있다. 술을 잘 마시지 못하는 여성이라면 차조기잎에 매실을 싸서 먹어도 좋다.

plus tip

그 밖에 효과가 있는 식품

로열젤리에는 조혈 작용을 하는 성분이 들어 있다. 월경불순에 의한 빈혈이나 산후 정신불안을 동반하는 빈혈에는 하루에 300~600mg을 복용한다. **삼백초 달인 물**도 좋은데 그늘에서 말린 삼백초 20g에 1000cc의 물을 부어 물이 반으로 줄어들 때까지 달여 매 식사 전에 한 잔씩 마신다. 이런 식품으로 효과를 볼 수 없으면 전문의의 진단을 받아 근본적인 치료를 한다.

빈혈·불임증이 되기 쉬운 체질 개선

인삼대추죽이나 익모초 달인 물이 좋다

빈혈·불임증은 비교적 몸매가 가냘프고 마른 편이면서 체질적으로 신장·생식 기능이 약한 20~40대 여성에게서 주로 나타난다. 이 체질의 여성들은 항상 얼굴색이 창백하고 피부에 탄력이 없다. 또한 손발이 차갑고 현기증, 전신 부기, 허리·하복부의 냉증, 월경불순 및 심한 월경통 같은 증상을 갖고 있다.

체질 개선을 위해서는 양질의 단백질이나 비타민, 철분이 풍부한 시금치와 동물의 간 등을 꾸준히 섭취하고 증세가 심할 때는 전문 치료를 받는다.

✚ 인삼대추죽

기력이 떨어져 몸이 무겁고 나른하면서 피로감이 있거나 손발이 차가워지는 증세가 있을 때 인삼대추죽을 먹는다.

인삼은 체력을 증진하고 혈액순환을 도와 빈혈을 예방·치료하며 혈액 속의 헤모글로빈 생성에도 큰 역할을 한다. 대추는 몸을 따뜻하게 해 주고 신경 안정과 보혈 작용을 하므로 몸이 찬 사람이 먹으면 효과가 좋다. 인삼대추죽은 맛이 달고 부드러울 뿐만 아니라 건강에도 좋다. 인삼·대추를 달인 물에 불린 현미를 넣어 센 불에서 30분 정도 끓이다가 약한 불로 조절하여 쌀알이 퍼질 때까지 끓인다.

✚ 톳나물잡탕

톳나물은 미네랄 중에서도 철분이 많이 함유되어 있을 뿐만 아니라 비타민 E·K, 엽산이 풍부해 변비와 철결핍성 빈혈 치료에 효과적이다. 톳나물에 카로틴이 풍부한 당근, 단백질이 많이 들어 있는 유부 등을 넣고 잡탕을 끓여 먹으면 더욱 좋다.

✚ 결명자 달인 물

결명자는 일반적으로 간·신장 기능을 돕고 눈을 밝게 해 주는 작용이 큰 것으로 알려져 있다. 또 한 가지 주목할 사실은 변비의 예방·치료와 자궁을 튼튼하게 하여 습관성 유산을 막아 준다는 것이다. 볶은 결명자 20~30g에 4컵의 물을 붓고 양이 반으로 줄어들 때까지 달인 다음 하루 2~3회로 나누어 따뜻할 때 꿀을 조금 섞어 마신다.

✚ 모란뿌리껍질 달인 물

모란뿌리껍질에는 글루타민산, 타닌 등이 들어 있어 약간 쓴맛이 난다. 소염·진통·지혈·진정 작용을 하며, 월경불순과 월경통 등 월경에 이상이 있을 때 효과적이다.
말린 모란뿌리껍질 4~8g에 물 3컵을 붓고 달여 하루 3회, 공복에 따뜻하게 마신다. 또한, 모란뿌리껍질을 삶아 그 물로 꾸준히 뒷물을 해도 좋다.

✚ 익모초 달인 물

'어혈' 이란 혈액순환이 좋지 않아 피가 응어리지는 것으로, 신진대사가 원활하지 못한 증세를 말한다. 어혈이 생겨 풀리지 않으면 혈관 장애로 인한 무월경이 되기 쉽고 그로 인한 배란 장애와 불임증을 동반할 수 있다.
익모초는 꿀풀과의 이년초로 들에 절로 나는데, 약재로 쓰이는 것은 잎과 줄기다. 싱싱한 잎·줄기를 흐르는 물에 깨끗이 씻은 다음 20g에 1000cc의 물을 부어 약한 불에서 양이 반으로 줄어들 때까지 달인다. 하루 3회로 나누어 따뜻하게 마시면 혈액순환이 좋아지면서 어혈이 풀리고 무월경이 치료된다. 3개월 정도 꾸준히 마셔야 효과가 있다.

✚ 잇꽃 달인 물

철결핍성 빈혈, 생리통이 심하거나 월경불순이 있을 때는 잇꽃을 달여 마셔 말초혈관의 활동과 신진대사를 촉진한다. 잇꽃은 국화과의 이년초로 여름철 줄기나 가지 끝에 주황색 꽃이 피며, 비타민 B·E, 칼슘, 구연산 등의 상승 작용으로 혈액순환을 촉진한다.
잇꽃을 따서 그늘진 곳에 말렸다가 잇꽃 2g을 거름망 있는 찻잔에 넣어 은근하게 우려낸 다음 하루 2회 마시면 월경불순, 월경통에 효과적이다. 또한 여성의 성 기능을 회복시키는 데 도움을 준다. 단, 생리 중에는 금한다.

살이 쪘을 때

곤약두부조림을 먹고 율무수프를 마신다

Dr. say 지나치게 살이 찌면 당뇨나 고혈압 같은 성인병의 원인이 되므로 나이가 들면서는 더욱 조심해야 한다. 특히 표준 체중의 10% 이상 초과되어 살을 빼야 할 정도에 이른 여성은 하루 섭취량을 1,600kcal 정도로 조절하고 음식은 되도록 싱겁게 간을 해서 조금씩 먹는 것이 바람직하다. 동물성 지방과 탄수화물의 과잉 섭취를 주의하고 신선한 채소와 비타민, 미네랄을 충분히 섭취한다. 또한, 적당한 운동을 꾸준히 하면서 비만으로 인한 성인병 예방에 힘쓴다.

사과 | 변비로 인한 비만을 해소한다

사과는 장에 쌓인 숙변이나 체내에 불필요한 수분을 몸 밖으로 배설해 비만을 해소해 준다. 특히 장의 연동 운동을 활발하게 해 주는 식물섬유가 풍부하게 들어 있어 위장 기능이 약하거나 변비가 심한 사람에게 좋다.

변비가 심할 때는 3일 동안 아무런 음식도 먹지 말고 사과만 먹는다. 카페인이 든 음료수는 피하되 물은 얼마든지 마셔도 좋다. 3일째 되는 날 올리브기름 1~2큰술을 먹으면 위장도 깨끗해지고 몸도 가뿐해진다.

곤약두부조림 | 만복감을 주고 칼로리를 낮춘다

곤약은 칼로리가 전혀 없어 다이어트 식품으로 그만이다. 곤약은 성분의 97%가 수분으로 이루어져 아무리 많이 먹어도 괜찮다. 곤약의 식물성 섬유인 글루코만난 성분은 배변을 원활하게 촉진해 장의 지방 흡수와 축적을 억제한다. 또한 콜레스테롤을 분해하는 성분도 들어 있어 다이어트 식품으로 더없이 좋다. 곤약에 두부를 넣어 조림을 만들어 먹으면 비만 예방은 물론 영양 균형도 꾀할 수 있다.

메주콩조림 | 체내 콜레스테롤을 분해한다

메주콩은 된장용 메주를 만들 때 쓰는 흰콩을 말한다. 메주콩에 풍부하게 들어 있는 리놀레산이나 레시틴은 콜레스테롤을 분해하는 작용을 한다. 또, 사포닌은 지방 흡수를 억제하고 지방 세포의 크기를 작게 해 주는 효과가 있다.

건강에 무리 없이 살을 빼려면 단백질은 충분히 공급해 주어야 하는데 그 점에서 메주콩은 좋은 식품이다. 메주콩은 질 좋은 단백질이 풍부한데다 지질이나 비타민도 많이 들어 있어 동물성 단백질에 뒤떨어지지 않는다.

메주콩을 잘 씻은 다음 1시간 정도 찬물에 담가 두었다가 진간장을 넣어 조린다. 현미밥이나 잡곡밥에 반찬으로 곁들이면 더욱 이상적이다. 콩조림 외에도, 된장이나 청국장찌개를 끓여 자주 먹는 것도 메주콩의 유효 성분을 섭취할 수 있는 좋은 방법이다.

율무수프 | 물살을 빼 준다

율무는 몸 안 여분의 수분을 배출해 주는 이뇨 작용이 뛰어나므로 물살이 찐 사람은 율무수프를 즐겨 먹는 것이 좋다. 또한, 팥·율무죽을 먹어도 효과가 있다. 동아를 넣은 율무수프나 율무차를 마셔도 좋다.

명아주잎 달인 물 | 비만을 예방한다

길가나 빈터에서 자라는 명아주에는 콜레스테롤을 억제하는 성분이 들어 있어 비만 예방에 효과가 뛰어나다. 여름에 따서 말린 어린 명아주잎 15g을 잘게 썰어 3컵의 물에 붓고 양이 절반으로 줄어들 때까지 달여 체에 거른 후 하루 3회로 나누어 마시면 콜레스테롤을 억제해 비만을 예방할 수 있다.

여드름이 났을 때

율무로션을 바르고 거지덩굴 달인 물을 마신다

Dr.say

여드름은 사춘기 호르몬의 분비 상태가 크게 변화되어 남성호르몬 분비가 왕성해져 생기는 현상이다. 남성 호르몬은 피지의 분비를 왕성하게 하는데 피지가 과잉 분비돼 모공 중간에 쌓여 세균과 접촉, 염증이 생겨 여드름이 된다. 수면부족, 기름기와 단 성분이 강한 음식을 먹는 것도 여드름을 부르는 일이다. 유전도 영향을 준다. 막힌 모공을 열어 주는 항생 물질인 유황이 포함된 약으로 치료할 수도 있고 식생활 변화로도 개선할 수 있다.

무즙로션 | 여드름의 염증을 진정시킨다

무의 껍질에는 속보다 비타민 C가 2배나 더 들어 있으므로 껍질을 벗기지 말고 깨끗이 씻어 사용한다. 특히 여드름 치료에 사용할 경우에는 껍질째 사용하는 것이 좋다. 무를 강판에 갈아 체에 거른 다음 즙만 받아 세안 후 얼굴에 바르면 여드름의 염증이 진정되고 악화되는 것을 방지할 수 있다. 무에는 전분 분해 효소인 디아스타아제가 가장 많고 이 밖에도 산화 효소, 요소를 분해해 암모니아를 만드는 효소, 체내에 생기는 해로운 과산화수소를 물과 산소로 분해하는 카탈라아제 등 중요한 작용을 하는 효소가 많다.

율무로션 | 변비로 생긴 여드름을 치료한다

율무에는 신진대사를 촉진하는 성분인 코이크소라이드가 들어 있는데 이 성분은 종양 조직을 치료하는 효과도 있는 것으로 알려졌다. 또 율무는 변비 치료에도 한몫을 하는 식품으로 변비로 인해 여드름이 났을 때 꾸준히 먹으면 효과를 볼 수 있다.

율무는 달여 차로 마셔도 좋지만 뚜껑이 있는 그릇에 담고 청주를 부어 1주일 정도 둔 다음 체에 걸러 보존용기에 담은 율무로션을 매일 세안 후 바르면 피부가 고와진다.

녹두가루팩 | 여드름 치료에 도움이 된다

녹두가루를 미지근한 물로 반죽해 잠자기 전 얼굴을 깨끗이 씻은 후 발라 주면 여드름 치료에 효과를 볼 수 있다.

거지덩굴 달인 물 | 여드름 균을 없애 준다

거지덩굴은 포도과의 다년생 식물로 단순한 잡초라고 생각해서는 안 된다. 거지덩굴에는 해독 작용을 하는 성분이 있어 여드름의 균을 없애는 데 효과적이다. 특히 거지덩굴 달인 물을 마시면 효과를 높일 수 있다. 그늘에서 말린 거지덩굴잎 두 줌 정도를 3컵의 물에 넣고 그 양이 반으로 줄어들 때까지 달여 하루 3회로 나누어 마시면 효과가 있다.

삼백초잎 달인 물 | 고름이 생긴 여드름에 효과가 있다

여드름 치료에 묘약이라고 알려진 삼백초잎은 특히 고름이 생긴 여드름에 좋다. 삼백초잎은 5~6월에 채취해 통풍이 잘되고 그늘진 곳에서 3일 정도 말린다. 이렇게 말린 삼백초잎 15g에 청미래덩굴뿌리 5g, 용담뿌리 2g을 함께 넣고 1000cc의 물을 부어 푹 달인 다음 물만 걸러 마신다. 청미래덩굴뿌리와 용담뿌리는 한약재 시장에서 구할 수 있다.

쇠비름 달인 물 | 종기처럼 생긴 여드름을 치료한다

쇠비름은 번식력이 강한 풀로서 여드름을 비롯해 종기의 특효약이다. 쇠비름에는 여드름을 치료할 수 있는 유효성분인 유기산이 많이 들어 있다. 쇠비름 10g에 700cc의 물을 부어 양이 반으로 줄어들 때까지 달여 마신다.

월경 이상일 때

목이버섯볶음을 먹고 생강 달인 즙을 마신다

Dr. say

호르몬 분비가 순조롭지 못하면 월경에 이상이 온다. 월경이상은 월경의 주기, 진행기간, 출혈량에 이상이 있을 때를 말하는데, 호르몬 분비를 촉진하는 간뇌, 뇌하수체, 난소, 자궁 등에 장애가 있으면 월경 이상이 나타난다. 증세가 심할 때는 의사의 진단을 받아서 호르몬 이상과 배란 유무를 검사한다. 평소 영양의 밸런스에 신경을 써서 식품을 섭취하고 적당한 운동과 규칙적인 생활을 하면 치유될 수 있다. 일시적으로 아플 때는 진통제를 복용해도 괜찮다.

목이버섯볶음 | 월경량이 많을 때 효과적이다

목이버섯은 어떤 나무에서 자라느냐에 따라 여러 가지로 분류된다. 목이버섯에는 피를 깨끗하게 하는 성분이 들어 있어 월경 이상을 비롯한 부인과 계통 질환에 효과적이다. 특히 월경량이 지나치게 많을 때 먹으면 좋다.

검은콩가루 | 월경량이 적을 때 효과가 있다

콩은 예로부터 된장, 간장, 두부, 유부 등의 원료로 쓰이는 단백질의 주요 공급원으로, 최근에는 다이어트 식품으로 주목을 받고 있다. 특히 검은콩은 양질의 단백질 외에도 비타민 B_1 · B_2 등 영양소가 풍부하다. 검은콩을 곱게 가루 내어 차조기잎 달인 물과 같이 마시면 월경량이 적을 때 혈액순환을 촉진해 양을 늘리는 작용을 한다.

생강 달인 즙 | 냉증을 동반하는 월경불순에 좋다

생강은 식품으로서뿐만 아니라 약용으로도 뛰어난 식품이다. 그중 냉증을 동반한 월경불순에 약효가 탁월하다. 또한 생강에는 몸을 따뜻하게 해 주는 성분이 들어 있어 생강을 달여 그 즙을 자주 마시면 몸이 따뜻해진다. 말린 생강 30g에 대추 30g, 꿀 1.5큰술, 물 1000cc를 넣어 반으로 줄어들 때까지 달여 그 즙을 마신다.

미나리 달인 물 | 월경이 불규칙할 때 먹는다

향기가 상큼하고 씹는 맛이 좋은 미나리는 이른 봄 논이나 냇가에서 볼 수 있다. 미나리에 들어 있는 방향성 정유 성분은 감기와 냉증 치료에 좋으며 월경불순에도 효과가 있다. 또 진통을 다스리는 효과도 있어 월경통에 좋다. 말린 미나리 50g에 1000cc의 물을 붓고 달여 그 양이 반으로 줄면 불을 끄고 조금 식힌 후 나누어 마신다.

쑥생즙 | 통증이 심하고 양이 많을 때 좋다

쑥에는 지혈과 통증을 멎게 하는 약효가 있다. 월경 이상이 계속되고 통증이 심할 때 쑥을 달여 그 즙을 마셔도 되고 생잎을 즙으로 짜서 마셔도 좋다. 단, 생리 중에는 피한다.

우엉술 | 월경이 예정일보다 늦어졌을 때 마신다

우엉에 들어 있는 알기닌 성분은 성 호르몬의 분비를 촉진하므로 월경이 예정일보다 많이 늦어질 때 우엉을 이용한 음식을 먹는다.

또 우엉에는 신진대사를 촉진하고 혈액순환을 원활하게 하여 오래된 피를 밖으로 내보내는 효과가 있다. 우엉술을 담가 날마다 식사 사이에 2큰술 정도씩 마시면 월경이 순조로워진다.

plus tip

월경 이상일 때 삼가야 할 식품

월경에 이상이 있을 때는 게나 조개류, 냄새가 강한 산나물처럼 피를 탁하게 하는 식품은 먹지 않는다. 또 빈혈이나 불임증이 있는 사람은 채소·과일처럼 몸을 차갑게 하는 식품도 피한다. 월경의 양이 많은 사람은 달걀, 우유, 햄, 햄버거, 케이크 같은 자극적인 음식도 삼간다.

유산·조산이 될 때

검은콩꿀조림을 먹고 파뿌리 달인 즙을 마신다

Dr.say 임신 24주 미만에 분만이 일어나는 것을 '유산'이라 하고 24~36주에 걸쳐서 분만이 일어나는 것을 '조산'이라고 한다. 임신 10주 정도까지의 유산은 과반수가 태아의 이상이나 기형에 의한 것이다. 그 외에 자궁발육 이상이나 자궁 기형 등 모체에 원인이 있는 경우도 유산이 될 수 있다. 격렬한 스포츠, 심한 설사, 정신적인 충격도 유산·조산의 원인이 될 수 있다. 유산이나 조산을 예방하기 위해서는 안정을 취하고 따뜻한 음식을 먹는다.

대추 | 안태 작용을 한다

대추는 기혈이 허해진 상태를 보충하고 태아를 보호해 주는 안태 작용을 하며 신경 안정과 심장 부담을 줄여 준다. 또한 맛이 달고 성질이 따뜻해 여성에게 좋은 식품이다.

몸이 허약한 임신부는 대추를 종이에 싼 다음 불에 구워 한 번에 20~30개 정도씩 장기 복용하면 좋다. 신경이 약하거나 기력이 약할 때는 평소 대추차를 즐겨 먹는다.

검은콩꿀조림 | 임신중독증에 의한 유산을 방지한다

검은콩에는 '안태'(뱃속에서 놀라 움직이는 태아를 치료하여 가라앉히는 일) 작용을 하는 성분이 들어 있어 유산이나 조산을 예방해 준다. 또 이뇨 작용이 뛰어나 임신 중의 부기도 가라앉혀 준다. 유산이나 조산의 원인이 되기 쉬운 임신중독증에도 효과가 있다.

검은콩은 양질의 단백질이나 비타민 B_1·B_2 등을 풍부하게 함유하고 있어 임신부에게는 아주 이상적인 식품이다. 특히 검은콩꿀조림은 임신 중 태동으로 인해 복통이 일어날 때에도 효과가 있다. 단, 알레르기 체질인 사람은 주의한다.

파뿌리 달인 즙 | 유산이 염려될 때 먹는다

임신 중에 아랫배가 아프면서 유산이 염려될 때는 파뿌리 20개를 잘 씻어 물 20컵을 붓고 물의 양이 5컵이 될 때까지 달여 즙만 받아 마신다. 파에는 흥분을 진정시키는 성분이 들어 있어 안정이 필요한 임신부에게는 아주 좋은 식품이다.

목이버섯가루 | 습관성 유산을 예방한다

혈액을 정화하고 지혈 작용을 하는 목이버섯은 부인과 계통의 질환에 특히 좋다. 또한, 고혈압·동맥경화증·치질이 있는 사람에게도 좋다. 목이버섯에는 양질의 단백질과 칼슘이 들어 있어 임신부에게는 최적의 식품이라 할 수 있다. 유산 예방에는 목이버섯 30g을 프라이팬에 볶아서 곱게 가루로 만든 다음 뜨거운 물과 함께 먹는다.

호박덩굴가루 | 자궁이 약한 사람에게 좋다

호박의 당분은 소화흡수가 잘되므로 위장이 약하고 마른 사람에게 부식으로 좋다. 특히, 예로부터 산후 부기가 심한 사람에게 좋은 식품으로 전해지고 있다.

자궁이 약해 유산이 되는 사람은 호박덩굴을 말려 곱게 가루를 낸 다음 매일 한 숟가락씩 먹는다. 호박씨에도 풍부한 영양이 들어 있어 산모가 꾸준히 먹으면 호박씨에 들어 있는 불포화지방산과 레시틴이 혈액순환을 도와 고혈압을 예방한다.

plus tip

그 밖에 효과가 있는 식품

임신 중에 체력이 약해져 살이 빠지고 마른기침을 자주 할 때는 **잣**을 하루에 여러 차례 챙겨 먹으면 좋다. 넘어졌거나 다쳐서 유산이 걱정될 때는 **해바라기꽃** 20g에 물을 적당히 붓고 달여서 식사 전에 마신다.

임신 중에 놀라서 유산이 우려될 경우에는 **차조기잎** 한두 줌을 물에 넣고 달여서 하루에 2회, 3일 정도 꾸준히 마시면 효과가 있다.

임신중독증 일 때

수박껍질 달인 물을 마시고 잉어찜을 먹는다

Dr.say 임신중독증은 임신 중에 몸이 붓거나 단백뇨가 나오고 혈압이 올라가는 등의 증세가 나타나는 것을 말한다. 대개 아이를 낳고 난 후에는 저절로 좋아지지만, 임신 중 악화될 경우에는 모든 기관에 장애를 일으킬 수 있으므로 주의한다. 임신 말기인 8~10개월째에 발병하기 쉬우며 임신부 사망 원인 1위를 차지한다. 또 태아의 발육에도 영향을 미쳐 사산아나 미숙아가 생기게도 한다. 평소 염분을 제한하고 고단백·저칼로리 식생활을 한다.

감자 | 부종을 예방한다

임신 중 부종은 신장 기능의 약화로 혈중 나트륨과 칼륨의 균형이 깨지기 때문에 일어나는 현상이다. 따라서 염분을 줄이는 식사 습관이 필요하다.
감자는 비타민 B_1·C, 그리고 소변을 배출하는 칼륨이 풍부해 주식 대신 먹으면 부종을 예방해 준다. 또한 맛이 담백해서 고기나 치즈 등과도 궁합이 잘 맞는다. 단, 임신중독증일 때는 감자 요리에 소금을 사용하는 것을 삼간다.

잉어찜 | 이뇨 작용이 뛰어나 부기를 가라앉힌다

잉어는 태아의 발육이나 출산 후의 젖 분비를 촉진하며 이뇨 작용도 뛰어나서 임신중독증에 의한 부기를 가라앉히는 데 더없이 좋은 음식이다. 잉어, 팥 등을 넣어서 끓인 잉어찜은 부기 해소에 효과가 뛰어나다.

흰살생선 | 임신중독증을 예방하는 저지방 고단백 식품이다

임신중독증을 일으키기 쉬운 임신 후기는 태아가 성장하는 시기이므로, 양질의 단백질을 충분히 공급해야 한다. 단, 임신중독증일 경우에는 의사의 지시에 따른다.
임신중독증은 체내 지방이 많은 비만 여성에게 발병하기 쉬우므로 동물성 지방, 특히 콜레스테롤이 많은 식품은 삼간다. 가자미, 도미, 대구 등은 지방이 적고, 콜레스테롤이 낮은 대표적인 흰살생선으로 임신중독증을 예방하는 동물성 단백질원으로도 손색이 없다.

가물치 | 부기를 내려 준다

임산부에게 좋은 식품으로 기력을 회복하고 몸을 보하며 부기를 내려 주는 효과가 있다. 가물치에 도라지 두 줌을 넣고 끓여 먹으면 임신중독증에 효과를 볼 수 있다.

수박껍질 달인 물 | 몸의 부기를 가라앉힌다

수박은 90% 이상이 수분으로 이루어져 있으며 배뇨에 필요한 칼륨을 풍부하게 함유하고 있다. 예로부터 이뇨 작용이 있는 과일로 알려져 부기를 동반하는 신장염이나 심장병, 각기병 등의 치료에도 사용되어 왔다.
임신중독증에 의한 부기에는 수박껍질 달인 물이 좋다. 여기에 결명자차를 곁들이면 효과가 더욱 좋다. 또 수박을 짠 즙을 마시면 고혈압으로 인해 몸이 부었을 때도 효과가 있다. 단, 수박은 몸을 차게 하는 성질이 있으므로 몸이 찬 사람은 주의한다.

으름덩굴 달인 즙 | 신장이 약해 부기가 있을 때 좋다

으름덩굴의 약효가 있는 부분은 덩굴과 뿌리다. 덩굴 말린 것을 '목통'이라 하여 한약재로 사용한다. 이뇨·소염·배뇨 등에 약효가 있으며 신장이 약해 부었을 때 특히 효과가 있다. 으름덩굴은 굵고 딱딱하며 흰색이 도는 덩굴이 좋다. 으름덩굴 말린 것 10g에 3컵의 물을 붓고 절반으로 줄어들 때까지 달여 하루 3회로 나누어 마신다.

입덧 할 때

모과 달인 즙을 마시고 생강구이를 먹는다

Dr.say 입덧은 임신 6주부터 시작되는 생리적인 변화로 임신부의 약 70%가 경험하게 된다. 사람에 따라 증세가 다르지만 주로 구토·현기증·변비·전신권태·식욕부진·식성 변화 등이 나타난다. 또, 타액의 분비가 많아지거나 미열을 동반하는 경우도 있다. 입덧에 의한 구토는 위가 비어 있을 때 더 심해지므로 식사시간이나 횟수에 신경 쓰지 말고, 먹고 싶을 때마다 조금씩 먹는다. 임신 10~11주가 되면 증세가 진정되므로 걱정하지 않아도 되지만 급격한 체력 저하가 있을 때는 전문의와 상담한다.

생강구이 | 심한 구토가 반복될 때 잘 듣는다

입덧 때문에 일어나는 구토는 괴롭다. 구토를 계속 하다 보면 식욕이 떨어져 아무것도 먹을 수가 없다. 이렇게 심한 구토가 며칠이고 계속될 때는 생강을 먹는다.
생강의 냄새가 강하고 역겨워 먹기 어렵다면 구워서 냄새를 줄인다. 얇게 썰어 기름을 살짝 두른 프라이팬에 넣고 약한 불로 굽는다.

모과 달인 즙 | 속이 메슥거리고 미열이 날 때 좋다

모과는 구토가 심해 속이 메슥거리고 미열이 날 때 달여 마시면 좋다. 모과 1개를 갈아 1/2컵의 물을 붓고 양이 반으로 줄어들 때까지 달인 다음 차게 식혀 술잔으로 1잔씩 마신다.
또는 얇고 둥글게 썰어서 말린 모과 15g을 냄비에 넣고 2컵의 물을 부어 양이 반으로 줄어들 때까지 달여 하루에 몇 번으로 나누어 마신다.

매실차 | 구토·식욕부진에 효과가 있다

매실은 구토를 억제하고 식욕을 촉진하므로 입덧이 심해 식욕이 없을 때는 매실을 이용한 음식을 먹는다. 매실차를 마시는 것도 효과가 있다. 흠집이 없고 크기가 고른 매실을 준비해 그늘에서 꾸덕꾸덕하게 말린 다음 냄비에 넣고 물을 부어 센 불에서 끓이다가 물이 끓기 시작하면 약하게 불을 줄여 10~15분 정도 더 끓인다. 마실 때는 매실 끓인 물을 따뜻할 정도로만 식혀 꿀 3큰술을 넣어 마신다.

명자나무열매 달인 즙 | 나른하고 피곤한 몸에 활력을 준다

장미과의 낙엽 관목으로 봄에 빨간색, 하얀색 꽃이 가지 끝에 피고, 여름에 길고 둥근 열매가 누렇게 익는다. 사과 같은 향을 내는 명자나무의 노란 열매는 사과산, 구연산 등 유기산이 많이 들어 있다. 이 유기산은 입덧을 진정시키는 작용을 하고, 입덧으로 인해 나른하고 피곤한 몸에 활력을 준다. 말린 명자나무열매 15g을 둥글게 썰어 2컵의 물에 붓고 그 양이 반으로 줄어들 때까지 달여 식힌 다음 하루에 2~3회로 나누어 마신다.

오수유열매 달인 즙 | 우울한 기분을 좋게 한다

임신을 하면 공연히 기분이 우울해진다. 이럴 때는 오수유열매 달인 즙을 마신다. 오수유열매는 가을에 열리는데, 한방에서는 입덧에 의한 두통이나 구토, 식욕부진 등의 증세를 가라앉히는 약재로 쓴다. 말린 오수유열매 1~3g에 2컵의 물을 부어 양이 반으로 줄어들 때까지 달인다. 갓 따낸 열매에는 독성이 있으므로 딴 지 1년이 지난 것을 사용하되 끓는 물에 담갔다 꺼내어 사용하는 것이 안전하다. 오수유열매는 한약재 시장에서 구입할 수 있다.

plus tip

그 밖에 효과가 있는 식품

말린 귤 껍질은 평소 입덧이 심한 사람에게 효과가 있다. 귤 껍질 5~6g을 물 2컵에 넣어 양이 반으로 줄어들 때까지 달여 하루 3회로 나누어 마신다.

연꽃도 입덧에 좋다. 말린 연꽃 10g에 물 3컵을 붓고 그 양이 반으로 줄어들 때까지 달여 소주잔으로 1잔씩 하루 3~4회 마신다.

입덧이 심할 때는 **삶은 달걀**과 **감자**, **고구마** 등을 조금씩 먹는다.

자궁근종일 때

연꽃열매가루를 먹고 목이버섯 달인 물을 마신다

Dr.say 자궁은 점막과 근육층으로 이루어져 있는데, 자궁 근육층에 혹이 생기는 것을 '자궁근종'이라 한다. 30세 이상 여성 5명 중의 1명꼴로 나타나는 자궁근종의 원인은 정확하게 규명되지 않았지만 발병하는 연령층으로 보아 호르몬 분비와 체질과 관계가 깊은 것으로 알려지고 있다. 초기에는 주된 자각 증세가 없어 증세가 악화되는 경우가 많으며 병이 진행됨에 따라 월경과다나 부정출혈, 월경통 같은 것들이 나타난다. 증세가 심하거나 근종의 크기가 클 경우 수술을 받는다.

파뿌리 달인 물 | 자궁근종을 다스린다

자궁근종에는 '반총산'이라 부르는 파의 흰 뿌리가 효과적이다. 파의 흰 뿌리는 통증을 가라앉히고 하복부 혈행을 통하게 해 자궁 계통의 혈액순환을 돕는다. 또한 몸을 따뜻하게 해 주므로 몸이 냉한 여성에게도 좋다. 단, 전문의의 도움을 받는 것이 안전하므로 집에서 먹을 때는 파 수프를 이용한다.

파 2줄기를 깨끗이 씻은 다음 흰 부분만 잘라내 잘게 자른 다음 된장 1큰술을 풀고 중불에서 끓여 따끈할 때 마신다. 이렇게 된장을 풀어 넣으면 구수하고 먹기도 편하다.

목이버섯 달인 물 | 피를 맑게 해 자궁근종을 예방한다

목이버섯은 담백하고 영양이 풍부하며 씹는 맛이 좋아서 요리에 자주 이용된다. 목이버섯에는 피를 맑게 하는 성분도 들어 있어 나쁜 피를 정화하고 혈액순환을 촉진해 여성의 자궁근종을 예방하는 데 효과적이다. 또한, 건조한 피부도 보호해 준다.

자궁근종으로 인한 출혈이 있을 때는 목이버섯을 진하게 달여 그 물을 마신다. 목이버섯 60g을 젖은 행주로 잘 닦은 다음 프라이팬에 살짝 볶는다. 볶은 목이버섯에 1컵의 물을 붓고 약한 불에서 서서히 달인다.

복숭아씨 | 부인병에 효과적이다

복숭아씨는 부인병을 다스리는 데 효과적이다. 복숭아씨 6g을 3컵의 물에 붓고 그 양이 반으로 줄어들 때까지 달여 이것을 하루 3회로 나누어 따뜻하게 마시면 좋다. 복숭아씨에 작약이나 당귀를 곁들여 달이면 효과를 더 높일 수 있다.

연꽃열매가루 | 출혈이 심할 때 지혈 작용을 한다

연꽃열매는 지혈 작용이 매우 뛰어나다. 자궁근종으로 인해 생긴 출혈에는 연꽃열매 10g을 가루 내어 따뜻한 물과 함께 하루 3회로 나누어 먹으면 효과가 좋다.

연꽃열매는 한약 재료상에 가면 구할 수 있다. 검고 딱딱한 껍질이 붙어 있는데 껍질째 잘게 부수어 가루로 만든다. 곱게 간 연꽃열매가루는 미지근한 물과 함께 먹는다.

plus tip

자궁근종의 주된 증세

● **월경과다·부정출혈·월경통** 자궁근종이 있을 때 가장 많이 나타나는 증세로, 월경 때 출혈량이 많아지고 그 기간도 길어진다. 때로는 피가 덩어리져 나오기도 한다. 월경과는 별도로 출혈하는 경우도 있다.

● **빈혈** 월경 시 출혈량이 늘어나는 것이 원인이다. 얼굴색이 창백해지거나 나빠지고 계단을 오르내리면 견디지 못할 정도로 힘이 들거나 숨이 차기도 한다.

● **잔뇨감·빈뇨·변비** 변비나 요통이 일어난다. 방광을 압박하므로 소변이 잘 나오지 않거나 자주 나온다. 소변을 보고도 개운한 느낌이 없다.

맨드라미꽃 달인 물 | 부정출혈을 멎게 하는 효과가 크다

맨드라미꽃은 닭벼슬과 비슷하므로 '계두'라고 부르기도 한다. 이 꽃에는 부정출혈을 멎게 해 주는 성분이 들어 있다.

잘 말린 맨드라미꽃 한 줌에 물 2컵을 부어 그 양이 반으로 줄어들 때까지 달여 하루 3회 공복에 마신다.

젖이 부족할 때

참깨현미즙을 먹고 우유를 마셔 유즙 분비를 촉진한다

Dr.say

보통 출산 후 2~3일이 지나면 자연히 젖이 나오게 된다. 그러나 초산부의 경우 젖이 충분히 나오지 않을 수 있다. 유선이나 유두 이상, 영양부족, 과로, 스트레스 등도 젖이 잘 나오지 않는 원인일 수 있다. 따라서 수유기에는 충분한 휴식을 취하고 마음을 편안히 가져야 한다. 평소 단백질, 철분, 칼슘 등이 풍부한 식품과 수분을 충분히 섭취하고 출산 전에 미리 젖을 마사지하여 유선을 부드럽게 풀어 준다.

우유 | 유즙 분비에 도움이 된다

유즙 분비를 촉진하려면 물을 많이 마시는 것이 중요한데, 물보다는 우유로 수분을 보충하는 것이 훨씬 효과적이다.

우유는 단백질, 비타민, 칼슘 등이 함유된 영양가 높은 식품이다. 우유의 단백질은 달걀의 단백질에 비해 소화 흡수가 빠르고, 각종 영양소도 풍부해 양질의 모유를 분비하는 데 빼놓을 수 없는 식품이다. 하루 600㎖의 우유를 매일 마시면 젖이 잘 나온다.

팥 | 모유 분비가 증가한다

예로부터 이뇨제로 알려진 팥에는 모유 분비를 촉진하는 성분도 들어 있다. 팥 20~30g을 깨끗이 씻고 나서 물 400㎖를 붓고, 양이 반으로 줄어들 때까지 끓인 다음 설탕이나 소금 등을 넣지 않고 먹는다. 이것을 하루 3회에 걸쳐 나누어 먹으면 모유 분비가 증가한다.

참깨현미즙 | 젖의 분비를 촉진한다

참깨는 정력제나 병후의 회복 음식으로 이용되어 온 식품으로, 쌀을 위주로 하는 우리네 식생활에서는 지방공급원으로 손색이 없다.
참깨에는 양질의 단백질, 리놀레산 등의 불포화지방산, 비타민 E가 풍부해 출산 후 산모의 체력 회복에 효과가 있다. 또 젖을 잘 나오게 하는 성분도 들어 있어 모유 분비에 도움이 된다. 참깨에 현미를 넣어 달인 즙을 마시면 젖의 분비가 한층 좋아진다.

호박씨가루 | 젖의 양을 많게 한다

호박씨에는 지질, 단백질, 비타민 A·B_1·B_2·C 등이 풍부하다. 호박씨는 약용으로 많이 사용하는데 젖을 잘 나오게 하고 양을 많게도 하지만 구충 작용이나 기침을 억제하는 작용도 한다. 젖이 적게 나올 때는 호박씨를 가루 내어 물과 함께 먹는다. 껍질 벗긴 호박씨 120g을 볶아서 분마기에 넣고 곱게 갈아 1회 30g씩 따뜻한 물과 함께 먹는다.

민들레뿌리 달인 즙 | 젖을 잘 나오게 한다

예로부터 민들레는 젖을 잘 나오게 하는 약재로 알려졌다. 한방에서도 민들레뿌리를 말려서 젖의 분비를 촉진하는 약재로 사용하고 있는데 방법은 간단하다.
민들레 전체를 다 사용할 때는 민들레 말린 것 10g에 3컵의 물을 부어 양이 반으로 줄어들 때까지 달여 하루 3회로 나누어 마신다. 뿌리를 사용할 때는 4~7g에 3컵의 물을 부어 양이 반으로 줄어들 때까지 달여 하루 3회로 나누어 마신다.

별꽃나물 | 유선염에 걸렸을 때 젖 분비를 돕는다

별꽃에는 젖이 잘 나오게 하는 성분이 있다. 또 별꽃은 젖이 부어서 통증이 있을 때 통증을 없애는 작용도 한다. 유선염에 걸려 젖이 잘 나오지 않을 때는 별꽃을 깨끗이 씻어 삶은 다음 하루 정도 물에 담가 두었다가 갖은 양념을 해 나물로 무쳐 먹는다.

주부습진일 때

가지꼭지로 마사지하고 들기름으로 찜질한다

Dr.say '주부습진'은 물일을 많이 하는 주부에게 주로 볼 수 있으며 특히 20~40대 주부의 손에서 많이 발생한다. 손이나 손가락에 작고 붉은 습진이 나타나는 것이 초기 증세이며 가려움을 동반한다. 증세가 진전되면 물집이 생기고 손가락의 피부가 갈라지면서 하얗게 일어난다. 물을 접촉하지 않으면 증세가 다소 좋아지지만, 물일을 하면 또다시 악화된다. 주부습진은 쉽게 낫지 않으므로 증세가 심할 때는 전문의의 진찰을 받는다.

쌀겨 | 피부를 건강하게 한다

쌀겨에는 리놀산, 비타민 B 등 피부 건강에 좋은 성분들이 풍부하다. 주부습진이 생겼을 때 쌀겨에 참기름을 절반쯤 섞어 바르면 피부가 좋아진다.

국화잎 | 주부습진에 바른다

국화잎을 찧은 다음 베 보자기에 싸서 즙을 낸 다음 식초를 타서 수시로 발라 주면 주부습진에 효과를 볼 수 있다.

들기름찜질 | 가려움이 심한 습진에 효과적이다

들깨에 들어 있는 리놀산은 피부미용에 효과가 뛰어나다. 들기름을 냄비에 담고 미지근하게 데운 후 솜뭉치에 묻혀 습진이 생긴 부위에 하루 한 번씩 5~10분 동안 문지르면서 찜질한다. 3일 정도 계속하면 가려움증이 멎는다.

가지꼭지가루 | 피부의 각질을 부드럽게 한다

주부습진은 손의 피부를 보호하고 있는 지방막이 없어지고 피부 표면의 각질층이 파괴되어 일어난다. 가지에는 파괴된 각질을 제거해 주는 성분이 들어 있어 주부습진에 좋다. 가지꼭지를 쪄서 말린 후 가루 내어 습진이 있는 부위에 문질러 준다. 가지꼭지를 그대로 사용해도 되는데 가지꼭지를 자른 단면으로 습진이 난 부위를 여러 번 반복해서 문지른다.

쑥·수양버들 | 살균작용을 한다

수렴·지혈·철혈 작용이 있는 쑥과 살균 작용이 있는 수양버들을 함께 사용하면 주부습진에 효과가 있다. 냄비에 약쑥과 수양버들을 한 줌씩 넣은 다음 물 3컵을 붓고 푹 삶는다. 즙이 우러나면 그 물에 하루 30분씩 손을 담그면 습진이 가라앉는다.

뽕잎 달인 물 | 주부습진에 효과적이다

뽕잎에 물을 붓고 절반으로 줄어들 때까지 달여 1일 3회 바르면 좋다. 증세가 좋아질 때까지 꾸준히 바른다.

대왐가루연고 | 피부를 부드럽게 해 준다

대왐풀은 난초과의 다년초로, 5월 무렵 아름다운 홍자색 꽃을 피워 '자란' 이라 부르기도 한다. 야생란이긴 해도 집에서 쉽게 기를 수 있는 난초다. 이 대왐풀의 뿌리를 가루 내어 참기름에 섞어 연고처럼 바르면 손의 피부가 한결 고와진다.

plus tip

주부습진으로부터 손을 보호하는 생활습관

- 맨손으로 설거지할 때는 뜨거운 물을 피하고 미지근하거나 차가운 물을 사용한다.
- 세제를 꼭 사용해야 할 때는 묽게 사용한다.
- 물일을 할 때는 면으로 된 장갑을 낀 후 고무장갑을 낀다. 세제에 직접 손을 대지 않는다.
- 일을 마친 후에는 손을 깨끗이 닦은 다음 피부보호 크림이나 올리브기름을 바른다.

피부가 거칠어졌을 때

매실즙 로션을 바르고 토마토를 즐겨 먹는다

Dr.say 여성의 피부는 대부분 화장품의 부작용·변비·호르몬 분비의 불균형 등으로 트러블이 생기며 신체 변화에 의해서도 피부가 거칠어진다. 특히 월경이나 갱년기 장애에 의한 호르몬의 이상으로, 피지 분비를 조절하는 여성호르몬의 균형이 깨지면 더욱 증세가 심해진다. 거친 피부를 낫게하려면 식물섬유가 풍부한 식품을 적극적으로 섭취하여 변비를 예방하고 피부 청결에 신경을 써야 한다. 또한 피로가 누적되지 않게 신진대사에 활력을 주는 음식을 먹는다.

토마토 | 건강한 피부를 유지해 준다

토마토에는 비타민 A·C도 풍부하지만, 비타민 H·P 같은 특별한 비타민도 들어 있다. 비타민 P는 세포의 혈관 벽을 강화하여 피부에 영양이 골고루 미치게 해 준다. 비타민 H는 부족하면 피부 거칠음이나 비듬 등을 초래할 수 있다. 피부 건강을 위해 아침저녁으로 생토마토나 토마토주스를 마시면 항상 매끄럽고 윤기 있는 피부를 유지할 수 있다.

목이버섯·대추 달인 물 | 피를 맑게 하여 피부를 젊게 한다

목이버섯은 비타민과 미네랄이 풍부하며 피를 맑게 하는 작용도 뛰어나 피부에 아주 좋은 식품이다. 또한 식물성 섬유도 풍부하게 들어 있어 평소 변비로 인해 피부가 거친 사람에게 아주 좋다. 볶거나 수프로 만들어 먹거나 대추를 함께 넣고 달인 물을 마신다. 목이버섯 달인 물은 하루 3회 공복에 마신다.

율무 | 피부를 매끄럽게 해 준다

단백질, 지질, 칼슘, 철분, 비타민 $B_1 \cdot B_2$가 풍부한 율무는 피부에 젊음을 되찾아 주는 것은 물론 기미, 주근깨를 예방하고 피부를 매끄럽게 해 줘 오래 전부터 피부 미용제로 널리 사용되어 왔다. 평소 밥에 넣어 먹거나 차로 마시면 피부를 탱탱하고 아름답게 가꿔 준다.

연근죽 | 피부가 거칠어지는 것을 방지한다

연근에는 비타민 C와 미네랄이 풍부하게 들어 있는데 특히 지혈 작용이 뛰어난 것으로 알려져 있다. 최근에는 심장, 혈압을 조절하거나 말초신경의 혈행을 좋게 하는 작용을 한다는 새로운 사실이 알려졌다. 이렇듯 연근에는 신진대사를 활발하게 해서 피부가 거칠어지는 것을 방지해 주는 성분이 들어 있다.
깨끗이 씻은 연근 20g을 껍질을 벗기고 얄팍하게 썬 다음 팔팔 끓는 물에 살짝 데친다. 물에 불린 쌀 1컵과 데친 연근을 섞고 물 2컵을 부어 약한 불에서 끓이다가 소금으로 간을 한다.

매실즙 로션 | 각질화된 피부를 매끄럽게 해 준다

매실즙을 내어 피부에 고루 바르면 피부질환을 고칠 수 있고 거친 피부에도 효과적이다. 특히 매실을 청주에 담갔다가 사용하면 효과가 뛰어나다.
매실 2~3개를 1컵의 청주에 1주일 정도 담갔다가 매실은 건져내고 그 물만 거칠어진 피부에 마사지하듯 발라 주면 피부가 고와진다. 목욕 후 물기가 조금 남아 있을 때 바른다.

참마김무침 | 변비로 인한 피부 트러블에 효과적이다

참마에는 자양·강장 효과가 있는 효소가 들어 있다. 이 효소는 세포 기능을 활성화해 신진대사를 높여 주는 작용을 하는데 위장을 튼튼하게 하고 소화를 촉진하는 성분이 들어 있어 변비로 인한 피부 트러블을 치료하는 데 효과가 있다. 참마는 가늘게 채썰고 김은 살짝 구워 잘게 부순 뒤 고루 섞어 무쳐 먹는다.

5. 약이 되는 식품과 영양소

한방에서는 “모든 음식에는 저마다 약효가 있으니 그것을 알고 나서 바른 식사법을 취하라.”고 했다. 그 이유는 우리가 일상적으로 먹는 식품은 저마다 다른 영양 성분과 약효를 가지고 있기 때문이다. 평소 우리 식탁에 오르는 식품 중에서 영양가나 약효가 뛰어난 것들을 골라 어떤 효능과 특징이 있는지 알아보자. 아울러 건강한 삶을 위해 필요한 영양소에는 어떤 것이 있고 그것들이 실제로 어떤 역할을 하는지도 살펴보자.

chapter · 01

내 몸에 약이 되는 식품

곡류

쌀·보리·콩 등 우리가 주식으로 늘 가까이 하는 곡류에는 기초 체력을 유지해 건강한 신체를 길러 주는 영양 성분이 풍부하다

검은콩 | 검은콩 삶은 물은 기침과 목쉰 데 좋다

단백질이 풍부할 뿐 아니라 그 질도 좋아 리신, 아스파라긴산 등 필수아미노산 함량이 높다. 리놀레산과 리놀레인산 같은 필수아미노산이 함유되어 있어 콜레스테롤이나 지방산의 증가를 억제한다. 비타민 B군은 메주콩보다 더 많이 들어 있다. 조리 시 설탕을 넣으면 젖산이 증가하여 피로의 원인이 되므로 단맛을 추가하는 것은 반드시 피한다.

검은콩식초는 검은콩을 양조식초에 담가 만든 것으로 풍기를 소통시킨다. 또 검은콩 달인 물을 하루에 여러 차례 마시면 기침이나 목이 쉰 데 뛰어난 효과가 있다. 이것은 검은콩에 들어 있는 사포닌 작용에 의한 것으로 혈중 콜레스테롤의 산화 방지에도 효과가 있다.

검은콩은 또 혈관을 튼튼하게 하는 리놀레산과 레시틴이 상승 작용하여 꾸준히 먹으면 동맥경화나 고혈압을 예방할 수 있다. 하지만 소화가 잘 안 되므로 위장이 약한 사람은 부드럽게 익혀서 먹는 것이 좋다.

이 밖에도 이뇨 작용과 해독 작용이 뛰어나 간과 신장기능이 약한 경우에 좋다.

메밀 | 효소가 많아 소화가 잘된다

메밀은 쌀에는 없는 비타민 $B_1 \cdot B_2$와 철분이 들어 있는 훌륭한 보조식품이다. 단백질도 양질이고 다른 곡물류에는 부족한 트립토판, 슬레오닌, 리신 등 필수아미노산도 풍부하다. 메밀의 단백질에는 끈기 있는 성분인 프로라민이 밀처럼 많지 않으므로 면을 만들려면 밀가루를 섞어 반죽하는 것이 좋다. 메밀은 가루가 곱고 잘 익어 소화가 잘되므로 주식류 중에서도 우수한 식품이라고 할 수 있다.

메밀에는 모세혈관을 튼튼하게 하는 비타민 P의 일종인 루틴이 많이 들어 있으므로 고혈압과 동맥경화는 물론 폐출혈, 궤양성 질환, 동상, 감기 등의 예방 및 치료에 도움이 된다.

메밀에는 또 전분 분해 효소, 지방 분해 효소, 단백질 분해 효소, 산화 효소 등이 많아 소화율이 좋으므로 큰 부담없이 먹을 수 있다. 외피를 덜 벗긴 메밀가루에는 소화되지 않는 섬유질이 풍부해 변비 치료에 좋고 고혈압이나 치질에도 효과가 있다.

강낭콩 | 강낭콩 꼬투리는 당뇨병에 좋다

단백질, 당질 이외에 비타민 $A \cdot B_1 \cdot B_2 \cdot C$와 곡류에 부족하기 쉬운 칼슘, 아미노산, 리신이 많이 들어 있다. 영양가가 높다고 할 수는 없지만 모든 영양소가 조금씩 골고루 들어 있는 것이 특징이다. 특히 비타민 $B_1 \cdot B_2 \cdot B_6$가 많아 탄수화물 대사를 순조롭게 해 주므로 쌀밥을 주식으로 하는 한국인에게 아주 좋다.

강장 작용을 하는 식물성 섬유도 풍부하다. 특히 꼬투리에는 인슐린의 원료가 되는 아연이 들어 있어 꼬투리로 주스를 만들어 마시면 당뇨에 좋다.

PLUS TIP

고르기와 보관하기

녹색이 진하고 두터우며 꼬투리가 울퉁불퉁하지 않고 작은 것이 좋은 것이다. 마른 콩은 크고 윤기가 나며 알이 고른 것이 좋다. 보관할 때는 비닐봉지에 담아 냉장고에 넣고, 장기 보관하려면 단단하게 삶아 식힌 다음 냉동실에 넣는다. 마른 콩은 습기가 없고 바람이 잘 통하는 곳에 둔다.

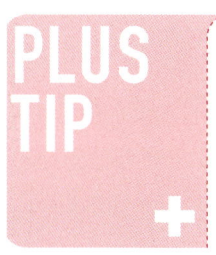

밀 | 신경을 안정시킨다

주성분은 당질이며 단백질, 지방질, 인, 비타민 $B_1 \cdot B_2$, 리놀레산이 들어 있다. 밀가루에 들어 있는 단백질은 다른 곡류에는 없는 특징이 있는데, 글리아딘과 글루테닌이 글루텐이라는 점액질을 구성한다는 사실이다. 이 글루텐 성분 때문에 밀가루 반죽이 되는 것이다. 씨눈 부분은 식물성 섬유와 비타민 E가 풍부하여 위장을 튼튼하게 하고 노화 방지에도 효과가 있다. 밀에는 항산화 작용을 하는 비타민 E와 혈중 콜레스테롤치를 떨어뜨리는 리놀레산이 들어 있어 동맥경화증을 예방한다.

중국에서는 밀이 '기(氣)를 기른다'고 하여 신경안정, 기력증진을 도와주고 노이로제, 히스테리, 불면, 식은땀, 입이나 목이 타는 증세에도 효과가 있다고 전해지고 있다.

밀은 쌀처럼 씻지 않고 가루로 만들어 먹기 때문에 비타민 B_1의 손실이 적은 편이다.

PLUS TIP

보관하기

밀가루는 다른 곡류에 비해 저장이 어려운 편이다. 조금만 습기가 있거나 저장 기간이 길면 벌레가 생기고 묵은내가 나며 부패하기 쉬우므로 한꺼번에 많이 구입하지 않는 것이 좋으며, 건조하고 서늘한 곳에 보관한다.

보리 | 각기병을 예방한다

당질이 주성분이며 단백질, 지방, 비타민 $B_1 \cdot B_2$, 미네랄이 풍부하다. 소화흡수나 맛은 쌀을 따라가지 못하지만 쌀에는 없는 비타민군이 풍부하여 각기병을 예방하는 데 적합하다. 풍부한 식물성 섬유가 장을 깨끗하게 해 주고 소화를 촉진하므로 변비, 설사로 인해 생기는 피부 트러블에 효과가 좋다.

보리는 조직이 거칠고 끈기가 적으므로 쌀보다 씹는 횟수가 많다. 이 때문에 타액 분비가 활발해져서 단맛이 나고 소화흡수도 잘된다. 병을 앓고 난 뒤나 체력이 떨어졌을 때 팥과 함께 죽을 끓여 먹으면 훨씬 효과적이다. 씹는 횟수가 많을수록 이나 턱이 튼튼해지므로 성장기 어린이의 발육에도 좋다. 또 식사하는 데 시간이 걸려 소량으로도 만복감을 얻을 수 있으므로 다이어트 효과도 높다. 특히 비만이나 당뇨병 환자의 식사로 안성맞춤이다.

하지만 보리는 열을 빼앗는 작용이 있으므로 위장이 차서 설사하는 사람이나 젖이 잘 안 나오는 산모는 먹지 않는 것이 좋다.

메주콩 | 콜레스테롤치를 내려 준다

콩은 단백질과 지방질이 풍부해서 '밭에서 나는 쇠고기'라 불린다. 콩의 단백질에는 필수 아미노산이 균형 있게 배합되어 있는데, 특히 다른 식물성 단백질에는 부족하기 쉬운 리신이 풍부하다. 콩의 지방질은 대부분이 불포화지방산으로, 그중 반 이상이 최상급의 리놀레산이다. 또 리놀레산이 안정적으로 작용하는 데 없어서는 안 되는 비타민 E도 충분히 들어 있어 우수한 식품으로 손꼽힌다.

고단백 저칼로리 식품인 콩은 비만을 방지해 주는 효과도 크다. 콩에 들어 있는 단백질이 혈관에 콜레스테롤이 쌓이는 것을 막아 줄 뿐만 아니라 혈관을 부드럽게 하여 탄력성을 높이기 때문이다. 또 불포화지방산인 리놀레산과 비타민 E가 혈관을 청소하는 역할을 하여 고혈압이나 동맥경화, 뇌졸중, 담석증 등 성인병 예방 효과도 뛰어나다.

콩에는 단백질의 소화를 저해하는 트립신 인히비터라는 성분이 있는데 이것은 가열하면 감소하여 소화 활동에 영향을 미치지 않는다. 그런데 이 트립신 인히비터가 암이나 당뇨병을 예방하는 데 높은 효과가 있음이 밝혀져 주목받고 있다.

콩에는 또 세포막이 정상적으로 작용하는 데 필요한 레시틴이 풍부하게 들어 있어 노화도 막아 준다. 콩에는 비타민 B군 역시 풍부한데, 이것은 에너지대사를 활발하게 하여 피로회복을 돕고 여름을 타는 증세에 효과가 높다. 그 밖에도 콩 속에 들어 있는 칼슘이 이나 뼈를 튼튼하게 하고 스트레스에 의한 초조감을 진정시키며 철분이 빈혈을 예방하는 등 콩은 현대인에게 없어서는 안 될 중요한 식품이다. 하지만 날콩은 알레르기의 항원이 될 수 있으므로 알레르기성 체질이나 아토피성 피부염인 사람은 반드시 익혀 먹는다.

PLUS TIP

영양소 살리기

콩은 날것으로 먹으면 거의 소화가 안 되므로 반드시 익혀 먹는다. 콩을 가공한 식품인 된장이나 두부는 익힌 콩보다 소화율이 훨씬 더 높은데, 된장은 80%, 두부는 95%가 소화된다.

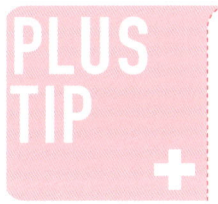

쌀 | 혈관을 부드럽게 한다

벼를 도정하여 쌀겨층과 씨눈 부분을 깎아 내고 씨젖만 남긴 것이 쌀이다. 쌀은 전체 영양소 중 탄수화물이 75%를 차지하는데 그 주성분은 당질이며 단백질, 비타민 B_1·B_2·E가 들어 있다. 그중 비타민 B_1은 배아 부분에 들어 있는 것으로, 쌀로는 섭취량이 부족하다. 당질이 체내에서 에너지로 변하는 데는 비타민 B_1이 없어서는 안 되므로 다른 식품으로 보충해야 한다.

쌀에는 양질의 단백질이 들어 있지만 필수아미노산 중 리신이 적으므로 콩이나 청국장으로 보충하면 이상적이다. 쌀에 들어 있는 양질의 단백질은 혈관을 부드럽게 하고 혈압을 떨어뜨리는 작용을 하며, 수용성 식물성 섬유는 콜레스테롤의 일종인 장의 담즙산을 체외로 배출하여 동맥경화를 예방한다.

PLUS TIP

조리하기와 보관하기

비타민 B_1·B_2는 쌀을 씻고 밥을 짓는 과정에서 상당 부분 유실된다. 쌀을 다섯 번 정도 씻을 때 비타민 B_1은 35%, 비타민 B_2는 30%가량 파괴되며, 밥을 지으면 10~20% 더 파괴되므로 쌀을 너무 박박 문질러 씻지 말고 쌀겨 냄새가 가실 정도로만 서너 번 헹구어 씻는다.

보관할 때는 직사광선이 닿지 않고 바람이 잘 통하는 장소에 둔다. 오래되면 맛이 떨어지고 벌레가 생길 수 있으므로 플라스틱 용기보다는 나무로 된 뒤주가 좋다.

옥수수 | 노화를 방지한다

주성분은 당질이며 단백질과 지방질도 많이 들어 있다. 하지만 옥수수의 단백질에는 필수아미노산인 리신이 들어 있지 않고 트립토판도 거의 없어 질이 떨어진다. 단백가도 42로서 곡류 중에서는 최저라고 할 수 있다.

비타민 B_6가 부족하면 펠라그라라는 피부병에 걸리기 쉬운데 옥수수는 다른 곡류와는 달리 비타민 B_6의 함량도 매우 적다. 따라서 옥수수만을 주식으로 했을 때는 이 병에 걸릴 확률이 높고 발육도 좋지 않게 된다.

반면에 옥수수 씨눈에는 올레산, 리놀레산 등 불포화지방산과 레시틴, 비타민 E가 풍부하다. 옥수수 씨눈에 들어 있는 불포화지방산은 콜레스테롤치를 낮춰 주며, 미용 비타민으로 알려진 비타민 E는 피부의 건조와 노화를 방지한다. 옥수수수염은 이뇨 효과도 뛰어나 한방에서 약재로 자주 이용된다. 옥수수수염을 달여 꾸준히 마시면 신장병, 당뇨병에 도움이 될 뿐 아니라 건강도 지켜 준다.

완두콩 | 소변 보기 어려울 때 좋다

풋완두는 꼬투리째 먹거나 열매를 까서 먹는다. 풋완두의 꼬투리에는 카로틴과 비타민 C, 알에는 라이신 등 아미노산이 풍부하다. 다른 콩류보다도 비타민 A·C 등과 식물성 섬유가 많고 영양소가 균형 있게 들어 있으므로 즐겨 먹는 것이 좋다.
껍질을 까서 먹으면 비타민은 반감하지만 단백질, 당질은 배 이상이 되고 철분, 칼슘, 인 등의 함유량도 많아진다. 약효는 꼬투리보다 콩에 더 많아 췌장의 상태를 바로잡을 뿐 아니라 당뇨병으로 인해 목이 타는 증세에 좋다. 또 이뇨 작용도 있으므로 몸이 붓거나 소변 보기가 어려울 때 완두콩수프를 만들어 먹으면 효과적이다. 부드럽게 익히면 위장이 약해 구역질이 날 때나 설사가 날 때 좋다.

PLUS TIP

고르기와 보관하기

꼬투리는 짙은 녹색을 띠고 윤기가 있으며 판자처럼 얇고 곧은 것이 좋다. 구부리면 쉽게 부러지는 것이 신선하다. 2~3일 정도 보관할 경우에는 비닐봉지에 넣어서 냉동실에, 장기 보관할 경우에는 신선할 때 소금물에 삶아 냉동실에 넣는다. 꼬투리를 까서 보관하면 선도가 떨어지므로 꼬투리째 냉동 보관한다.

율무 | 곡물 중 영양가가 높다

단백질, 지방질, 칼슘, 철분, 비타민 B_1 등이 현미보다 훨씬 많고 비타민 B_2, 칼륨도 풍부하게 들어 있다. 율무에 들어 있는 단백질은 질이 좋고 체내의 신진대사를 활발하게 하므로 고단백·고지방·고칼로리 식품이면서도 비만을 걱정할 필요가 없다. 식물성 섬유도 풍부해 장 운동을 돕고 비만 예방에도 좋다.

또한 이뇨 작용이 뛰어나 심장병, 신장병으로 부은 데 효과가 있다. 소염·진통 작용도 있어 근육통·류머티즘, 신경통일 때 율무를 2~3시간 끓여 낸 물로 목욕하면 좋다. 율무로 죽이나 밥, 수프를 끓여 꾸준히 먹으면 자양(滋養)·강장(强壯) 효과가 있다.

율무의 뛰어난 신진대사 작용과 풍부한 미네랄, 비타민군은 피부를 매끄럽게 하여 피부미용에도 도움이 된다. 또한 종양의 일종인 사마귀에도 효과가 있어 최근 율무의 종양 억제 작용에 대한 연구가 본격적으로 진행되고 있다.

PLUS TIP

조리하기

율무밥을 지어 먹으려면 쌀에 율무를 10~20% 정도 섞으면 먹기 좋다. 몸이 약해진 경우에는 1~2일 물에 담가 놓았던 율무를 5시간 정도 천천히 삶아 죽으로 만들어 먹는다. 그 밖에 껍질째 깨뜨려서 살짝 볶은 뒤 달이면 향기도 좋고 먹기도 좋은 율무차가 된다. 율무 달인 물을 화장솜에 적셔 화장수 대신 사용해도 좋다. 최근에는 먹기 쉽게 가공되어 나온 율무 식품도 많다.

현미 | 변비에 좋다

쌀을 주식으로 하는 나라에서 각기병이 발생하는 것은 쌀겨층에 많이 들어 있는 비타민 B_1을 깎아내고 먹기 때문이다.

쌀겨층이나 씨눈 부분을 깎지 않고 남긴 현미에는 비타민 B_1·B_2, 당질, 단백질, 지방질, 미네랄, 식물성 섬유 등 거의 모든 영양소가 들어 있다. 쌀과 비교하면 식물성 섬유와 비타민 B_1은 4배, 비타민 B_2는 2배, 지방질과 인, 철분은 2배 정도 들어 있다.

각기병 예방에 좋은 비타민 B_1은 쌀의 당질을 에너지로 변화시키는 작용이 있으므로 피로 회복에 좋은 효과가 있다.

현미의 쌀겨층은 소화가 잘 안 되는 반면 이점으로도 작용한다. 즉, 소화가 되지 않은 식물성 섬유는 변의 양을 많게 하고 장벽을 자극하여 장의 연동 운동을 도우므로 변비 예방에 좋다. 또 변이 장내에 머무는 시간을 줄여 유해물질이 흡수되는 것을 막아 줌으로써 결과적으로 대장암을 예방하는 효과도 있다.

쌀겨층과 씨눈에는 식물성 기름이 많고 리놀레산과 비타민이 풍부한데 이는 동맥경화와 노화 방지에 커다란 역할을 한다. 또 현미에 들어 있는 기름에는 자율신경 기능의 안정을 꾀하는 올리자놀이라는 물질이 있어서 자율신경실조증이나 노이로제 예방에도 효과가 뛰어나다. 영양이 풍부한 현미밥을 매일 먹으면 내장의 작용이 활발해지고 체질 개선에 도움이 된다. 현미밥은 잘 씹어서 먹어야 하므로 식사하는 시간이 상대적으로 길어져 과식하지 않게 되며 결과적으로 비만도 예방할 수 있다.

참깨 | 혈관을 깨끗하게 해 준다

성분 중 반 이상이 식물성 지방질이다. 그 대부분이 리놀레산, 리놀레인산 등 불포화지방산이므로 건강과 미용 효과가 뛰어나며 혈액 중의 콜레스테롤치를 떨어뜨려 동맥경화 예방에 도움이 된다. 리놀레산은 또 스트레스에 대항하는 부신피질 호르몬이나 남성 호르몬의 분비를 촉진하며 스트레스나 초조감도 진정시킨다.

참깨의 단백질은 필수아미노산을 여러 종류 포함하고 있으므로 콩과 맞먹을 정도로 영양가가 높다. 또한 노화를 방지해 주는 비타민으로 알려진 비타민 E가 혈관을 청소하는 역할을 하여 피부를 윤기 있게 하고 노화를 억제한다. 이밖에 칼슘, 비타민 B_1 · B_2, 인, 철분이 균형 있게 들어 있어 빈혈 예방에 도움이 되며, 강장 · 강정(强精), 피로한 눈에도 효과가 있다.

참깨에는 소화 효소가 많이 들어 있어 당질이나 단백질 등의 소화를 촉진한다. 참깨를 계속 먹으면 비타민 E의 작용으로 모발에 영양이 풍부해져서 윤기 있고 아름다운 머릿결을 가질 수 있다. 머리가 빠지거나 백발이 되는 것을 막으려면 참기름에 적은 양의 소금을 섞어 머리에 바르면 좋다. 젖이 잘 나오지 않을 때도 참깨가 효과적이다. 검은참깨를 갈아 밀가루와 꿀을 넣고 반죽해서 쪄 먹으면 변비에 도움이 된다. 또 보리차에 갈아 으깬 깨소금을 한 줌 넣어 마시면 월경통이 가라앉는데, 설사를 자주 하는 사람은 피하는 것이 좋다.

PLUS TIP

보관하기

바람이 잘 통하고 습기가 적은 곳, 온도 변화가 없는 곳에 보관하는 것이 이상적이다. 깡통이나 병에 넣어 밀봉한 상태로 냉장고에 보관해도 좋다. 빻은 참깨는 공기와 접촉하면 쉽게 산화되어 선도가 떨어지므로 참깨를 사용할 때는 먹기 직전에 필요한 양만큼 빻아 쓰는 것이 이상적이다.

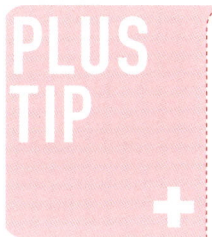

팥 | 해독 효과가 있다

주성분은 당질과 단백질, 비타민 B_1으로, 비타민 B_1 함유량이 현미보다도 많아 예로부터 각기병의 특효약으로 이용되었다. 그 밖에 비타민 A·B_2, 니코틴산, 칼슘, 인, 철분, 식물성 섬유 등이 많이 들어 있고 전체적인 영양의 균형도 뛰어나다.

이뇨 효과가 뛰어나며 변통 작용도 우수한데, 이것은 외피에 들어 있는 사포닌(떫은맛의 일종)과 풍부한 식물성 섬유에 의한 것으로 신장병, 심장병, 각기병 등에 의한 부기와 변비 해소에 뛰어난 효과가 있다. 사포닌은 적은 양으로도 커다란 효과를 볼 수 있는데, 한꺼번에 많이 먹으면 설사를 일으킬 수 있다.

비타민 B_1은 각기병을 낫게 할 뿐만 아니라 피로회복에도 효과가 있다. 당질이 근육 내에 축적되면 피로해지기 쉬운데 비타민 B_1이 당질을 에너지로 전환하여 피로회복을 돕는다. 그 밖에 근육통이나 어깨 결림, 노곤함, 여름을 타는 증세 등에도 효과가 있다.

또 팥은 해독 작용이 뛰어나 체내의 알코올을 빨리 배설해 숙취를 해소해 준다. 술로 약해진 위장에는 부드럽게 먹을 수 있는 팥죽이 좋다.

팥은 다이어트에도 도움이 되는데, 특히 부숭부숭하게 살찐 타입에 효과적이다. 팥은 외용으로도 쓸 수 있다. 팥에는 높은 소염 작용이 있어 팥가루를 무즙으로 반죽하여 환부에 바르면 곪은 상처나 부스럼의 고름이 쉽게 나온다.

PLUS TIP +

고르기

팥은 큼직하고 통통하며 알이 고른 것이 좋다. 또 붉은색이 짙고 윤기가 나며 껍질이 얇은 것이 상품이다. 벌레 먹기가 쉽지만 바람이 잘 통하는 서늘한 곳에 두면 장기 보관도 가능하다.

녹두 | 해독 작용이 강하다

필수아미노산과 불포화지방산이 풍부하다. 녹두는 해열 작용이 강해 몸 안에 생긴 열독을 풀어 주고 화병을 다스리며 각종 피부 트러블을 진정시킨다. 장염에 의한 설사나 입 안이 헐고 입이 마르며 냄새가 날 때도 효과가 있다. 고혈압이나 당뇨병, 숙취해소에도 좋다.

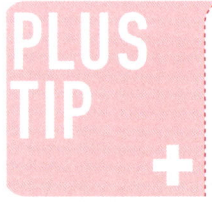

채소·버섯류

채소와 버섯류 중에서 약효 성분이 뛰어나고 체질 개선 효과가 높은 것들을 골라 그 성분과 고르는 법, 보관 요령을 소개한다

감자 | 고혈압 예방·치료에 효과가 있다

주성분은 당질이지만 비타민 B_1·B_2·C 등이 매우 풍부하다. 또한, 감자의 비타민 C는 가열해도 파괴되지 않는 이점이 있다. 감자에는 칼륨의 함유량이 밥의 16배나 된다. 칼륨은 체내에 있는 여분의 나트륨을 배출하는 작용을 하므로 고혈압 예방과 치료에 효과적이다. 날감자즙이나 감자수프를 꾸준히 먹으면 고혈압이나 위궤양, 신장병에 의한 부기에 효과가 있다. 단, 만성 신장염으로 의사로부터 칼륨을 제한하라는 충고를 들은 사람은 먹지 않는다. 감자에는 식물성 섬유인 펙틴이 들어 있어 변비 치료에도 좋다.

PLUS TIP

고르기와 보관하기

껍질이 녹색을 띠는 것은 아릿한 맛이 강하므로 피한다. 저온에 약하므로 냉장고에 넣지 말고 바람이 잘 통하는 그늘에 둔다. 햇볕을 쬐면 싹이 나므로 주의한다.

가지 | 저칼로리 채소로 염증에 좋다

주성분은 당질이다. 칼슘, 철분 등 미네랄은 비교적 많지만 비타민 A·B_1·B_2·C가 매우 적게 들어 있으며 영양가는 비교적 높지 않은 편이다. 그러나 조직이 스펀지 상태여서 기름을 잘 흡수하므로 식물성 기름을 써서 요리하면 리놀레산과 비타민 E를 많이 섭취할 수 있다. 콜레스테롤이 신경 쓰이는 사람에게 권할 만한 식품이다. 여름 채소는 대체로 몸을

차게 하는 성질이 있지만 특히 가지는 그 효과가 높아 예로부터 고혈압이나 열이 많은 사람에게 좋은 것으로 알려져 있다. 하지만 냉증이 있는 사람이나 임신부는 먹지 않는 것이 좋으며 성대를 상하게 하는 작용이 있으므로 기침을 잘하는 사람에게도 좋지 않다.

고구마 | 변비에 좋은 셀룰로오스가 풍부하다

고구마는 감자류 중에서 식물성 섬유가 가장 많은 것이 특징이다. 이 식물성 섬유를 셀룰로오스라고 하는데 이것은 수분 함유량이 많고 체내에서 소화가 잘 안 되므로 배설을 촉진하는 작용이 있다. 그래서 고구마는 예로부터 변비 예방에 좋은 식품으로 알려져 있다. 웬만큼 많이 먹어도 설사할 염려가 없는 것이 장점이며 대장암을 예방하는 효과도 있다.
고구마를 자르면 하얀 우유 같은 액체가 나오는데 이것은 세라핀이라는 성분이다. 이 성분에는 완하(緩下) 작용이 있어 장 내를 청소하는 역할을 한다.
고구마에는 비타민 B_1도 비교적 많이 들어 있다. 비타민 B_1은 당질의 분해를 도와주므로 피로회복에도 좋다. 이 밖에도 고구마에는 야맹증이나 시력 강화에 좋은 카로틴이 들어 있고, 칼륨도 많아서 여분의 염분을 소변과 함께 배출시키므로 고혈압을 비롯한 성인병 예방에 좋다. 다만 너무 많이 먹으면 가스가 차기 쉬우므로 주의한다.

PLUS TIP

고르기와 보관하기

통통하고 껍질 색이 균일하며 울퉁불퉁하지 않은 것을 고른다. 껍질 일부가 검은 것은 쓴맛이 나므로 피한다. 또 수염뿌리가 많은 것도 질겨서 먹기가 나쁘다. 고구마는 추위에 약한 채소이므로 섭씨 15℃ 정도에서 보관하는 것이 적당하다.

당근 | 혈액의 흐름을 좋게 한다

당근은 카로틴(체내에 흡수되어 비타민 A와 같은 효력을 가짐)의 보고이다. 당근을 영어로 캐럿(carrot)이라 하는 것도 카로틴에서 유래한 것이다. 당근을 1/3개(50g)만 먹으면 하루의 비타민 A 필요량은 충분히 섭취할 정도다. 비타민 A와 철분은 조혈을 촉진하고 혈액의 흐름을 좋게 하므로 빈혈은 물론 허약 체질이나 피로회복에 도움이 된다.

당근은 카로틴 이외에도 비타민 E를 제외한 각종 비타민, 칼슘, 칼륨, 식물성 섬유 등이 균형 있게 들어 있다. 당근은 설사를 치료하는 식품으로도 유명한데, 이것은 변을 되게 만드는 펙틴이라는 식물성 섬유 때문이다. 당근에는 물에 녹지 않은 식물성 섬유도 있어서 변통을 좋게 하므로 위장이 좋지 않은 사람에게 안성맞춤이다.

PLUS TIP +

보관하기

여름에는 비닐봉지에 넣어 냉장고에, 겨울에는 상온이나 햇볕이 들지 않는 서늘한 곳에 보관한다. 흠집이 있거나 물기가 있으면 썩기 쉬우므로 주의한다. 겨울철 장기간 저장하는 경우에는 흙 속에 묻어 두면 다음해 봄까지 변하지 않는다.

두릅 | 이뇨와 진통 효과가 있다

주성분은 당질이며 비타민 C와 B_1 외에 칼슘, 칼륨, 디아스타제, 타닌산 등이 들어 있다. 약효가 있는 것은 뿌리줄기 부분으로, 말려서 생약 재료로 쓰기도 한다. 발한·보온·이뇨 작용이 있으며 감기 초기나 통풍에는 줄기를 갈아서 즙을 마시면 효과적이다. 두릅즙을 계속 마시면 두통, 신경통, 류머티즘 등에 도움이 되며 강장제 역할도 한다. 두릅의 독특한 향과 쓴맛은 식욕을 증진하는 효과가 있다.

도라지 | 진해·거담에 좋다

도라지의 주요 약효 성분은 사포닌과 떫은맛을 내는 타닌이다. 한방에서는 도라지를 '길경' 이라 하여 예로부터 호흡기 질환에 좋은 치료약으로 쓴다.

도라지는 해소·천식, 진해·거담은 물론 폐결핵, 늑막염 등에 장기적인 개선 효과가 있고 편도선이 부었을 경우에도 효과적이다.

갑작스런 오한을 느낄 때나 더위를 먹었을 때도 효과가 있는데, 마른 도라지와 귤껍질, 생강을 넣고 달인 물을 하루 서너 차례 마시면 증세가 가라앉는다. 그 밖에 강장·강정 효과도 뛰어나므로 평소에 반찬으로 많이 먹는 것이 좋다.

마늘 | 피로회복 및 강장 효과가 있다

주성분은 단백질, 당질, 비타민 B_1 · B_2 · C, 칼슘, 인, 철분 등이다. 마늘에는 생리 활성 물질인 스코르디닌도 들어 있는데, 무취 성분인 이것은 우리 몸의 신진대사를 높여 준다. 강한 살균 작용과 보온 효과가 있으므로 감기나 냉증에도 좋으며 가래를 잘 나오게 하므로 기관지염에도 도움이 된다.

PLUS TIP +

고르기

일 년 내내 나오지만 제철은 5~8월이다. 색이 하얗고 통통하며 묵직한 것이 좋은 마늘이다. 잘 마르고 알이 단단한 것을 고른다.

머위 | 식욕을 돋우며 기침을 멎게 한다

대표적인 봄철 채소로 쓴맛이 입맛을 돋운다. 카로틴이 풍부한 것이 특징으로 영양 면에서는 다 자란 것보다 이른 봄에 나는 새순에 비타민이나 칼슘 등 미네랄이 더 풍부하다. 또 새순에는 테르펜 등 정유(精油) 성분과 쓴맛이 나는 성분이 들어 있어 식욕을 돋우고 위액 분비를 촉진해 준다. 머위는 예로부터 기침을 멎게 하고 가래를 없애는 것으로 알려져 있다. 그래서 머위 달인 물은 천식을 치료하는 데 이용된다. 그 밖에 해독 작용도 있어서 등 푸른 생선을 조릴 때 함께 넣으면 식중독을 예방할 수 있다.

미나리 | 발한·보온 작용이 있다

칼슘, 칼륨, 비타민 C와 체내에서 비타민 A로 변하는 카로틴, 식물성 섬유가 많이 들어 있다. 향을 내는 정유 성분이 발한·보온 작용을 하며 냉증이나 감기에도 효과적이다. 풍부한 철분과 식물성 섬유가 빈혈을 예방하고 변비를 막아 준다. 혈압 강하 및 해독 작용도 있어 고혈압, 동맥경화, 황달에도 효과가 있다. 그러나 미나리는 피를 움직이는 작용을 하므로 알레르기 체질인 사람은 먹지 말아야 한다. 또 자극이 매우 강하므로 한 번에 너무 많이 먹는 것은 좋지 않다.

무 | 소화력이 뛰어나다

뿌리 부분에는 전분 분해 효소(디아스타아제) 등 소화 효소가 들어 있어 음식의 소화 흡수를 촉진한다. 무 간 것을 먹으면 소화가 잘되는 것도 이 소화 효소의 작용 때문이다. 그 밖에도 트림, 가슴앓이, 위가 거북할 때, 위산 과다, 숙취 등 여러 증세에 효과적이다.

위가 약한 사람은 식사할 때 무 간 것을 곁들여 먹으면 소화가 잘된다. 소화 효소 외에 식물성 섬유가 장을 정리하고 장 내의 노폐물을 청소하므로 대장암을 예방하고 부스럼 등의 치료에도 도움이 된다.

무를 잘라 말린 무말랭이는 식물성 섬유와 비타민 D, 미네랄을 섭취하기에 매우 좋다. 무잎에는 소염·냉각 효과가 있는데, 이를 이용해 두통, 발열, 상기증(上氣症), 잇몸의 출혈, 부기 등에 외용약으로 이용할 수 있다. 무잎을 그늘에 말렸다가 목욕할 때 넣으면 냉증, 신경통, 요통, 어깨결림 증세에 효과적이다.

PLUS TIP

고르기와 보관하기

하얗고 윤기가 나며 싱싱한 것을 고른다. 가볍게 두드려 보아 소리가 나는 것은 속이 빈 것이므로 피한다. 잎을 잘라 낸 것보다는 잎이 그대로 붙어 있는 것을 사는 것이 영양은 물론 이용 가치도 훨씬 높다. 뿌리의 수분이 흡수되지 않도록 잎은 잘라서 보관한다. 하나씩 신문지에 싸서 햇볕이 들지 않고 섭씨 5℃ 정도 되는 어두운 곳에 저장하면 오래 보관할 수 있다.

부추 | 몸을 따뜻하게 한다

부추는 비타민 A와 B군이 풍부한 비타민원이다. 아무리 솎아내도 잘 자라는 생명력 때문에 마늘 다음 가는 정력 채소로 알려져 있다. 독특한 냄새가 나는 성분은 유화알릴로, 이것이 몸에 흡수되면 자율신경을 자극하여 에너지대사를 활발하게 한다. 부추를 먹으면 몸이 따뜻해지는 것은 바로 이 때문이다.

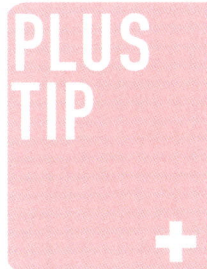

부추는 특히 위가 거북할 때 좋으며 변비, 설사, 냉증, 빈혈, 감기를 예방하는 데 효과적이다. 냉증이나 감기, 설사에는 몸을 따뜻하게 하는 부추죽이나 부추된장국이 좋고 위가 거

북할 때나 입덧을 할 때는 즙을 내어 우유나 꿀을 넣어 마시면 효과적이다.
부추는 또 혈액순환을 좋게 하여 오래된 피를 배출하는 작용이 있으므로 타박상이나 동상, 지혈 등에 부추즙을 바르면 의외로 효과가 있다. 그러나 너무 많이 먹으면 설사할 우려도 있다. 특히 알레르기 체질인 사람은 많이 먹지 않는 것이 좋다.

브로콜리 | 피부미용에 좋다

브로콜리의 비타민 C 함유량은 레몬의 2배, 감자의 7배로, 채소 중에서도 두드러지게 많다. 그 밖에도 비타민 A를 비롯하여 비타민 $B_1 \cdot B_2$와 칼륨, 인, 칼슘 등 미네랄이 시금치 못지않게 많다.
비타민 A는 피부나 점막의 저항력을 강화해 감기 등 세균 감염을 막는다. 따라서 녹색 채소가 부족하기 쉬운 겨울철에 브로콜리를 섭취하면 감기 예방에 안성맞춤이다. 기미, 주근깨 등 색소 침착을 막는 데 효과적인 비타민 C도 풍부하여 피부를 아름답게 한다. 식물성 기름과 함께 조리하면 노화 방지에도 효과적이다.

배추 | 감기 예방에 효과가 있다

비타민 C와 식물성 섬유가 풍부하고 칼슘, 철분, 카로틴 등이 많이 들어 있다. 김치를 담가 먹으면 미네랄을 효율적으로 섭취할 수 있어 좋다. 소금에 절이면 비타민 C가 손실되지 않을 뿐만 아니라 유산균 등 장 내 세균이 생겨 정장 효과가 높아진다.
국을 끓여 먹으면 비타민 C를 충분히 섭취할 수 있어서 감기 예방에도 효과적이다.
배추에는 식물성 섬유가 많아 변비를 막고 치질을 낫게 하며 대장암도 예방한다. 하지만 만성적인 설사로 고생하는 사람은 날로 먹는 것을 삼가는 것이 좋다.

PLUS TIP

고르기

포기가 꽉 차고 흰 줄기 부분에 광택이 있는 것을 고른다. 잎에 반점이 있는 것은 맛에는 지장이 없지만 보기에 좋지 않다. 반으로 갈라놓고 파는 것은 속 부분이 평평한 것이 싱싱하다. 배추는 겨울이 제철이므로 보통 김장김치를 담가 먹지만 국을 끓이거나 쌈을 싸 먹어도 달착지근하면서 씹히는 맛이 있어 좋다.

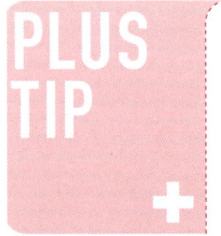

생강 | 몸을 따뜻하게 하는 감기 치료제다

적은 양이지만 단백질과 섬유질, 전분, 미네랄이 들어 있으며 전분이 전체 영양소의 40~60%를 차지한다. 영양적으로는 별로 내세울 것이 없지만 독특한 매운맛과 향이 있어서 고기 요리나 생선 요리에 없어서는 안 될 대표적인 향신료다.
생강은 위액의 분비를 촉진하는 작용 외에 강한 발한 작용이 있어서 감기의 여러 증세에 효과적이다. 땀을 내고 열을 떨어뜨리며 신진대사를 활발하게 하므로 몸을 속까지 따뜻하게 해 준다. 감기에 걸렸을 때는 얇게 썬 생강에 물을 부어 끓여 먹는 생강차를 마신다. 기침이 날 때, 목이 아플 때는 꿀을 넣어 먹으면 한층 더 효과적이다.
생강 특유의 톡 쏘는 향과 매운맛은 식욕을 자극하고 소화를 돕는다. 식중독, 설사, 복통, 멀미나 구역질에는 생강즙을 먹으면 즉시 효과를 볼 수 있다. 외용약으로는 소염·보온 작용을 들 수 있다. 생강과 마늘을 갈아 만든 즙에 밀가루를 개어 환부에 바르면 어깨 결림이나 신경통에 효과가 있다. 생강을 목욕물에 넣고 천천히 몸을 담그면 류머티즘, 타박상, 요통, 냉증에도 좋다. 하지만 자극성이 강하므로 치질이 있는 사람이나 눈이 자주 충혈되는 사람, 종기가 잘 생기는 사람은 많이 먹지 않는다.

PLUS TIP

조리하기

고기 요리에는 즙을 내어 쓰고 생선조림에는 얇게 썰어 넣으면 냄새가 없어진다. 쓰다 남은 생강은 그대로 냉동실에 보관한다. 즙을 낼 때는 녹이지 않고 언 상태에서 그대로 강판에 간다.

상추 | 불면증에 효과가 있다

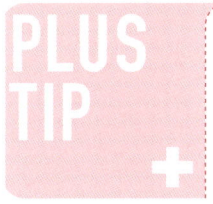

비타민 A가 풍부하지만 채소치고는 비타민 C 함유량이 적은 편이다. 비타민 B_1과 철분, 칼슘 등 미네랄이 많이 들어 있고 리신, 티로신 등 필수아미노산이 풍부하다.
봄부터 가을까지가 제철이지만 요즘에는 온실 재배가 활발하므로 일 년 내내 먹을 수 있다. 입맛 없는 여름철에는 상추쌈 한 가지만으로도 식욕을 돋울 수 있다.
철분과 비타민 A가 풍부해 빈혈 예방에 효과적이며 비타민 B_1·B_2, 칼슘 등 우리 몸에 부족하기 쉬운 영양소가 고루 들어 있어 체질 개선 효과가 있다.

상추를 많이 먹으면 잠이 많아지므로 잠을 잘 이루지 못하는 사람이나 신경과민 증세가 있는 사람이 먹으면 크게 효과를 볼 수 있다. 한방에서는 상추즙을 물에 타 먹으면 젖이 잘 나온다고 하여 예로부터 많이 이용되어 왔다. 타박상에 상추즙을 바르면 피를 맑게 해 주는 작용이 있어 잘 들으며 담이 결릴 때도 효과가 있다. 식물성 섬유도 풍부하므로 변비 증세가 있을 때는 상추를 많이 먹으면 좋다.

송이버섯 | 콜레스테롤치를 낮추어 준다

리신이 풍부할 뿐만 아니라 맛을 내는 글루타민산, 아미노산도 많이 들어 있다. 그 밖에 식물성 섬유와 비타민 B_2, 버섯류의 특징인 다당류도 많은 편이다. 버섯은 칼로리가 적으므로 많이 먹어도 살이 찌지 않는다. 송이버섯을 비롯한 버섯류의 식물성 섬유에는 장을 깨끗하게 하고 변비를 해소하며 혈액이나 간장의 콜레스테롤치를 떨어뜨리는 작용이 있으므로 동맥경화, 담석증에 효과가 좋다. 최근에는 버섯류에 들어 있는 다당류에 항암 물질이 포함된 것으로 알려져 주목을 받고 있다.

PLUS TIP

고르기와 조리하기

일 년 내내 나오지만 제철은 가을이다. 갓이 너무 벌어지지 않고 색이 진하며, 줄기를 만져 보아 단단하고 통통하며 짧은 것을 선택한다. 줄기가 푸석푸석하고 단단하지 않은 것은 벌레가 먹었을 가능성이 크다.

독특한 향을 살리려면 조리할 때 되도록 양념을 쓰지 않는 것이 좋다. 씻을 때도 짧은 시간 내에 씻어 건져야 하며 오랫동안 물에 담가 두거나 껍질을 벗기면 향이 없어지므로 주의한다.

시금치 | 철분이 많아 빈혈에 효과적이다

대표적인 녹황색 채소라 할 수 있는 시금치에는 카로틴과 비타민 C가 풍부하고 비타민 $B_1 \cdot B_2 \cdot B_6$와 엽산 외에 철분, 칼슘, 요오드도 많이 들어 있다. 유일한 결점은 시금치에 들어 있는 수산을 많이 섭취하면 결석의 원인이 된다는 것이다. 하지만 이는 매일 1kg 이상

섭취한 경우의 이야기로, 보통 먹는 정도라면 문제될 것은 없다. 시금치의 잎은 부드럽고 소화가 잘되므로 노인이나 어린이가 먹기 좋다. 식물성 섬유가 많아 변비가 있는 사람에게도 좋은 채소다.

PLUS TIP +

조리하기

시금치를 삶은 때는 충분한 양의 뜨거운 물에 소금을 약간 넣고 시금치를 뿌리 부분부터 넣는다. 비타민 A는 기름과 어울리면 흡수가 잘되므로 기름을 사용한 요리에 권할 만하다.

셀러리 | 신경 안정을 돕는다

셀러리의 성분을 보면 비타민 A·C가 비교적 많고 채소로는 드물게 비타민 B_1·B_2의 함량이 다른 채소에 비해 10배 이상이나 높다. 이 밖에도 섬유질이나 칼슘, 마그네슘 등이 들어 있으며 조혈 작용을 하는 철분이 많은 것이 특징이다.

비타민 A·C는 체내의 신진대사를 촉진하고 신경계가 정상적으로 활동하도록 돕는데, 피로를 몰아내고 스태미나를 증진하는 효과가 있다. 그 밖에도 혈압을 내리고 위를 튼튼하게 하며 피를 맑게 하고 정혈·이뇨·진정 작용을 한다.

동상에 걸렸을 때 줄기를 잘라 냉찜질하면 효과적이다. 잎 부분은 대충 썰어서 입욕제로 사용하면 몸이 속까지 따뜻해져 목욕 후에 한기가 들지 않는다. 하지만 셀러리는 피를 움직이는 작용을 하므로 많이 먹으면 출혈을 하거나 습진이 생길 수 있다. 월경불순에서 오는 두통이나 냉증, 상기증이 있는 사람, 위장이 냉한 사람은 삼간다.

쑥 | 생리통을 가라앉힌다

향긋한 냄새가 입맛을 돋우는 대표적인 봄나물이다. 쑥의 이 독특한 향은 치네올이라는 정유 성분 때문이다. 쑥에는 칼슘, 인, 철분 등 미네랄이 풍부하고 비타민 A·C와 비타민 B_1·B_2·B_6가 많이 들어 있다.

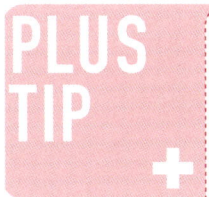

비타민 A나 C가 부족하면 우리 몸의 저항력이 약해지기 쉬운데, 쑥에는 이들 비타민이 많

아 질병 예방 효과가 뛰어나다. 국이나 나물로 먹기도 하지만 약효가 그 어느 것보다 뛰어나 민간약초 중에서 쑥만큼 널리 이용되는 것도 드물다. 약재로 쓰이는 것은 인진쑥 또는 사철쑥이라고 하는데, 잘 자란 쑥잎을 말려 두었다가 사용한다.

쑥은 특히 여성에게 좋은 것으로 유명하다. 요통, 생리통이나 산후 하혈이 있을 때 말린 쑥잎 달인 물을 꾸준히 마시면 효과가 있다. 쑥에는 몸을 따뜻하게 하고 혈액의 흐름을 좋게 하는 작용이 있는데, 이 같은 작용이 혈액순환이 안 좋아 일어나는 여성의 병에 효과적이기 때문이다. 특히 쑥뜸의 효능은 놀라워서, 뜸을 한 번 뜨고 나면 백혈구의 수가 평소보다 2배 이상 불어나 면역 기능을 높여 주고 혈액순환을 돕는다.

쑥갓 | 신경 안정에 도움이 된다

비타민 A와 B_1 · B_2 · C를 비롯해 철분, 칼슘, 칼륨 등 미네랄이 다른 녹황색 채소보다 비교적 많은 것이 특징이다. 쑥갓에 들어 있는 비타민 A는 야맹증을 낫게 하고 거친 피부에 윤기를 더해 주며, 칼륨은 혈압을 떨어뜨리고 칼슘은 신경 안정에 도움을 준다. 특히 독특한 향을 내는 방향 정유 성분은 위를 따뜻하게 하고 장을 튼튼하게 하며 식욕을 돋워 준다. 또 식물성 섬유가 장을 적당히 자극하여 변통을 좋게 한다.

외용으로는 타박상, 동상, 삔 데 쑥갓즙을 따뜻한 거즈에 묻혀 붙여 주면 효과적이다. 잎을 그늘에 말려 입욕제로 사용하면 몸이 따뜻해져 신경통, 어깨 결림, 냉증 등에 효과가 있다.

아스파라거스 | 고혈압을 막아 준다

이름이 나타내듯 아미노산의 일종인 아스파라긴산이 대량으로 들어 있다. 아스파라거스에 들어 있는 아스파라긴산은 피로회복이나 자양·강장에 도움이 되며 신진대사를 활발하게 해 신경통에 좋다. 또 아스파라거스에는 루틴이 많이 들어 있는데 이것은 모세혈관을 튼튼하게 해 동맥경화나 고혈압 예방에 효과가 있다.

그 밖에 비타민 A·C와 칼슘, 인, 철분 등 미네랄도 들어 있다. 싹 부분에는 아스파라긴산이 집중되어 있고 비타민 E도 풍부하다. 잎채소에 비해 조리해도 비타민의 손실이 적은 것이 이점이다. 아스파라거스는 특히 이뇨 작용이 뛰어나 신장에 좋은 식품으로 알려져 있다.

양배추 | 각종 궤양에 효과가 있다

양배추는 생으로도 이용하고 익혀서도 이용하므로 활용범위가 광범위하다. 녹색이 짙은 바깥쪽 잎에는 비타민 A, 속의 하얀 잎에는 비타민 C가 풍부하게 들어 있다. 또 혈액 응고 작용을 하는 비타민 K와 항궤양 성분인 비타민 U를 비롯하여, 칼슘 등의 미네랄과 식물성 섬유도 풍부하다. 특히 성장에 필요한 필수아미노산인 리신이 많아 발육기의 어린이에게 매우 좋다.

양배추에 들어 있는 비타민 U나 K는 위궤양이나 십이지장궤양의 예방과 치료는 물론 통풍발작의 예방에도 효과적이다. 특히 비타민 K는 아기의 두개골내출혈을 막는 작용을 하므로 임신·수유부가 충분히 섭취해야 할 영양소다.

이 밖에 양배추에 들어 있는 비타민 C는 감기 예방이나 피로회복에 좋으며 식물성 섬유와 칼륨은 변비를 막고 정장 작용을 도우며, 초조감을 막아 준다. 또한 양배추의 잎에는 진정 작용이 있어 화상을 입었을 때 잎을 손으로 비벼 환부에 바르면 효과적이다.

PLUS TIP

고르기와 조리하기

바깥쪽 잎이 녹색이고 중심을 절단한 면이 싱싱하고 잎맥이 가는 것, 들어 보아서 중량감이 있는 것을 고른다. 겉이 하얀 것은 오래된 잎을 벗겨 낸 경우가 많으므로 피하는 것이 좋다.

영양 면에서는 생으로 먹는 것이 가장 좋다. 양배추를 가열할 때는 비타민 C가 손실되지 않도록 재빨리 조리한다. 양배추에는 특유의 냄새가 있는데 익힐 때 식초를 몇 방울 떨어뜨리면 그 냄새가 없어진다.

양파 | 신진대사를 높여 준다

양파의 당질에는 포도당, 설탕, 과당, 맥아당 등이 많아 단맛이 나는 것이 특징이다. 그 밖에 칼슘, 인, 비타민 B_1·B_2·C가 들어 있다. 양파 특유의 매운맛과 자극적인 냄새는 유화알릴이라는 성분으로 파나 마늘에도 들어 있다. 이 성분은 소화액의 분비를 돕고 신진대사를 활발하게 하며 비타민 B_1이 잘 흡수되도록 한다. 그러므로 식사할 때 양파를 곁들여 먹으면 다른 음식물에 들어 있는 비타민 B_1의 흡수를 돕는다.

양파는 비타민 B_1이 부족한 데서 오는 피로, 식욕부진, 불면, 신경불안, 정력감퇴 등에 효과적이며 당뇨병의 예방이나 치료에도 도움이 된다. 양파 껍질에는 퀘르세틴이라는 성분이 들어 있는데, 이 성분이 지방의 산패를 막아 주므로 껍질을 달여 마시면 고혈압이나 동맥경화를 예방할 수 있다.
양파는 정력을 좋게 하고 신진대사를 높여 주므로 중년 이후 건강식으로도 좋고 여성들의 미용식으로도 효과가 있다. 스태미나를 높이기 위해 먹으려면 생으로 먹는 것이 제일 좋다. 끓이거나 볶으면 효과가 떨어진다.

오이 | 이뇨를 돕고 몸을 식혀 준다

오이는 90% 이상이 수분이며 칼륨 함량이 높은 알칼리성 식품이다. 칼륨 외에 비교적 많이 들어 있는 영양소가 비타민 A·C와 칼슘이다. 일반적으로 영양소는 적은 편이지만 약리적 가치가 높고 씹는 맛이 좋은 것이 특징이다.
오이를 많이 먹으면 칼륨의 작용으로 체내의 염분과 함께 노폐물이 배설되므로 몸이 맑아진다. 오이에는 또 이뇨 작용이 있어 껍질이나 덩굴을 달여서 마시면 부기에 효과적이다.
오이에 풍부한 엽록소와 비타민 C는 피부미용에 아주 좋다. 땀띠가 났을 때 오이즙을 바르면 효과가 있는데 이 즙은 수세미와 마찬가지로 지성 피부의 화장수로도 이용할 수 있다.
오이에는 비타민 C를 파괴하는 아스코로비나제라는 효소가 들어 있으므로 다른 채소나 과일과 섞어서 주스로 만들어 먹는 것은 피한다.

연근 | 저혈압에 효과가 있다

주성분은 탄수화물이며 식물성 섬유가 풍부하게 들어 있다. 연근의 식물성 섬유는 장벽을 적당히 자극하여 장 내의 활동을 활발히 돕고 콜레스테롤치를 떨어뜨리는 작용을 한다. 식물성 섬유가 부족하면 당뇨병이나 통풍, 심장병, 고혈압 등 성인병이 생기기 쉬우므로 평소 주의하는 것이 좋다.
연근에는 또 비타민 C가 레몬에 필적할 정도로 많아 감기 예방은 물론 감염 예방에도 효과적이다. 연근에는 철분과 비타민 B_{12}, 타닌 성분이 풍부한데 연근에 들어 있는 철분과 타닌 성분은 소염 작용이 뛰어나 점막 조직의 염증을 가라앉히므로 위궤양이나 십이지장궤양, 코피에도 효과가 뛰어나다. 하지만 열이 있거나 만성 설사증이 있는 사람은 많이 먹지 않는 것이 좋다.

PLUS TIP

조리하기

연근을 잘라 놓으면 절단면이 흑갈색으로 변하는 것을 볼 수 있는데, 이는 철분과 타닌 성분 때문이다. 식초에 담가 요리하면 연근 본래의 색을 유지할 수 있다.

우엉 | 배변·이뇨 효과가 뛰어나다

주성분은 당질이며 그 밖에 식물성 섬유가 풍부하고 철분과 비타민 C, 칼슘, 칼륨이 들어 있다. 우엉의 당질은 다른 것과는 달리 녹말이 적고 이눌린이라는 성분이 대부분이다. 이 이눌린 성분은 신장 기능을 높이고 이뇨 효과가 있으며 당뇨병 환자에게 아주 좋은 것으로 알려져 있다.

특히 우엉에 많이 포함된 셀룰로오스나 리그닌 등 식물성 섬유는 고기나 쌀 등에 비해 수십 배의 수분을 흡수하여, 변통을 촉진하고 장 내에 유익한 세균이 번식하는 데 도움을 주며 비타민 합성을 활발하게 한다.

최근에는 리그닌이 암세포의 발생을 억제할 수 있다는 사실이 밝혀져 주목을 받고 있다. 그 밖에도 우엉의 뿌리와 잎에는 타닌 성분이 들어 있어 소염·지혈·살균 작용을 한다.

우엉뿌리나 잎 5~10g에 물 1컵을 붓고 달여서 식힌 물로 입 안을 헹구면 편도선염이나 구내염, 잇몸의 부기 등에 효과적이다. 뿌리나 잎으로 즙을 내어 환부에 바르거나 목욕물에 넣어 사용하면 벌레에 쏘인 데, 땀띠, 접촉성 피부염, 습진 등에 효과가 있다. 달여서 좌욕하면 치질이나 탈항을 치료할 수 있다.

콩나물 | 단백질이 풍부한 다이어트식이다

우리 식생활에서 빼놓을 수 없는 콩나물은 계절에 관계없이 손쉽게 기를 수 있고 맛도 좋다. 원료인 콩이 뛰어난 영양가를 가지고 있는데다가 싹이 돋고 줄기가 자라면서 성분의 변화가 생겨 비타민 C도 풍부하다. 단백질도 다른 콩류에 비해 소화되기 쉬운 형태로 들어 있고 그 밖에 식물성 섬유와 칼슘, 철분 등도 풍부하다.

싹이나 콩에 들어 있는 식물성 섬유는 변비를 비롯한 성인병 예방에 도움이 되며, 통풍 예방에 효과적이다. 식물성 단백질뿐만 아니라 지방 대사를 촉진하는 비타민 B_1도 들어 있으므로 다이어트에도 도움이 된다. 조리할 때 물에 너무 오래 담가 두거나 지나치게 가열하면 비타민 C가 감소하므로 주의한다.

PLUS TIP

고르기와 보관하기

줄기가 하얗고 두툼하며 튼튼한 것을 선택한다. 콩나물을 기를 때 물을 적게 주면 잔뿌리가 많이 나 질기고 맛이 없다. 검은 점이 있거나 머리 부분이 너무 물렁물렁해진 것은 오래된 것이다. 보관할 때는 비닐봉지에 넣어 냉장고에 두면 되지만 이틀을 넘기지 않는 것이 좋다.

죽순 | 변비를 예방한다

단백질 외에 비타민 A · B_1 · B_2, 미네랄이 조금씩 들어 있다. 죽순 고유의 맛은 글루타민산 등 아미노산과 당질, 유기산 등이 어울려 생기는 것이며 아린 맛이 나는 것은 아미노산인 티로신이 산화되어 수산으로 되었기 때문이다.

영양 면에서는 그다지 가치가 없지만 식물성 섬유가 풍부해 변비뿐만 아니라 대장암을 예방하고 콜레스테롤을 억제하는 작용을 한다. 평소에 변비 증세가 있는 사람이나 콜레스테롤이 마음에 걸리는 사람에게 좋다.

하지만 아린 맛을 내는 수산은 결석이 있는 사람에게는 좋지 않으므로 먹지 않는 것이 좋다. 또한 알레르기 체질이거나 중이염을 앓는 사람도 악화될 우려가 있으므로 피한다.

참마 | 정력 증강에 효과가 있다

주성분은 당질, 단백질과 비타민 B_1 · B_2 · C 등이다. 그 밖에 미네랄과 무틴이라 불리는 점액질, 디아스타제라 불리는 소화 효소, 콜린, 사포닌 등이 들어 있다.

참마를 먹으면 놀랄 정도로 소화가 잘되는데 이는 디아스타제가 무의 3배나 들어 있기 때문이다. 익혀 먹지 않고 생식을 해도 소화가 잘되며 갈아서 먹을수록 소화 흡수율이 높다.
참마는 옛날부터 산의 뱀장어라 할 정도로 정력 증강에 효과가 있는 것으로 알려져 있어 허약한 사람에게 좋으며, 어린이나 건강한 사람의 내장을 튼튼하게 해 주고 기력을 좋게 해 준다. 이것은 무틴이라는 끈적끈적한 성분 때문인데, 이 성분이 단백질을 낭비 없이 활용할 수 있게 해 주므로 자양·강장에도 좋다.
귀가 울리고 머리가 아프며 잘 때 식은땀을 많이 흘리는 사람은 참마를 찧어서 삶은 것이나 참마를 넣고 끓인 죽을 먹으면 효과를 볼 수 있다.

토란 | 소염 작용이 있다

주성분은 당질, 단백질이지만 다른 감자류에 비해 칼륨이 풍부하게 들어 있다. 토란 특유의 미끈거리는 성분은 무틴으로, 이것이 체내에서 글루크론산을 만들어 간장이나 신장을 튼튼하게 해 주고 노화 방지에도 효과가 있다. 이것은 또 타액선 호르몬의 분비를 촉진하므로 소화를 도와주고 변비를 낫게 해 준다.
토란의 아릿한 맛은 수산 칼슘의 의한 것으로 열을 없애고 염증을 가라앉히므로 외용약으로 사용할 수 있다. 어깨 결림이나 타박상이 있을 때, 또는 삐었을 때 토란을 갈아 밀가루에 섞어 환부에 바르면 잘 듣는다. 치통이 심해 볼이 부었을 때 토란과 생강 간 것을 바르면 효과가 있고 독충에 쏘였을 때 토란 줄기 간 즙을 바르면 금방 낫는다.
토란을 생으로 먹으면 중독 증세를 보이는 경우가 있으므로 주의한다. 외용으로 사용할 때는 자극이 강해 부작용이 일어날 수 있으므로 껍질을 두껍게 벗겨서 사용하는 것이 좋다.

PLUS TIP

고르기와 보관하기

껍질을 벗겨 파는 토란은 약품처리가 된 것이 많으므로 흙이 묻어 있는 것을 고른다. 통통하고 껍질에 습기가 있는 것이 좋은 것이다. 특유의 미끈거림과 독성을 없애려면 껍질을 벗겨 소금물에 조금 삶은 다음 찬물에 헹궈 요리한다.
토란은 너무 따뜻하고 습한 곳에 두면 부패하기 쉬우므로 젖은 신문지에 싸서 서늘한 곳에 보관한다.

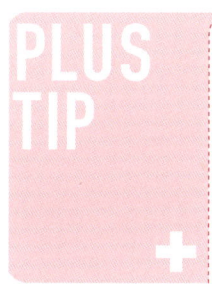

파 | 몸을 따뜻하게 해 주며 감기의 묘약이다

비타민 A와 C, 칼슘, 칼륨 등이 풍부하며 몸을 따뜻하게 해 주고 위장의 기능을 돕는다.
파 특유의 냄새는 유화알릴의 일종인 알린 때문이다. 알린은 소화액의 분비를 촉진하여 식욕을 증진시킬 뿐만 아니라 발한·해열·소염 작용이 있으므로 감기 예방이나 치료, 냉증에서 오는 설사에도 적합하다. 또 여름을 타는 경우나 피로회복에도 효과적이다. 그 밖에도 알린은 비타민 B_1의 흡수를 높이는 작용을 한다. 비타민 B_1이 부족하면 참을성이 없어지거나 신경이 곤두서기도 하며 냉증 등 여러 가지 증세가 나타난다.
감기에 걸렸을 때 파뿌리에 생강을 넣고 끓여 마시면 몸 속까지 따뜻해지며 땀이 나고 열이 떨어진다. 가래가 끼거나 목이 아플 때도 파를 잘게 썰어서 청주와 물을 넣고 10분 정도 달여 마시면 즉시 효과가 나타난다.

토마토 | 위액 분비를 촉진한다

주성분은 탄수화물이며 식물성 섬유의 일종인 펙틴이 풍부하다. 단맛의 성분은 설탕이고 신맛은 구연산, 사과산 때문이다. 비타민 A·B_1·B_2·B_6·C 등이 풍부하고 철분, 인, 칼륨 등 미네랄과 아미노산이 들어 있다.
토마토의 신맛이 위액 분비를 촉진하고 단백질의 소화를 도우므로, 고기나 생선 등 기름기 있는 음식을 먹을 때 토마토를 곁들이면 산성 식품이 중화되어 위의 부담을 덜어 준다.
토마토는 또 위벽에 음식이 부착하는 것을 막아 위암을 예방하는 작용도 한다. 토마토의 칼륨은 염분의 과다섭취를 막아 고혈압 예방에 효과적이다. 이 밖에도 비타민 B_6가 혈액을 깨끗하게 해 주므로 동맥경화증을 막아 주고 아미노산이 두뇌 작용을 좋게 한다. 그 밖에 루틴이 혈관을 튼튼하게 하고 혈압을 내리게 하므로 갖가지 성인병 예방식으로 좋다.

PLUS TIP

영양소 살리기

칼륨 함량이 높아서 설탕보다는 소금을 찍어 먹는 것이 좋다. 껍질을 벗기려면 꼭지를 떼고 팔팔 끓는 물에 잠깐 담갔다가 건져서 찬물에 담가 벗기면 된다. 토마토의 구연산이 느끼한 맛을 중화하므로 육류와 함께 먹으면 좋다

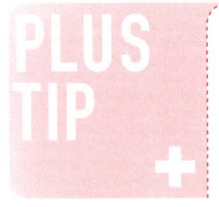

파슬리 | 식중독을 예방한다

칼슘의 함량이 많은 알칼리성 식품이다. 비타민 C 함유량은 어떤 채소보다도 많고 체내에서 비타민 A로 변하는 카로틴도 풍부하여 당근과 1, 2위를 다툴 정도다. 그 밖에 철분과 비타민 B_1 · B_2도 많이 들어 있다. 다만 한꺼번에 많이 먹을 수 없는 것이 단점이다.

파슬리 특유의 향은 피넨, 아피올이라는 정유 성분에 의한 것으로 이 성분이 식욕증진 · 피로회복 · 발한 · 이뇨 · 보온 작용을 한다.

파슬리는 또 식중독을 예방하는 작용도 한다. 요리에 파슬리가 곁들이로 등장하는 것은 이 때문이다. 고기 요리를 먹은 후에 파슬리를 먹으면 입 안이 개운하고 입 냄새도 없어진다. 철분도 풍부하므로 빈혈이 있는 사람은 매일 조금씩 먹으면 좋다. 너무 많이 먹으면 몸이 달아오를 수 있으므로 위궤양이나 알레르기성 체질인 사람은 먹지 않는다.

PLUS TIP +

고르기와 보관하기

짙은 초록빛이 나고 곱슬곱슬하며 광택이 있는 것을 선택한다. 누런색이 나거나 꽃이 핀 것은 신선도가 떨어졌다는 증거다. 보관할 때는 비닐봉지에 넣고 스프레이로 물을 뿌려 냉장고에 보관한다.

표고버섯 | 항암 작용이 있다

우리나라를 비롯해서 중국, 일본, 대만 등에서 주로 생산된다. 표고버섯에는 뼈를 튼튼하게 하는 비타민 D, 조혈 작용에 필수적인 비타민 B_2, 혈액의 대사를 돕는 엘리타데닌 등의 성분이 풍부하다. 독특한 감칠맛을 내는 구아닐산이 다른 어느 버섯보다 많이 들어 있는 것이 특징이다.

표고버섯에 들어 있는 엘리타데닌은 혈액 중의 콜레스테롤치를 떨어뜨려 고혈압, 동맥경화, 심장병의 예방과 치료에 효과가 있는데, 이 때문에 표고를 즐겨 먹는 지역의 사람들이 장수하는 확률이 높은 것으로 알려져 있다. 최근에는 표고버섯에 들어 있는 렌치난이라는 성분에 항암 물질이 있다고 밝혀져 연구가 활발히 진행 중이다.

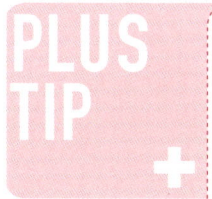

표고는 감기의 묘약으로도 알려져 있는데, 표고와 얼음설탕을 섞어 달여 마시면 기침 · 가

래에 효과가 있다. 신경을 진정시키는 효과도 있으므로 신경과민이나 불면증인 사람에게 좋다. 살짝 구운 생표고버섯을 따뜻하게 데운 청주에 띄워 마시면 더욱 좋다.
마른 표고가 생표고보다 맛과 향, 영양가 면에서 더욱 우수하다. 햇볕에 말리면 비타민 D가 많아지는데, 마른 표고에 많은 비타민 D는 칼슘의 흡수를 도와 뼈와 이를 튼튼하게 하므로 발육기의 어린이나 임신부에게도 좋다.

PLUS TIP +

영양소 살리기

마른 표고를 가지고 요리할 때 표고의 맛있는 성분이 손실되지 않게 하려면 미지근한 물에 5~6시간 담가 두는 것이 가장 좋다. 표고 불린 물은 버리지 말고 조리할 때 국물로 이용한다.

깻잎 | 식욕을 돋우고 빈혈을 개선한다

칼슘과 철분 같은 무기질이 많이 들어 있고 비타민 A·B_1·B_2·C, 나이아신이 풍부하다. 맛과 향이 진하고 고소해 입맛이 없을 때 식욕을 돋워 주고 신진대사 작용을 도와 추위를 타는 체질이나 빈혈 개선에 효과가 탁월하다. 알칼리성 식품이므로 육류와 함께 먹으면 궁합이 잘 맞는다.

호박 | 산후 부기를 내려 준다

주성분은 당질이지만 카로틴 형태로 들어 있는 비타민 A가 풍부하고 식물성 섬유와 비타민 B_1·B_2·C, 칼슘과 철분, 인 등 미네랄이 균형 있게 들어 있다. 비타민 A와 C가 풍부해서 점막을 튼튼하게 하며 감기에 대한 저항력을 길러 준다. 호박에는 또 몸을 따뜻하게 하는 작용이 있어 냉증이 있는 사람에게 적합하다. 그 밖에도 세포 점막을 보호하므로 회복기 환자나 위 또는 장이 약한 사람은 호박죽을 많이 먹으면 좋다.
우리나라에서는 산후 부기가 안 빠진 산모에게 가장 좋은 식품으로 알려져 있는데, 당뇨병으로 인한 부기에도 효과가 있다. 호박에 들어 있는 펙틴은 식물성 섬유로 이뇨를 도와 담석증을 예방하는 효과도 있다.

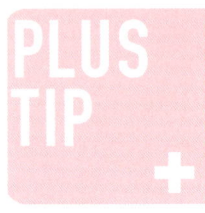

호박씨의 지방은 질이 우수한 불포화지방으로 동맥경화를 예방하고 혈액순환을 도우며 노화 방지에도 효과가 있다. 호박씨에는 또 필수아미노산인 메티오닌 등이 많이 들어 있어 간을 보호하는 작용을 하므로 술안주로 제격이다.

PLUS TIP

영양소 살리기

호박에 들어 있는 카로틴은 기름과 섞이면 한층 더 흡수가 잘되므로 볶음이나 튀김을 해서 먹는다. 부기가 안 빠진 산모는 꼭지 부분을 둥글게 도려내고 그 속에 꿀을 넣어 호박꿀단지를 만들어 먹는 것이 좋다.

피망 | 신진대사를 돕고 몸 안을 정화한다

비타민 A와 C가 풍부하게 들어 있는데, 특히 비타민 C는 레몬에 필적할 정도로 많이 들어 있다. 이 밖에 비타민 B_1·B_2·D·P와 식물성 섬유, 철분, 칼슘도 풍부하다. 피망에 풍부하게 들어 있는 비타민 A와 C는 세포의 작용을 활성화하여 신진대사를 활발하게 하고 몸 안을 깨끗하게 해 준다.

특히 여름을 타는 증세를 막아 주므로 더위에 저항력이 없고 몸이 약한 경우에 계속 먹으면 체력이 좋아져 여름을 거뜬히 넘길 수 있다. 피로회복과 감기 예방에도 효과가 있다.

비타민 P는 모세혈관을 튼튼하게 하고 엽록소가 혈액의 콜레스테롤을 청소해 주므로 매일 먹으면 동맥경화, 고혈압에도 뛰어난 효과가 있다. 이 밖에 비타민 C의 작용으로 기미, 주근깨 등 멜라닌 색소가 침착하는 것을 막아 주고 비타민 D가 혈액의 흐름을 좋게 하므로 미용 효과도 기대할 수 있다. 그 밖에 당뇨병, 시력 강화, 변비에도 좋다.

PLUS TIP

영양소 살리기

피망은 두툼하고 크며 짙은 녹색을 띠는 것이 좋다. 샐러드를 하거나 마요네즈소스에 찍어 날로 먹는 게 성분 파괴가 가장 적다. 비타민을 효율적으로 섭취하려면 기름을 써서 요리하는 것이 좋다. 비타민 A의 모체가 되는 카로틴은 지방질과 함께 섭취하면 흡수율이 높아지기 때문이다. 주스를 만들 경우 당근, 사과, 레몬, 토마토 등을 넣어 함께 믹서에 갈면 먹기가 좋다.

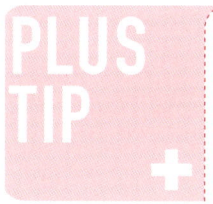

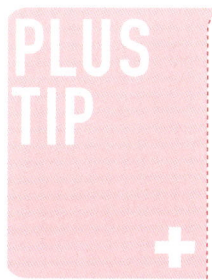

과일·견과류

각종 비타민과 미네랄이 풍부하게 들어 있어 골고루 섭취하면 병에 대한 저항력이 생긴다

감 | 몸의 저항력을 높여 준다

사과의 8~10배나 많은 비타민 C가 들어 있으므로 큼직한 감 1개만 먹으면 하루에 필요한 양을 충분히 섭취할 수 있다. 다른 과일에는 거의 없는 비타민 A도 풍부하다. 감을 말려 곶감으로 만들면 비타민 A가 약 3배 정도 느는데, 비타민 C는 거의 손실된다. 감을 말리면 감의 찬 성질이 완화되고 체력을 보충하는 데 효과가 좋다.

감에는 비타민 C가 풍부해 숙취 해소와 멀미 예방에 좋다. 비타민 A·C는 또 몸의 저항력을 높이고 점막을 강하게 해 주므로 꾸준히 섭취하면 감기 예방에 효과를 볼 수 있다. 단, 감에는 몸을 차게 하는 성질이 있으므로 위장이 찬 사람이나 산후 또는 병을 앓고 난 후에는 많이 먹지 않는 것이 좋다. 반대로, 열성체질이나 열로 인한 갈증, 기침, 구강염 등에는 효과가 뛰어나다.

감에는 떫은맛을 내는 타닌 성분이 들어 있으므로 과식하면 변비를 불러올 수 있다. 이러한 떫은맛은 뜨거운 물에 우려내거나 알코올 또는 탄산가스로 처리하면 사라진다.

감은 열매뿐 아니라 꼭지에도 뛰어난 약효가 있다. 딸꾹질이 멎지 않을 때 물 1컵에 꼭지 10개를 넣고 달여 먹으면 효과가 그만이다. 감을 매일 먹으면 당뇨병에도 좋다.

특히, 감잎에는 비타민 C가 많이 들어 있으므로 감잎에 물을 부어 달인 다음 차로 꾸준히 마시면 신진대사가 활발해지고 고혈압, 동맥경화에도 좋다. 단, 커피나 홍차와 함께 마시면 효과가 없으므로 주의한다. 떫은맛이 나는 땡감은 외용약으로도 쓸 수 있다. 환부에 바르면 타박상, 화상, 동상, 벌에 쏘인 데 효과가 있다.

대추 | 신경을 안정시킨다

비타민 C가 풍부하고 칼슘, 인, 철분 등 각종 미네랄을 다량으로 함유하고 있는 알칼리성 식품이다. 갓 따낸 생대추는 비타민 C 함량이 높은데 대추를 말릴수록 비타민 C는 줄어들고 미네랄이 많아진다.

한방에서는 감초만큼이나 두루 쓰이는 것이 대추다. 잘 익은 대추를 말렸다가 달여 먹으면 열을 내리고, 변비를 완화해 주며, 기침을 멎게 하는 효과가 있는 것으로 전해지고 있다. 이 밖에도 대추는 강장·강정 효과는 물론 노화 방지 효과도 뛰어나다.

대추에는 특히 신경을 누그러뜨리는 작용이 있어 예민하고 신경질적이며 성격이 급한 사람들에게 더없이 좋은 치료제로 쓰인다. 대추와 감초를 20:1 비율로 넣고 물에 달여 마시면 여성의 히스테리 증세에 효과를 볼 수 있다. 하지만 덜 익은 풋대추를 많이 먹으면 오히려 설사나 열이 날 수 있으므로 주의한다.

PLUS TIP

고르기와 보관하기

마른 대추는 곰팡이가 피지 않았는지 잘 살펴보고 고른다. 대추를 말릴 때는 완전히 익기를 기다렸다가 따서 깨끗이 씻은 뒤 햇볕에서 말린다. 대추가 잘 마르면 젖은 수건으로 하나하나 먼지를 닦아낸 다음 통풍이 잘 되고 건조한 곳에 보관했다가 필요할 때마다 꺼내어 쓴다.

귤 | 겨울철 감기 예방에 좋다

비타민 C가 풍부하여 하루에 귤 2개만 먹으면 성인의 하루 필요량을 섭취할 수 있다. 속껍질에는 특히 식물성 섬유가 풍부하고 속껍질에 붙어 있는 하얀 줄기에는 비타민 B_1·C·P가 많이 들어 있다.

귤 특유의 맛과 향은 귤 속에 들어 있는 당분, 유기산, 아미노산, 비타민, 미네랄 등 여러 성분이 복잡하게 얽혀서 생기는 것이다. 당분과 구연산의 함량은 귤의 성숙도에 따라 달라지는데, 덜 익었을 때는 당분이 적고 구연산이 많으며 익어갈수록 정반대가 된다.

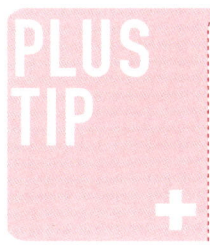

신맛을 내는 구연산이 장을 깨끗하게 하고 혈액의 흐름을 좋게 한다. 비타민 P와 식물성

섬유의 일종인 펙틴이 모세혈관을 튼튼하게 해 주고 혈압이나 동맥경화증을 예방해 주므로 속껍질째 먹는 것이 바람직하다. 하지만 귤에는 적은 양의 수산 성분이 있으므로 지나치게 많이 먹으면 신장에 나쁜 영향을 주게 된다. 몸을 차게 하므로 냉증, 신장염, 방광염, 천식이 있는 사람은 먹지 않는 것이 좋다.

귤의 효능 중에 특히 주목할 만한 것은 껍질 부분이다. 바싹 말린 껍질을 빻아 만든 가루에 뜨거운 물을 부어 마시면 위가 튼튼해질 뿐만 아니라 감기도 낫는다. 목욕물에 귤 껍질을 넣고 목욕하면 몸이 따뜻해져 냉증 치료에도 효과가 있다.

땅콩 | 머리를 좋게 한다

고단백, 고지방에 비타민 B군이 풍부하게 들어 있는 고칼로리 식품이다. 또 세포를 튼튼하게 하고 적혈구를 증가시키며 철의 흡수를 돕는 비타민 E도 많이 들어 있다.

땅콩의 지방질에 들어 있는 불포화지방산은 콜레스테롤치를 떨어뜨리는 작용을 한다. 혈관 벽을 청소하는 비타민 E도 함께 작용하여 동맥경화증 예방에 뛰어난 효과를 발휘한다. 땅콩을 1주일 정도 식초에 담갔다가 매일 먹으면 고혈압에도 좋다.

땅콩에는 비타민 B와 레시틴, 아미노산이 풍부해 머리를 좋아지게 한다. 또 땅콩의 비타민 E나 티록신이 피의 흐름을 좋게 하여 냉증이나 동상을 치유한다. 비타민 E는 젊게 하는 비타민으로 노화 방지 역할을 담당한다.

땅콩 한 움큼에 밥 2공기 분량의 에너지가 있으므로 과식은 금물이다. 특히 소금간을 한 땅콩은 염분이 많아 고혈압의 원인이 되므로 과식은 절대 피한다. 땅콩은 산성 식품이므로 알칼리성 식품과 곁들여 먹는 것이 좋다.

PLUS TIP

고르기와 보관하기

바람이 잘 통하는 곳에 껍질째 보관한다. 땅콩은 지방이 산화하면 맛이 떨어지고 발암 물질이 생긴다. 오래되어서 곰팡내가 나는 것은 산화한 증거이므로 주의한다. 땅콩버터 같은 가공품은 지방질이 쉽게 산화되므로 장기 보관에는 적합지 못하다. 따라서 땅콩을 구입할 때는 껍질이 그대로 있는 것을 사는 것이 좋다. 겉껍질을 까지 않으면 맛과 향이 오래 보존된다.

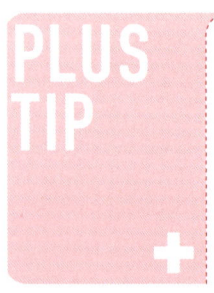

레몬 | 감기 예방에 효과가 있다

신맛이 강해 그대로 먹기보다는 생선요리에 곁들이거나 차로 만들어 먹는다. 비타민 C, 칼슘, 구연산이 풍부하게 들어 있는데, 특히 비타민 C 함유량은 감귤류 중에서도 으뜸이다. 하루에 레몬 1개쯤 먹으면 감기도 예방할 수 있다. 하지만 위궤양인 사람은 레몬을 그대로 먹지 말고 차를 만들어 마시되 공복에는 피한다.

풍부한 비타민 C가 피부를 희게 가꾸어 주며 기미, 주근깨 등 피부 트러블을 막아 준다. 레몬은 또 간장의 작용을 활발히 해 주는 데다 해독 작용도 있어 숙취를 푸는 데 도움이 된다. 신맛을 내는 구연산은 피로회복에도 매우 좋으므로 격렬한 운동을 하고 난 뒤에 레몬 주스 한 잔을 마시면 좋다. 껍질을 잘게 썰어 천으로 만든 주머니에 넣고 레몬 목욕을 하면 피부가 부드러워진다.

PLUS TIP

고르기와 보관하기

레몬은 껍질이 매끄럽고 윤기가 있으며 중량감이 느껴지는 것을 선택한다. 반쯤 쓰고 남았을 경우 절단면이 공기에 닿으면 비타민 C가 파괴되므로 단면을 랩으로 싸서 냉장고에 보관한다.

딸기 | 멜라닌 색소의 침착을 막는다

과일 중에서는 비타민 C가 가장 많은 편이다. 적당한 크기의 딸기 4개만 먹으면 하루 필요량을 섭취할 수 있다. 담배를 한 개비 피우면 비타민 C 약 25mg이 파괴되기 때문에 애연가는 특히 많이 먹는 것이 좋다. 딸기에 들어 있는 영양소를 손실 없이 섭취하려면 설탕을 치지 않고 먹는 것이 좋다. 우유, 요구르트와 함께 먹으면 흡수를 돕는다.

딸기는 감기 예방은 물론 피부에 멜라닌 색소가 침착하는 것을 막아 주므로 기미, 주근깨 등 잡티 예방에 좋다. 잇몸에서 피가 나는 사람은 자주 먹으면 잇몸이 튼튼해지고 치조농루도 예방할 수 있다.

잎을 소금에 비벼 하루에 여러 차례 환부에 바르면 티눈을 없애는 데도 도움이 된다. 딸기즙을 우유에 녹여 피부에 바르면 잡티나 기름이 빠져 피부가 깨끗해진다.

매실 | 강한 살균 효과가 있다

약 85%가 수분이며 당질이 10% 정도 차지한다. 미네랄, 비타민, 유기산은 다른 식품이 미치지 못할 정도로 풍부하다. 매실의 유기산은 구연산, 사과산, 호박산, 주석산 등이며 칼슘, 인, 칼륨 등 미네랄과 카로틴도 조금씩 들어 있다.

매실의 구연산은 당질의 대사를 촉진하고 피로회복을 돕는다. 피로가 쌓일 때 매실차나 매실장아찌를 먹으면 좋다. 매실의 풍부한 유기산은 위장의 작용을 활발하게 하고 식욕을 돋우며 변비나 거친 피부에 도움이 된다. 또 열을 흡수하는 작용을 하므로 해열에도 좋다.

매실은 또 숙취나 멀미에도 효과가 있는데 이는 매실의 피크린산이 간장의 기능을 활성화하기 때문이다. 과음한 다음 날 아침, 매실차 한 잔을 마시고 나면 숙취가 어느 정도 해소된다. 매실의 산에는 강한 살균 작용과 해독 작용이 있으므로 식중독이 흔한 여름철에 먹으면 위 속의 산성이 강해져 식중독을 예방할 수도 있다.

PLUS TIP

고르기와 약효 살리기

제철은 6~7월로 풋매실은 알이 고르고 색이 선명한 것, 껍질에 흠집이 없고 벌레 먹지 않은 것을 선택한다. 미성숙한 풋매실을 생으로 먹으면 중독을 일으킬 수 있으므로 주의한다. 장기보관할 때는 장아찌를 담근다.

매실을 약용으로 할 때는 매실장아찌, 매실차, 매실주 등을 담가 먹는다. 매실주는 메스꺼움을 가라앉히고 식욕을 돋워 준다. 꾸준히 먹으면 위장을 튼튼하게 해 주고 피로회복을 도우며 냉증 · 불면증을 치료하는 데 도움이 된다.

또 류머티즘, 신경통이 있을 때 매실장아찌를 환부에 올려놓고 찜질하면 혈액의 흐름이 좋아져 통증이 가라앉는다.

무화과 | 변비와 치질에 좋다

꽃이 꽃 주머니 속에 들어 있어 밖에서 안 보이므로 무화과라는 이름이 붙었다. 성분은 당질이 대부분이고 소량의 비타민 B_1 · B_2 · C, 칼슘, 철분이 들어 있다.

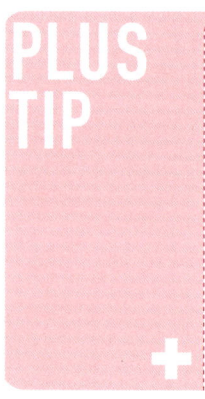

무화과에는 펙틴이라는 식물성 섬유가 들어 있는데 이것이 장의 작용을 활발하게 도와 변비에 효과적이다. 변비인 사람은 잘 익은 무화과열매를 하루에 2~3개 먹는다. 단, 덜 익은 것은 효과가 없을 뿐만 아니라 오히려 위를 상하게 하므로 주의한다.
무화과는 치질의 묘약으로도 유명하다. 식용은 물론 잎을 달여서 좌욕하면 놀랄 만한 효과가 있다. 그 밖에도 무화과의 열매에는 염증을 가라앉히는 작용과 해독 작용이 있으며, 목이 아플 때나 황달 증세가 있을 때도 효과적이다. 또 줄기나 잎에서 나오는 하얀 즙은 구충약이나 신경통의 약재로 이용되어 왔다. 무화과에는 단백질 분해 효소가 들어 있어 고기를 연하게 하는 작용도 한다.

바나나 | 펙틴이 풍부하며 에너지원으로 좋다

당질이 풍부하여 과일 중에서 칼로리가 가장 높다. 영양 면에서 보면 칼로리, 단백질은 감자에 못지않으며 칼륨, 카로틴, 식물성 섬유 등도 풍부하다. 식물성 섬유의 일종인 펙틴이 많은 것도 이점이다. 바나나의 당질은 소화 흡수가 쉬운 과당이나 포도당으로 변하기 때문에 환자나 어린이, 심한 운동을 하는 사람의 에너지원으로 가장 적합하다.
바나나는 펙틴과 비타민이 상승 작용을 일으키므로 장 기능을 돕고 변비에 효과가 있으며 피부를 아름답게 한다. 피부가 거칠거나 뾰루지 등이 잘 나는 사람, 변비가 있는 사람은 바나나를 자주 먹는 것이 좋다. 바나나는 몸을 차게 하므로 감기로 열이 날 때도 효과가 있다. 그러나 위가 약해 설사를 잘하는 사람, 냉증인 사람은 많이 먹지 않는다.

PLUS TIP +

고르기와 보관하기

껍질이 거뭇거뭇해지려고 할 때 가장 맛이 좋다. 바나나는 덜 익은 상태의 것을 따서 30℃ 정도의 가공 창고에 넣어 익히는데, 자연 상태에서 익은 것보다 맛이 떨어진다. 10℃ 이하에서는 쉽게 변질되므로 15℃ 정도의 상온에서 보관한다.

밤 | 발육기 어린이에게 좋다

당질, 단백질, 지방질, 비타민, 미네랄 등 5대 영양소가 균형 있게 들어 있는 완벽한 식품이다. 주성분은 당질인데 자당이 많기 때문에 단맛이 강하다. 지방질, 비타민, 미네랄이 풍부한 자양식품이므로 병을 앓고 난 사람이나 유아에게 적합하다.

밤에는 피부미용, 피로회복, 감기 예방 등에 효과가 있는 비타민 C가 견과류 가운데 가장 많이 들어 있는데, 포도와 맞먹을 정도다. 껍질이 두꺼워서 구워도 비타민 C가 거의 손실되지 않는다.

생밤에는 근력을 강화하는 작용이 있으므로 발육기에 있는 어린아이나 하체가 약한 사람에게 아주 좋다. 날로는 소화가 잘되지 않으므로 위가 약한 사람은 천천히 씹어서 먹는다. 밤나무잎 달인 물은 옻이 올랐을 때 또는 벌레에 쏘였을 때 효과가 있으며 목욕할 때 입욕제로 이용해도 좋다.

PLUS TIP

고르기와 보관하기

중간 정도의 크기로 알이 도톰하고 껍질에 윤이 나는 것이 좋다. 겉껍질을 벗긴 뒤 물과 함께 절구에 넣고 문지르면서 씻으면 속껍질이 깨끗이 벗겨진다. 저장할 때는 습기가 없는 톱밥에 넣어 시원한 곳에 두면 2~3개월은 변하지 않는다.

버찌 | 피로회복에 효과가 있다

서양에서는 '체리'라고 하며 케이크나 칵테일, 기타 요리에 장식용으로 많이 쓰인다. 신맛이 강하고 독특한 향이 있어 생으로 먹기보다는 술을 담그거나 통조림으로 가공하여 이용하는 경우가 많다. 버찌에는 주성분인 당질 외에 칼륨, 철분 등 미네랄과 섬유질, 카로틴, 비타민 $B_1 \cdot B_2 \cdot C$가 조금씩 골고루 들어 있다. 포도당, 과당과 사과산, 구연산, 호박산이 풍부하여 피로회복을 돕고 피부미용에 좋다. 버찌에 들어 있는 풍부한 미네랄은 허약 체질을 개선해 주고 피의 흐름을 좋게 해 준다.

PLUS TIP

고르기와 약효 살리기

꼭지가 튼튼하고 녹색인 것을 선택한다. 꼭지가 누런 것은 오래된 것이므로 피한다. 열매는 선명한 붉은색을 띠고 만져 보아 탄력이 있는 것이 신선하다.

5월에서 7월까지가 제철이므로 이때 술을 담그면 좋다. 준비한 버찌에 소주를 부어 밀봉한 다음 바람이 잘 통하는 곳에 5개월 정도 두었다가 식전이나 취침 전에 마시면 피로회복과 식욕증진에도 도움이 된다. 꾸준히 마시면 허약 체질을 개선할 수 있다.

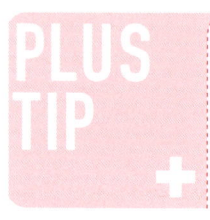

배 | 해열 작용과 이뇨 작용이 있다

시원하고 독특한 단맛이 있는 알칼리성 식품으로, 과육의 89%가 수분으로 이루어져 있다. 배의 당질은 자당과 과당이 대부분이며 사과산이나 구연산도 들어 있다. 다른 과일에 비해 비타민이 풍부한 편은 아니지만 소화 효소가 있어 불고기나 육회 등에 넣으면 고기가 연해지고 소화도 잘된다.

배는 옛날부터 이뇨 작용이 있고 변비에 좋다고 알려져 있다. 또 해열 작용이 있으므로 열에 의한 여러 증세를 완화하는 데도 도움이 된다. 목이나 폐의 염증을 가라앉히는 작용도 있어 감기나 편도선염 등으로 목이 아플 때, 기침이나 가래가 있을 때, 당뇨병이나 더위를 먹어서 목이 마를 때, 배즙에 생강즙과 꿀을 타서 마시면 효과가 빠르다.

배는 또 술독을 없애 주고 조갈이 날 때 갈증을 가라앉혀 주므로 술 마시고 난 뒤 먹으면 좋은 과일이다. 그러나 몸을 차게 하므로 설사를 자주 하거나 냉증이 있는 사람, 여름을 타는 사람은 많이 먹지 않는다.

PLUS TIP +

고르기

크고 묵직하며 잘 익어 노란빛이 도는 것이 좋다. 울퉁불퉁하고 푸른빛이 도는 것은 단맛이 덜하고 딱딱하며 맛이 없다. 너무 익은 것은 곧 물러져 저장성이 떨어지므로 적당히 익은 것을 선택한다.

복숭아 | 피부미용에 효과가 뛰어나다

복숭아에는 식물성 섬유와 비타민 A·C가 풍부한데, 특히 비타민 A는 백도보다 황도에 풍부하다. 당분은 대부분 설탕으로 구성되며 신맛은 사과산과 구연산 때문이다. 식물성 섬유인 펙틴이 풍부해 변비에 효과가 있다. 그래서 예로부터 복숭아를 많이 먹으면 미인이 된다는 말을 해 왔다.

복숭아에는 피를 깨끗하게 하는 효과도 있어 한방에서는 여성의 혈액순환에 없어서는 안 될 생약으로 취급한다. 생선을 먹고 식중독에 걸렸을 때도 복숭아가 뛰어난 효과를 발휘하는데 이것도 피를 신선하게 하는 작용 때문이다.

복숭아잎에는 타닌이 들어 있어 소염·수축·지혈·제균 작용이 뛰어나며 땀띠, 습진, 짓무른 데 효과가 있다. 목욕물 데울 때 몇 잎 떨어뜨리는 것도 좋은 방법이다.

사과 | 변비·설사에 좋다

주성분은 과당, 포도당 등의 당질이며 신맛을 내는 유기산과 식물성 섬유의 일종인 펙틴, 칼륨 등 미네랄이 풍부하게 들어 있다. 사과에 들어 있는 유기산은 사과산과 구연산이 주류를 이룬다. 사과에는 특히 펙틴이라는 식물성 섬유가 풍부한데, 이것은 수분을 흡수하면 잘 엉기는 성질이 있으므로 잼이나 젤리로 만들기 쉽다.

사과를 깎거나 갈면 곧 갈색으로 변해 버리는데 이것은 과일 속의 클로로겐산과 폴리페놀산이 공기 중의 산소와 결합하여 산화하기 때문이다. 갈변을 방지하려면 소금물이나 설탕물에 담가 두면 된다.

펙틴 성분은 장 내에서 유산균 같은 유익한 세균이 번식하는 것을 도와 장을 튼튼하게 한다. 사과가 변비나 설사에 좋은 것은 바로 이 때문이다. 펙틴은 과육보다 껍질에 많이 들어 있으므로 껍질째 먹는 것이 좋다.

사과에 풍부한 칼륨은 체내에 있는 여분의 나트륨과 결합하여 체외로 배출되므로 혈압을 낮춰 주는 작용을 한다. 그뿐만 아니라 혈액 중의 콜레스테롤치를 떨어뜨리는 효과가 있어 동맥경화증 예방에도 도움이 된다.

그 밖에 사과산과 구연산은 피로회복 및 숙취 해소에 효과가 있고, 속이 메슥거릴 때나 기침을 할 때 진정시켜 주는 작용을 한다. 또, 사과를 갈아서 거즈에 올려놓고 찜질하면 두통이 가라앉고 과즙으로 이를 닦으면 구취 예방 효과도 있다. 너무 많이 먹으면 가스가 차므로 복부 수술을 하고 난 뒤에는 먹지 않는다.

PLUS TIP

보관하기

흠집이 나지 않게 실온에서 보관한다. 사과는 품질의 변화없이 3~4개월을 저장할 수 있지만 다른 과일과 함께 두면 사과 속에 들어 있는 에틸렌 가스의 영향으로 다른 과일이 빨리 익으므로 주의한다. 감자의 발아는 사과로 막을 수도 있다. 감자를 넣은 주머니에 사과 한 개를 넣어 두면 감자에 싹이 나지 않는다.

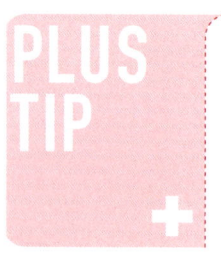

비파 | 기침·감기에 효과가 있다

유기산 함량이 매우 적어 신맛이 거의 없고 단맛이 많다. 열매에는 카로틴이 풍부해 과일 중에서도 1, 2위를 다툴 정도이며 이 밖에 비타민 C, 칼슘, 철분도 풍부하다. 잎에는 사포닌, 타닌, 포도당이 풍부해 많은 약효가 숨겨져 있다. 감기로 열이 있거나 기침·가래가 나올 때에는 열매를 생으로 먹으면 좋다. 기침이 심해서 고통스러울 때는 열매에 설탕을 넣고 조려서 먹는다.

PLUS TIP

고르기와 약효 살리기

솜털이 뒤덮여 있고 흠집이 없으며 윤기가 있고 단단한 것을 고른다. 과육이 부드러워 상하기 쉬울 뿐만 아니라 산화 효소가 많아 긁히거나 하면 금방 갈색으로 변하기 쉬우므로 곧바로 먹는 것이 좋다.

비파잎으로 만든 비파차는 피로회복, 식욕증진, 감기 예방, 이뇨에 효과적이다. 비파차를 만들려면 잎 뒤쪽의 솜털을 없애고 씻어서 그늘에 말린 다음 잘게 썰어 달이면 된다. 비파차를 차게 해서 꿀을 넣어 마시면 더위 먹은 데나 여름을 타는 데 잘 듣는다. 잎을 달여 환부에 바르거나 목욕물로 이용하면 땀띠나 피부염에 좋다.

살구 | 진해·거담 작용을 한다

살구는 비타민 A가 풍부하고 단맛을 내는 포도당, 과당 등의 당질과 신맛을 내는 사과산, 구연산 등 유기산이 많이 들어 있어 피로 회복에 효과가 있다. 살구의 사과산과 구연산은 신진대사를 도와주는 작용이 있어 여름철 체력 보강에 효과가 있다. 살구에는 또 폐가 건조해지는 것을 막는 작용이 있어서 가래를 없애 주고 감기나 천식으로 인한 기침을 가라앉힌다. 또한 우리 몸속에 있는 수분의 균형을 잡아 주는 작용을 하므로 목이 탈 때나 변비, 설사, 부기에도 좋다.

살구는 몸을 따뜻하게 하는 작용이 강하여 꾸준히 먹으면 심한 냉증도 치료할 수 있다. 냉증에다 체질이 허약하기까지 한 사람은 살구와 얼음설탕, 소주로 만든 살구주를 취침 전이나 식전에 먹으면 더욱 효과적이다. 말린 살구는 단맛이 강하여 먹기 좋을 뿐만 아니라 생것보다 빨리 흡수되어 약효가 더 뛰어나다. 그러나 많이 먹으면 부스럼이 생길 수 있으므로 계속 먹을 경우에는 하루에 2~3개 정도 먹는 것이 적당하다. 한방에서는 살구씨를 '행인' 이라 하여 진해·거담제로 많이 이용한다.

수박 | 이뇨 효과가 뛰어나다

무더운 여름철 갈증을 풀어 주는 대표적인 식품이다. 대부분이 수분이지만 의외로 영양가가 높다. 비타민 A·B_1·B_2·C를 비롯해 칼륨, 칼슘, 인, 철분 등 미네랄과 글루타민산, 알기닌 등이 들어 있다.

아미노산의 일종인 시트룰린이라는 특수 성분이 작용해서 단백질이 요소로 변하고 소변으로 배출되는 과정을 도와 준다. 이 때문에 신장병뿐만 아니라 심장병, 고혈압, 임신 등으로 인한 갖가지 부종에 잘 듣는다. 이뇨 효과는 과육보다는 껍질 쪽이 더 우수하다. 약효를 위해서는 수박을 그대로 먹는 것보다 잘 익은 수박을 엿처럼 조린 수박당을 하루에 2~3회, 1큰술씩 먹는 것이 더욱 좋다.

수박은 몸을 차게 하는 성질이 강하므로 냉증인 사람은 많이 먹지 않는다. 설사를 잘하는 사람에게도 좋지 않다. 수박씨에는 리놀레산이 풍부하게 들어 있어 동맥경화증 예방에도 도움이 된다. 고혈압, 동맥경화가 걱정되는 사람은 수박씨를 말려서 볶아 먹으면 좋다.

PLUS TIP

고르기

제철은 6~8월이다. 두드리면 맑고 높은 소리가 나는 것이 잘 익은 것이다. 수박을 고를 때는 표면에 흠집이 없고 꼭지가 마르지 않은 것을 골라야 신선하다. 차게 해서 먹으면 한층 더 맛이 좋다.

아보카도 | 여성에게 좋은 미용식이다

녹황색의 두꺼운 껍질이 오톨도톨하게 나 있다. 지방질, 단백질 외에 각종 영양소가 풍부하게 들어 있어서 원산지인 아프리카에서는 생명의 근원이라 불린다. 단백질 중에서도 트립토판, 리신 등 양질의 아미노산을 함유하고 있어 이유기나 성장기 아이에게 좋다.

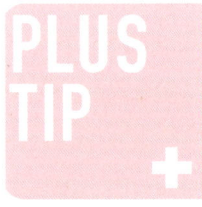

비타민 E가 풍부해 여성에게 더없이 좋은 미용식이며 그 밖에 기미나 주근깨, 노인성 치매

를 예방하는 데도 효과적이다.

식물성 섬유가 많이 들어 있어서 변비는 물론 동맥경화, 당뇨병 등 성인병 예방에도 효과가 있다. 지방질이 풍부하고 버터와 같은 향기가 있어 '숲속의 버터'라고도 불린다. 아보카도에 들어 있는 지방질 대부분은 불포화지방산이므로 콜레스테롤을 걱정할 필요가 없다.

PLUS TIP +

고르기

가볍게 쥐어 보아 탄력이 있는 것이 먹기에 가장 알맞다. 단단한 것은 냉장고 대신 실온에 며칠 두면 먹을 수 있다. 껍질이 녹황색을 띤 것이 가장 맛있고 검게 변할수록 맛이 떨어진다. 잘 익은 것은 냉장고에 보관한다.

유자 | 비타민 C가 풍부한 감기 치료약이다

추위에 견디는 힘이 강해 제주도뿐만 아니라 전라도와 경상도에서도 많이 재배된다. 다른 감귤류에 비해 껍질이 두껍고 과육에 씨가 많은 것이 특징이며 신맛이 강해 그대로 먹을 수 없어 설탕이나 꿀에 재웠다가 차를 끓여 마신다.

유자에는 비타민 C가 레몬의 3배가 넘을 만큼 많이 들어 있어 감기 치료에 효과적인 식품으로 손꼽힌다. 유자청을 만들어 두었다가 차를 끓여 마시면 목이 따뜻해지고 기침·감기에 잘 듣는다. 새콤한 맛을 내는 것은 구연산인데, 이것이 비타민 C와 함께 피로를 풀어 주므로 과로로 인한 감기몸살에 더욱 효과적이다. 그 밖에 식물성 섬유와 칼슘, 칼륨 등 미네랄도 풍부하게 들어 있다.

유자 속에는 비타민 P와 같은 효력을 발휘하는 헤스페리딘이라는 물질이 있는데, 이 성분이 모세혈관을 튼튼하게 해 주므로 동맥경화를 예방해 준다. 이밖에 유자에 풍부한 비타민 C는 신경통, 관절염 등에도 효과가 있다.

PLUS TIP +

약효 살리기

유자는 직접 끓이면 떫은맛이 나므로 꿀이나 설탕에 재워 유자청을 만들어 두고 필요한 만큼 덜어 뜨거운 물을 부어서 마신다. 유자청을 만들 때는 껍질과 과육을 따로 떼어서 얇게 저며 썬 뒤 켜켜로 설탕을 뿌려야 시럽이 골고루 스며든다.

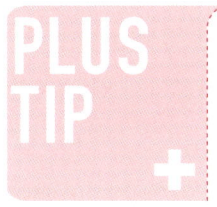

은행 | 강장 효과가 뛰어난 정력 식품이다

열매를 맺기까지 수십 년이 걸리며 그 이후 1천 년이 지나도 계속 열매를 맺는다고 한다. 수명이 길어서 장수 식품으로 여겨져 왔으며 여러 가지 병을 치료하는 데 이용된다. 주성분은 당질, 지방질, 단백질 등이며 카로틴, 비타민 C, 칼슘, 칼륨, 인, 철분 등도 풍부하다. 유효 성분으로는 신경조직의 모태가 되는 레시틴, 아스파라긴산 등과 비타민 D의 모체가 되는 에르고스테롤이 있다.

은행은 예로부터 강장·강정의 묘약으로 알려져 구운 은행을 매일 1~5알씩 먹으면 정력 증강에 뛰어난 효과를 볼 수 있다. 오줌을 자주 누거나 야뇨증인 어린이에게 은행을 구워서 먹이면 밤에 오줌 싸는 버릇이 없어진다.

기관지 병에도 놀라운 효과가 있으므로 기침이나 천식에는 설탕을 넣고 삶거나 구운 은행을 매일 먹는다. 한방에서는 기름에 조린 은행을 결핵 치료제로 쓰기도 한다. 하지만 은행에는 알칼로이드라는 독성분이 들어 있으므로 한꺼번에 많이 먹으면 구토, 소화불량, 호흡곤란 증세가 나타날 수 있다. 어른이라면 하루에 10알, 어린이는 5알 이내가 적당하다. 날로 먹으면 독성이 강하므로 반드시 익혀서 먹는다.

PLUS TIP +

고르기와 보관하기

껍질의 뾰족한 쪽을 위로 해서 망치 등으로 두드려 깨어 껍질을 벗긴다. 얇은 속껍질을 프라이팬에 살짝 익혀 뜨거울 때 키친타월 등으로 살살 문지르면 잘 벗겨진다. 껍질째 두면 산화하기 쉬우므로 껍질을 벗겨 냉장고에 보관한다. 은행을 고를 때는 껍질에 광택이 있고 빛깔이 흰 것을 고른다.

참외 | 이뇨 효과가 뛰어나다

수박과 함께 여름철에 나는 대표적인 과일이다. 칼로리가 매우 적고 비타민 A와 B_1·B_2·C·나이아신 등이 골고루 조금씩 들어 있는 알칼리성 식품이다. 수분이 많아서 이뇨 작용이 뛰어나며 당분이 많아 피로회복에도 효과적이다.

덜 익은 참외 꼭지는 오이와 마찬가지로 쓴맛이 나는데, 이것은 에라테린이라는 물질 때문이다. 음식을 잘못 먹어 체했을 때 덜 익은 참외 꼭지를 씹으면 에라테린의 작용으로 먹은 것을 토해 낼 수 있다. 노랗고 비교적 육질이 단단한 것이 동양 참외라고 한다면, 비교적 육질이 연하고 녹색 또는 노란색을 띠는 것이 서양 참외의 일종인 멜론이다. 성분은 거의 같지만 멜론이 당도가 조금 높은 편이다.

PLUS TIP

고르기와 약효 살리기

따낸 지 오래된 것은 속이 곪아서 먹으면 배탈이 나기 쉬우므로 잘 골라야 한다. 꼭지가 말라 있고 겉껍질이 시들시들한 것은 오래된 것이므로 피한다. 냄새를 맡아 보아 달콤한 것이 맛있는 참외다.

씨 사이의 희고 부드러운 속은 당분이 많아 피로회복 효과가 뛰어나므로 버리지 말고 먹도록 한다. 참외는 생으로 먹는 것이 보통이지만 오이처럼 초고추장에 무쳐 먹거나 장아찌를 해서 먹기도 하는데, 성분에는 변화가 거의 없다.

자몽 | 불면증을 해소한다

즙이 많고 단맛이 적으며 쓴맛과 신맛이 동시에 난다. 성분 면에서는 다른 감귤류와 크게 차이가 없지만 비타민 C가 풍부해 2개만 먹으면 하루 필요량 이상을 섭취할 수 있다. 감기 예방이나 피로 및 숙취 회복에 적합하며 당질이 적어서 다이어트 중일 때 비타민의 보급원으로 이용하면 좋다. 식물성 섬유인 펙틴도 들어 있어 변비에도 좋다.

잠이 잘 오지 않을 때 따뜻한 자몽주스를 마시면 효과적이며 달걀노른자와 섞어서 얼굴에 바르면 윤기 있는 피부가 된다. 하지만, 기미가 잘 생기는 사람에게는 적합하지 않다.

잣 | 신진대사를 활발하게 한다

한방에서는 '해송자'라고 하여 입맛이 없을 때 죽을 끓여 먹으면 입맛이 돌고 기운을 찾게 된다고 전해진다. 칼로리가 높을 뿐 아니라 비타민 B군이 풍부하며 호두나 땅콩보다도 철분이 많다. 하지만 인이 많고 칼슘이 적은 산성 식품이므로 칼슘을 보충해 주는 식품과 함께 먹으면 좋다. 잣을 구성하는 지방은 올레산, 리놀레산, 리놀레인산 등 몸에 좋은 불포화 지방산이 주류를 이룬다.

우수한 지방 성분이 풍부하게 들어 있어 자양·강장은 물론 스태미나에도 도움이 된다. 양질의 단백질과 불포화지방산이 풍부하고 피부의 신진대사를 활발하게 하는 비타민 B_2, 회춘 비타민이라 불리는 비타민 E 외에 철분도 풍부하게 들어 있어 피부미용이나 빈혈에 효과적이다. 잣은 위나 폐의 기능을 회복하는 데 도움이 되므로 병을 앓고 난 후 체력이 떨어진 사람, 말라서 기력이 없는 사람, 기침·가래가 심한 사람에게도 권할 만하다.

키위 | 육류의 소화를 돕는다

비타민 C가 풍부하여 피로회복이나 감기 예방에 좋고, 열이 있을 때 영양 보급원으로 적당하다. 식물성 섬유인 펙틴이 많고, 나트륨이 적은 대신 칼륨이 풍부하게 들어 있다.

칼륨은 체내의 나트륨 배출을 촉진하므로 칼륨 함량이 높은 키위는 염분 섭취를 제한해야 하는 고혈압, 심장병, 신장병 등 성인병에 효과가 있다.

키위에는 단백질 분해 효소인 액티니진이 들어 있어 고기를 부드럽게 하는 연육제로 이용되기도 하며 육류를 먹은 후 위가 거북할 때도 효과적이다. 아침식사 전에 매일 키위 1개씩 먹는 습관을 들이면 변비를 걱정할 필요가 없다.

PLUS TIP

고르기와 보관하기

키위는 완전히 익지 않은 약간 단단한 것을 골라 적당히 익을 때까지 실온에서 보관한다. 익기 전에는 단단하고 시어서 제 맛이 나지 않고, 너무 익으면 물컹물컹해져서 먹기가 힘들므로 적당히 익히는 것이 중요하다.

파파야 | 피부를 아름답게 가꿔 준다

멕시코를 비롯한 중앙아메리카와 동남아 등 열대지역에서 재배되는 파파야에는 비타민 B와 C가 풍부하다. 특히 비타민 C 함유량은 귤 이상이다. 파파야에는 파파인이라는 단백질 분해 효소가 들어 있어 고기의 소화를 도와주므로 고기를 많이 먹고 위가 거북할 때 효과가 있다. 파파인은 연육제로도 이용된다. 고기를 재기 2~3시간 전에 파파야의 과즙에 담갔다가 요리하면 고기가 놀랄 정도로 연해진다.

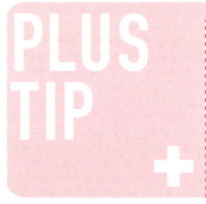

파파야는 또 세안 효과가 뛰어나 과즙으로 얼굴을 씻으면 윤기 있는 아름다운 피부를 유지할 수 있다. 하지만 피부가 약하거나 건조한 사람에게는 맞지 않는다. 너무 익은 것은 효과가 떨어지므로 유의한다.

PLUS TIP +

고르기와 보관하기

짙은 녹색을 띠다가 익을수록 황색, 오렌지색으로 변한다. 달걀형, 긴 타원형, 원형 등이 있는데 자그맣고 긴 것이 맛이 좋다. 보관할 때는 껍질에 흠집이 생기지 않도록 주의한다. 과육이 연하므로 이가 나쁜 사람도 먹기 쉽다.

파인애플 | 식욕을 좋게 한다

설탕, 포도당, 과당 등 당질이 주를 이룬다. 신맛이 나는 성분은 구연산을 비롯해 사과산, 주석산 등이며 비타민 B_1·B_2·C와 식물성 섬유도 풍부하다.
파인애플에는 브로멜린이라는 단백질 분해 효소가 들어 있는데, 이것은 고기를 연하게 하여 소화를 돕고, 장 내 부패물을 분해하므로 설사나 소화불량 등 소화기 장애에 도움이 된다. 식물성 섬유의 작용으로 변비 해소에도 효과가 있다.
신맛이 있는 식품은 대개 식욕을 증진하는데 파인애플의 구연산도 식욕을 돋운다. 파인애플에는 신진대사를 높이는 비타민 B_1도 들어 있어 피로회복에 효과가 있으며 여름을 타는 증세에도 효과적이다. 하지만 과식하면 입 안이나 위가 헐 수가 있으므로 궤양이 있는 사람은 날로 많이 먹지 않는 것이 좋다.

포도 | 회복기 환자에게 영양을 준다

주성분은 포도당, 과당 등 당질로서, 포도의 독특한 단맛은 이것 때문이다. 이 밖에 주석산과 구연산, 식물성 섬유의 일종인 펙틴과 비타민 B_1·B_2·C가 풍부하게 들어 있다. 대표적인 알칼리성 식품으로, 포도에는 칼륨, 인, 칼슘, 철분 등 미네랄도 많이 들어 있다.
포도의 당질인 포도당과 과당은 체내에서 쉽게 소화·흡수되어 에너지로 변하는 성질이 있다. 이 때문에 포도를 피로회복에 좋다고 하는 것이다. 그뿐만 아니라 병을 앓고 있는 환자나 병을 앓고 난 회복기 환자의 영양 보급에도 좋다. 칼륨은 이뇨 작용을 도와 부기를 내리고 혈행을 좋게 하며 고혈압에도 효과적이다.

포도를 햇볕에 말려서 만든 건포도는 당질이 증가해서 더욱 효과적이다. 건포도에는 철분이 많이 들어 있어 꾸준히 먹으면 빈혈 증세를 개선하는 데 효과가 있다. 포도주는 프랑스 요리에 빠지지 않는 음료로, 식욕을 증진시키고 소화를 돕는다. 한방에서는 포도씨를 강장제로 이용하기도 한다.

PLUS TIP

고르기

색이 짙고 알이 굵은 것일수록 달고 맛있다. 낱알이 떨어지거나 주름진 것은 오래된 것이므로 피한다. 가지 쪽이 가장 맛있고 송이의 제일 끝 부분이 신맛이 강하므로 송이 끝 부분의 맛을 보아 달면 전체가 단 것이다.

호두 | 성인병에 효과가 있다

호두는 견과류 중에서도 특히 영양가가 높은 고칼로리 식품이다. 호두의 지방은 열매의 60~70%를 차지하는데, 콜레스테롤치를 낮추는 필수지방산과 불포화지방산 함량이 높으며 트립토판과 아미노산 함량이 풍부한 것이 특징이다.

리놀레산 등 불포화지방산과 비타민 E가 작용하여 콜레스테롤이 혈관벽에 부착하는 것을 막아 주므로 고혈압, 동맥경화증의 예방 및 치료에 효과가 크다. 하루에 호두 세 알만 먹으면 그날에 필요한 지방이 충족된다고 할 만큼 지방질도 풍부해 병을 앓고 난 회복기 환자의 건강식으로 훌륭하다. 단백질도 질적인 면에서나 양적인 면에서 육류보다도 훨씬 우수하다. 또한 호두에는 미네랄과 비타민 B_1이 풍부해 노화를 방지하고 피부에 윤기를 준다. 그 밖에도 호두는 기침을 가라앉히고 신경쇠약을 낫게 하며 변비를 해소해 준다. 단, 소화가 잘 안 되므로 한꺼번에 많이 먹는 것은 피한다.

PLUS TIP

보관하기

껍질을 벗겨 두면 지방질이 산패해서 변질되기 쉬우므로 껍질째 보관한다. 구입할 때도 껍질을 벗겨 파는 것은 산패되지 않았나 잘 살펴본다.

해산물

불포화지방산과 질 좋은 단백질이 풍부한 해산물은 혈중 콜레스테롤치를 낮춰 주므로 성인병에 효과가 있다

가리비 | 고혈압에 효과가 있다

날것으로 먹어도 맛있지만 말린 것이 영양가나 약효 면에서 훨씬 더 우수하다. 말린 것을 물에 불리면 맛있는 성분이 많이 배어 나오므로 버리지 말고 국물 음식에 이용한다.

가리비는 자양·강장에 좋을 뿐만 아니라 세포에 윤기를 주어 노화를 방지하고 혈압을 떨어뜨려 고혈압에 효과가 있다. 패주는 피로한 시신경을 회복시켜 줄 뿐 아니라 시신경 약화로 인해 생긴 두통이나 현기증, 어깨 결림에도 효과적이다.

PLUS TIP

약효 살리기

무를 껍질째 갈아 낸 즙에 가리비를 넣고 수프를 만들어 자주 먹으면 효과가 뛰어나다. 하지만 알레르기 체질인 사람은 날로 먹지 않는다. 가리비는 일 년 내내 먹을 수 있지만 겨울에 단맛이 증가한다.

가자미 | 미용과 다이어트에 효과가 있다

단백질이 풍부하고 지방질이 적어 맛이 담백하므로 다이어트를 하는 사람에게 인기가 있다. 또 기력을 보충해 주는 효과가 있어 체력이 약해진 사람, 말라서 피로하기 쉬운 체질인 사람이 꾸준히 먹으면 체력이 증가된다. 당뇨병이 있거나 간장 질환이 있는 사람, 어린이나 노인 또는 회복기 환자에게도 좋은 생선이다. 지느러미에는 단백질의 일종인 콜라겐이 들어 있는데 이것이 세포를 단단하게 결합시키므로 피부미용에도 좋다.

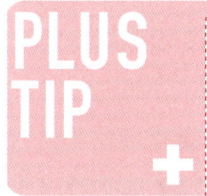

고등어 | 심장병을 예방하는 EPA가 풍부하다

단백질과 지방질이 풍부한 대표적인 등 푸른 생선으로 값도 싸고 맛도 좋아 전 세계적으로 사랑받고 있다. 위를 튼튼하게 하고 체력을 길러 주므로 성장기 어린이나 기력이 쇠한 노인은 적극적으로 먹는다. 그 밖에 냉증이 있는 사람이나 심장이 두근거리는 사람, 위가 약한 사람은 꾸준히 먹으면 증세가 개선된다.

고등어에 들어 있는 비타민 B_2는 피를 보충하고 혈액순환을 좋게 하는 작용이 뛰어나며 피부를 아름답게 하는 데도 효과적이다. 붉은 살에는 철분이 풍부하게 들어 있으므로 자주 즐겨 먹는다. 꾸준히 먹으면 혈전증, 심장병, 동맥경화증도 예방할 수 있다.

PLUS TIP

고르기

고등어는 육질이 연해 부패하기 쉬우므로 탄력 있고 싱싱한 것을 고른다. 아가미가 붉고 만져 보아 살이 탱탱한 것이 신선한 것이며 아가미가 암갈색을 띠고 배를 눌렀을 때 내장이 쉽게 밀려나는 것은 신선도가 떨어지는 것이다. 소금구이, 간장조림 등이 일반적인 조리법이다. 기름에 튀기거나 조릴 때 된장을 조금 넣으면 고등어 특유의 비린내가 없어져 먹기 좋다.

굴 | 혈압을 정상치로 조절한다

굴은 다른 어패류에 비해 단백질이나 지방질이 적은 편이지만 단백질에 타우린이나 글루타민산 등 필수아미노산 함량이 높아 질이 우수하다. 굴에는 당질도 풍부한데 효율적인 에너지로 변하는 글리코겐이 대부분을 차지한다. 굴에는 또 비타민 A·B_1·B_2, 철분, 인, 칼슘 등 미네랄이 풍부하게 들어 있어 비타민과 미네랄의 보고로도 알려져 있다.

과거에는 굴을 콜레스테롤치가 높은 식품이라 했는데, 이것은 잘못 알려진 것으로 오히려 콜레스테롤치를 낮추는 작용을 한다. 굴에는 철분이 풍부하고 칼슘, 요오드, 마그네슘도 많이 들어 있어 빈혈 치료에도 좋다. 또 체내의 대사 기능을 돕는 비타민 B군과 소화 흡수를 돕는 글리코겐이 풍부하여 피로회복, 허약 체질 개선 효과도 뛰어나다.

굴의 단백질에 들어 있는 타우린은 고혈압이나 저혈압 모두 정상치로 조절할 뿐만 아니라 혈전을 예방하고 가슴이 뛰는 증세를 가라앉힌다. 또한 굴의 필수아미노산은 체내의 독소를 배출하고 담즙의 분비를 촉진하므로 간장의 작용을 활발하게 한다. 이 때문에 굴은 동맥경화증이나 심근경색 등 성인병을 예방하는 데 효과가 뛰어나다. 콜레스테롤치를 떨어뜨리는 특징도 간과할 수 없다. 5월부터 8월까지는 산란기라 맛과 영양이 떨어지고 독성분이 나타나므로 먹지 않는 것이 좋다.

PLUS TIP

고르기

굴은 몸집이 오돌도돌하고 통통하며 유백색이고 손가락으로 눌러 보아 탄력이 있으며 바로 오그라드는 것이 신선하다. 신선하지 않은 것이라도 물에 하루쯤 담가두면 신선한 것처럼 보이므로 탄력성을 눈여겨본다. 굴은 겨울철에 가장 맛있다.

꽁치 | 허약 체질을 개선해 준다

꽁치는 예로부터 서민들이 즐겨 먹던 영양가 높은 생선이다. 9월 하순이 되면 기름살이 올라서 영양가나 맛이 한층 더 좋아진다. 단백질 함량도 매우 높은데, 필수아미노산 함유량이라고 할 수 있는 단백가가 달걀을 100으로 했을 때 96에 해당한다. 비타민 A와 칼슘이 풍부하고 비타민 B_{12}와 철분이 많이 들어 있어 빈혈 증세가 있는 사람에게 아주 좋은 식품이다. 그 밖에 위가 약한 사람이나 식욕부진, 허약 체질인 사람에게도 좋다.

꽁치의 지방질에는 콜레스테롤치를 떨어뜨리고 뇌혈전증을 예방하는 EPA(에이코사펜타엔산)가 풍부하게 들어 있다. EPA는 변질되기 쉬우므로 반드시 신선한 것을 고른다. 많이 먹으면 두드러기 등 알레르기 증세가 나타나거나 설사를 할 수도 있으므로, 알레르기 체질인 사람이나 평소 설사를 잘하는 사람은 조심하는 것이 좋다. 등 부분이 선명한 푸른빛을 띠고 있으며 전체적으로 탄력이 있는 것이 신선하다.

도미 | 소화가 잘되고 신경안정 효과가 있다

동양인들은 도미를 매우 귀한 생선으로 여겨 예로부터 잔칫상에 빠뜨리지 않고 올렸다. 지방질이 적고 살이 단단해서 신선도가 떨어져도 맛은 쉽게 변하지 않는 것이 특징이다.

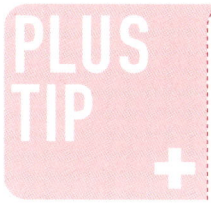

도미 같은 흰살생선은 단백질이 풍부할 뿐만 아니라 맛이 담백하고 소화가 잘되므로 어린아이나 노인 등 소화 기능이 약한 사람에게 특히 좋다. 신경을 안정시켜 주는 효과가 있어 초조감을 덜어 주며, 지방질이 적어서 다이어트에도 효과적이다. 대표적인 흰살생선이므로 알레르기 체질이나 등 푸른 생선을 먹지 못하는 사람들의 단백질 보급원으로도 훌륭한 식품이다.

도미는 몸을 따뜻하게 하고 기력을 보하며 조혈 작용을 하므로 냉증이 있거나 저혈압인 사람에게도 좋은 생선이다. 많이 먹으면 혈색이 좋아지고 위장 기능이 좋아져서 만성 설사가 멎는다. 습진, 종기가 잘 생기는 사람은 많이 먹지 않는다. 또한 도미의 근육에는 아니사키스 모양의 선충이 기생하는 경우가 있으므로 회로 먹을 때는 주의할 필요가 있다. 도미 중에서도 참돔이 맛과 영양 면에서 우수하다.

멸치 | 골격 형성을 돕는다

뼈째 먹을 수 있으므로 어떤 식품보다 많은 양의 칼슘을 섭취할 수 있다. 칼슘 외에 인, 회분, 철분 등 각종 미네랄이 풍부하게 들어 있고 단백질과 지방질, 비타민 B_2, 나이아신 등도 많이 들어 있다. 미네랄은 우리 몸의 골격과 치아 형성에 필수적인 성분으로, 임산부와 발육기의 어린이라면 특히 신경 써서 섭취해야 한다.

멸치는 감칠맛을 내는 성분인 글루타민산 함량이 높아 국물맛을 내는 데 많이 이용된다. 국물을 만들 때는 주로 굵은 멸치를 쓰고 중간 것이나 잔 것은 주로 볶음, 조림 등 반찬에 이용한다. 그 밖에 말리지 않은 생멸치로는 멸치액젓을 만들어 김치 담글 때 간을 맞추는 용도로 이용한다.

간혹 반찬을 만들 때 깔끔하게 하려고 멸치 대가리를 떼는 경우가 있는데, 이때 뗀 대가리는 따로 두었다가 국물을 내는 데 이용하면 좋다.

PLUS TIP +

고르기

마른 멸치는 소금물에 삶아 말린 것으로, 삶을 때 소금물의 농도가 적당해야 살이 부스러지지 않고 윤기가 난다. 좋은 멸치는 살이 단단하고 뽀얀 빛이 난다. 검붉은 빛이 나고 살이 잘 부서지는 것은 오래됐다는 증거다.

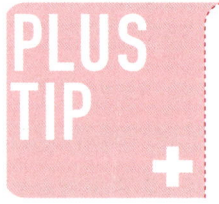

다시마 | 비만을 방지해 준다

칼로리가 거의 없고 각종 미네랄이 풍부하게 들어 있는 대표적인 알칼리성 식품이다. 다시마에는 칼슘이 풍부해 뼈와 이를 튼튼하게 해 주며 갑상선 호르몬의 생성을 도와 체내 신진대사를 활발하게 한다.

다시마나 미역 속에는 아미노산의 일종인 라미닌이라는 성분이 들어 있는데, 이것이 혈압을 내려 주는 작용을 한다고 최근 밝혀진 바 있다. 그 밖에 다시마 특유의 미끈거리는 성분에는 알긴산이 들어 있어 암세포의 번식을 막는다는 설도 있다.

다시마에는 감칠맛을 내는 성분인 글루타민산이 들어 있어 전골이나 국 등의 국물 재료로도 많이 이용된다. 다시마 말린 것의 표면에는 만닛이라는 하얀 가루가 붙어 있는 것이 특징이다. 다시마는 미역과 더불어 비만을 방지하고 성인병을 예방하며 미용에도 뛰어난 효과를 보이므로 평소 즐겨 먹는 것이 좋다.

문어 | 기력을 회복시켜 준다

지방질, 당질이 적은 저칼로리 식품인데다 소화하는 데 시간이 걸리므로 다이어트 중인 사람이나 당뇨병으로 식사 제한을 하는 사람에게 적당하다.

오징어와 마찬가지로 기력을 회복시켜 주는 작용을 한다. 또 근육과 뼈를 튼튼하게 하고 치질이나 산후 피가 잘 돌지 않아서 일어나는 두통이나 현기증, 월경불순에도 도움이 된다. 특히 데쳐 썰어서 초고추장에 무친 문어를 꾸준히 먹으면 높은 효과를 기대할 수 있다.

최근에는 문어에 아미노산의 일종인 타우린이 풍부하게 들어 있음이 밝혀졌다. 타우린은 피로회복을 돕고 혈중 콜레스테롤치를 떨어뜨리므로 동맥경화증에 효과가 있다.

하지만 알레르기 체질인 사람은 많이 먹지 않는 것이 좋다. 또 소화되는 속도가 느리므로 위가 약한 사람이 먹으면 소화가 잘되지 않고 위에 머물러 가스를 만든다. 따라서 위하수인 사람, 평소에 위장이 약한 사람은 주의해야 한다. 헤르니아, 저혈압, 냉증이 있는 사람에게도 별로 좋지 않다.

문어는 발에 붙어 있는 돌기가 달라붙을 것같이 흡착력이 있는 것이 좋다.

게 | 콜레스테롤치를 떨어뜨린다

단백질 함량이 높으며 그중에서도 리신, 로이신, 이소로이신, 메티오닌, 히스티딘 등 필수 아미노산이 풍부해 특히 발육기 어린이에게 더없이 훌륭한 식품이다. 또, 지방 함량이 적어 맛이 담백할 뿐 아니라 소화도 잘돼 회복기 환자에게 좋다.

게에는 몸을 차게 하는 성질이 있어 해열에 효과적이며 알코올 해독 작용이 있으므로 술안주로도 좋다. 또 가슴이 메는 증세를 풀어 주고 내장 기능을 원활하게 하며 뼈와 근육을 튼튼하게 한다. 특히 식초로 조리한 게를 꾸준히 먹으면 기력이 좋아진다.

게는 산성 식품이기는 하지만 흔히 알려진 바와는 달리 혈중 콜레스테롤치를 떨어뜨리는 작용이 있으므로 동맥경화인 사람에게 좋은 식품이다. 또한 알에는 세포를 활성화하는 핵산이 많이 들어 있어 노화를 방지하는 효과도 있다.

생게의 살을 짓이겨서 환부에 펴 바르면 열이 나는 습진이나 관절염에 효과가 크다. 게를 껍질째 곱게 갈아 술에 섞어 복용하면 유방암 치료에도 좋다.

PLUS TIP

약효 살리기

게는 가능한 한 신선한 것을 고른다. 시간이 지나면 맛이 떨어지고 식중독을 일으킬 수 있기 때문이다. 흔히 게와 꿀을 상극이라고 하여 함께 먹으면 안 된다고 하는데, 이는 부패한 게를 먹었을 때의 일이다. 신선한 것이면 어느 것과 함께 먹어도 상관 없다. 하지만 너무 많이 먹으면 몸이 차가워져서 설사나 복통을 일으킬 수 있으므로 주의한다. 특히 게장은 아토피성 피부염인 사람, 두드러기가 잘 나는 사람에게는 좋지 않다.

새우 | 몸을 따뜻하게 해 준다

새우는 살뿐만 아니라 껍질이나 알에도 뛰어난 효능이 있으므로 중국에서는 머리나 껍질을 이용해서 국물을 만들어 요리에 폭넓게 활용한다. 칼슘, 인, 요오드, 철분과 비타민이 풍부한데 그중에서도 머리와 알은 뛰어난 스태미나원이다.

강정 효과가 있으며 하체가 차거나 노곤하고 힘이 없을 때, 정력 감퇴에 효과적이다. 몸을 따뜻하게 하고 저혈압과 냉증을 개선하므로 산후 혹은 월경 후의 여성은 하루에 체중 1kg

당 0.5g의 새우를 먹으면 좋다.
홍역이나 두드러기 났을 때 먹으면 미처 밖으로 내보내지 못한 독소를 배출하는 작용도 하며, 껍질을 볶아서 가루로 만들어 환부에 바르면 악성 종기 치료에 효과적이다.
알레르기 체질인 사람은 많이 먹지 말아야 한다. 특히 등 쪽 내장이나 알은 주의한다. 하지만 생강, 무 등은 알레르기 반응을 예방하므로 이것들과 함께 먹는다. 새우를 고를 때는 모양이 이지러지지 않고 껍질에 광택이 있는 것을 고른다.

미꾸라지 | 스태미나를 좋게 한다

미꾸라지는 뱀장어 못지않게 영양가가 높은 식품이다. 지방질과 비타민 B_1은 뱀장어보다 적지만 비타민 B_2와 칼슘, 철분이 풍부하게 들어 있다. 비타민 B_2는 동물의 간 다음으로 많고 철분은 시금치보다 풍부하다. 뼈째 먹을 수 있으므로 칼슘원으로서도 이상적이며 여름철 스태미나식으로 안성맞춤이다.
미꾸라지 70g을 먹으면 1일 칼슘 필요량을 섭취할 수 있다. 미꾸라지는 내장을 따뜻하게 하고 피의 흐름을 좋게 하므로 강장·강정 작용이 뛰어나고 빈혈, 치질에도 효과가 있다. 또 체내에 있는 수분을 배출하는 작용과 해독 작용도 뛰어나 황달이나 당뇨병 등으로 갈증이 나는 사람, 소변이 잘 나오지 않는 사람에게 효과적이다. 두부와 함께 조리해서 파와 생강을 넣어 먹으면 황달이나 빈뇨에 도움이 되며, 참마와 함께 먹으면 강정 효과가 뛰어나고 당뇨병에도 좋다.
외용약으로는 종기, 편도선염, 중이염 등에 좋은 것으로 알려져 있다. 미꾸라지의 뼈를 발라내고 반으로 갈라 환부에 붙이면 되는데, 껍질의 미끈거리는 성분이 부기를 가라앉히고 통증을 누그러뜨린다.

PLUS TIP

조리하기

미꾸라지는 늦여름에서 가을까지가 제철이다. 겨울에는 먹이를 먹지 않고 동면하므로 기름기가 빠져 맛이 없다.
금방 잡은 미꾸라지는 진흙 냄새가 날 수 있으므로 산 채로 소금을 뿌려 거품과 해감을 토하게 한 뒤 호박잎으로 바락바락 주물러 미끌거리는 것을 제거한 다음 조리한다. 배추 우거지나 시래기 등 야채를 충분히 넣어야 제 맛이 난다.

미역 | 산후 자궁 수축을 돕는다

양질의 단백질과 비타민, 철분, 칼슘, 인, 카로틴, 식물성 섬유 등이 균형 있게 들어 있어 '바다의 채소'라 부른다. 뭐니뭐니해도 미역의 가장 큰 특징은 역시 칼슘과 요오드가 풍부하게 들어 있다는 점이다. 미역에 풍부하게 들어 있는 칼슘은 뼈와 이를 튼튼하게 하며 산후 자궁 수축과 지혈을 돕고 초조감을 해소한다.

요오드는 아미노산과 결합하여 갑상선 호르몬을 만드는데, 갑상선 호르몬은 심장과 혈관의 활동을 돕고 체온과 땀을 조절하며 신진대사를 증진시킨다. 요오드가 부족하면 체온과 저항력이 떨어져 신경이 불안정해지며 노화 현상이 일어난다.

미역 특유의 미끈거리는 성질은 수용성의 식물성 섬유로, 혈액 중의 콜레스테롤치를 낮추며 변비를 해소하고 고혈압이나 동맥경화증 예방에도 효과가 있다. 또 미끈거리는 성분 속에는 알긴산이 들어 있어 암세포의 증식을 막는다는 사실이 밝혀져 주목을 받고 있다. 이처럼 미역은 여러 가지 작용을 한다. 또 칼로리가 거의 없어서 비만을 방지하고 성인병 예방 식품으로 매우 훌륭하다.

PLUS TIP +

영양소 살리기

마른 미역은 물에 담가 충분히 불린 다음 바락바락 주물러 씻는다. 너무 오래 불리면 영양소의 손실이 커지므로 주의한다. 기름과 함께 조리하면 요오드 성분의 흡수율이 훨씬 높아지므로 미역초무침이나 미역국을 끓일 때 참기름을 한 방울 떨어뜨린다. 고를 때는 만져 보아 부드럽고 녹색이 선명한 것을 선택한다.

연어 | 위장을 따뜻하게 한다

연어에는 다른 어류에서는 별로 볼 수 없는 비타민 A가 풍부하며 해산물로서는 드물게 비타민 D가 들어 있다. 이 밖에도 단백질, 지방질, 비타민 $B_1 \cdot B_2$, 나이아신(니코틴산)이 균형 있게 들어 있는 스태미나식이다. 위장을 따뜻하게 하고 혈액순환을 촉진하므로 위가 약한 사람, 냉증이 있는 사람, 감기에 걸리기 쉽고 체력이 약한 사람에게 안성맞춤이다.

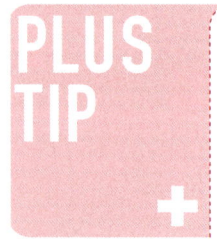

연어는 버릴 것이 없이 한 마리를 통째로 먹는다. 위장이 찬 사람은 연어에 버터를 발라 살

짝 튀겨 먹으면 좋다. 연어를 토막 내어 표고, 감자, 시금치 등 채소를 넣고 된장으로 맛을 내어 찌개를 해 먹으면 몸속까지 따뜻해진다. 회로 먹을 때는 기생충이 염려되므로 반드시 얼렸다가 먹는다. 하지만 과식을 하면 습진이 생길 수 있으므로 알레르기 체질인 사람은 너무 많이 먹지 않는다. 산란 전인 가을철에 잡은 것이 기름이 올라 맛이 좋다.

연어는 겉으로 보아 등 쪽은 청회색, 배 쪽은 은백색이 나지만 근육의 색깔은 짙은 복숭아 빛을 띠는 것이 신선하다. 연어의 살이 붉은빛을 띠는 것은 지용성 카로틴 때문이므로 튀김이나 구이 등 기름을 써서 요리하는 것이 좋다.

바지락 | 간장 기능을 강화한다

칼슘, 철, 인, 비타민 B_2 · B_{12}가 풍부하며 닭고기에 뒤지지 않을 만큼 양질의 단백질이 들어 있다. 특히 다른 해산물에는 별로 없는 비타민 B_{12} 함유량이 간에 필적할 정도로 많다.

옛날부터 간장병에는 바지락이 좋은 것으로 알려져 있다. 이것은 필수아미노산의 일종인 오치아민, 타우린이 담즙의 배설을 촉진하여 간장의 해독 작용을 돕기 때문이다. 풍부한 비타민 B_{12}도 간장의 기능을 활발하게 해 준다. 이 밖에 바지락이 고단백, 저지방 식품이라는 점도 간장병에 매우 좋은 작용을 한다.

비타민 B_{12}는 물론 철분도 많이 들어 있으므로 많이 먹으면 빈혈을 예방할 수 있을 뿐만 아니라 혈액순환이 좋아져 허약 체질을 개선할 수 있다.

비타민 B_{12}는 수용성이므로 바지락으로 미역국 같은 국물 요리를 만들면 좋다. 특히 된장찌개와 함께 끓이면 된장에 들어 있는 각종 효소가 바지락의 소화를 도우므로 소화 기능이 약한 환자나 노인, 어린이에게 적당하다. 바지락에는 호박산이라는 유기산이 들어 있는데, 이것이 담즙 분비를 촉진하고 콜레스테롤이 증가하는 것을 억제하는 작용을 한다. 이 외에도 바지락은 초조감을 가라앉혀 마음을 편안하게 해 주고 이뇨 효과가 있어 부기를 빼는 데도 효과적이다.

PLUS TIP +

고르기와 조리하기

바지락은 껍질이 단단하게 닫힌 것을 고른다. 입을 벌리고 있어도 만졌을 때 오므리면 살아 있다는 증거다. 묽은 소금물에 담가 해감을 토해 내게 한 뒤 조리한다.

전갱이 | 골격을 튼튼하게 한다

늦봄부터 늦가을까지가 제철로 단백질과 지방이 적당하고 맛이 좋다. 잔 것은 통째로 튀기면 뼈까지 먹을 수 있으므로 칼슘 보급원으로 훌륭하다. 비늘을 제거해 소금구이나 찌개, 튀김을 만들어 먹는데, 바삭하게 튀긴 것은 간식이나 술안주로 좋다.

간혹 두드러기가 나는 경우가 있으므로 알레르기 체질인 사람은 많이 먹지 않는다. 생강, 무, 파 등 생선 중독을 막는 채소와 함께 먹으면 좋다.

PLUS TIP

조리하기

전갱이는 방패 비늘이라고 하는 날카로운 비늘이 있는데 이것을 깨끗하게 긁어내고 지느러미와 내장을 뗀 뒤 조리한다. 소금구이, 초무침, 조림, 찌개, 튀김 등 응용 범위가 넓은 것이 장점이다. 고를 때는 눈이 맑고 지느러미가 선홍색인지 살핀다.

장어 | 스태미나에 좋은 강장식품이다

장어의 주성분은 비타민 A·B_1·B_2인데, 그중에서도 특히 비타민 A가 풍부하다. 그 밖에 단백질과 지방질, 칼슘, 인, 철분, 나트륨도 들어 있다. 지방질은 참치에 필적할 정도로 많은데, 질 좋은 불포화지방산으로 구성되어 있어 모세혈관을 튼튼하게 해 주고 우리 몸에 활력을 불어넣어 준다.

뱀장어는 체력을 길러 주고 여름을 타는 것을 막아 주는 스태미나식으로 유명하다. 비타민 A가 풍부해 소화기나 호흡기, 눈의 점막을 강화할 뿐 아니라 감기 예방이나 위장병, 야맹증에도 도움이 된다.

혈액의 농도를 진하게 하고 내장 기능을 활발하게 하므로 냉증이나 저혈압, 빈혈을 예방하는 데도 효과가 있다. 바닷장어는 회로 먹으면 좋고 민물장어는 간장을 발라 구워 먹는데, 두 가지 모두 허약 체질인 사람의 체력 증강에 효과적이다. 장어요리를 꾸준히 먹으면 류머티즘이나 신경통에 효과가 있다.

부정출혈이나 대하가 있는 사람은 튀겨 먹는 것이 좋다. 하지만 장어는 소화가 잘 안 되므로 위장이 약하여 소화 기능이 좋지 않은 사람이나 어린이는 많이 먹지 않는다.

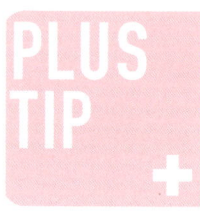

잉어 | 젖 분비를 촉진한다

잉어는 3천 년 전부터 식용으로 이용되어 온 스태미나 식품으로, 생선 중에서도 약효가 으뜸이다. 단백질, 지방질, 칼슘, 철분이 풍부한 자양 식품이며 소화 흡수가 잘되므로 어린아이나 회복기 환자에게 특히 좋다. 이뇨 작용이 뛰어나므로 부었을 때나 소변이 잘 나오지 않을 때 도움이 되며 임신으로 인한 부기에도 효과가 뛰어나다.

또, 산후에 젖을 잘 나오게 하는 작용도 하므로 수유 중인 여성이 잉어를 먹으면 젖이 많아진다. 잉어를 통째로 약한 불에서 1시간가량 푹 곤 것이나 토막 내어 된장을 넣고 탕을 끓인 것은 산후의 빈혈을 예방하고 자궁 내에 고인 혈액을 체외로 배출해 주므로 임산부에게 아주 좋다.

지느러미 뒤에 있는 담낭은 터지면 쓴맛이 전체에 번지므로 요리 전에 반드시 뗀다. 또 잉어의 살에는 간디스토마의 유충이 기생하는 경우가 있으므로 가능한 한 생식은 삼간다. 잉어를 구입할 때는 산 것이 좋다. 죽은 것은 효과가 반감되기 때문이다.

오징어 | 빈혈, 갱년기 장애에 효과적이다

오징어에는 우수한 단백질이 풍부하게 들어 있고 피를 보충하는 작용이 있어 여성의 빈혈, 무월경, 폐경기에 동반되는 갱년기 장애에 효과가 있다. 오징어의 먹물 주머니에는 아미노산이 많이 들어 있고 리조팀이라는 부패력이 강한 물질이 있는데, 이것은 협심증을 낫게 해 주고, 계속 먹으면 암을 치료하는 데 도움이 된다. 특히 약용으로 주목받는 것은 '해지소' 라 불리는 오징어 뼈인데, 이것을 삶아서 가루 낸 것은 지혈 작용이 뛰어날 뿐만 아니라 위궤양, 십이지장궤양의 묘약으로 통한다.

마른오징어에는 질 좋은 단백질이 쇠고기의 3배가량 들어 있다. 굽지 않은 마른오징어를 물고 있으면 멀미 예방에도 효과가 있다. 오징어는 인산 함량이 많은 강한 산성 식품으로, 알칼리성 채소와 함께 먹는 것이 좋으며 위산 과다인 사람은 먹지 않는 것이 좋다. 오징어를 조금만 먹어도 위통을 일으키는 사람도 있으므로 주의한다.

오징어를 고를 때는 투명하고 광택이 있는 것을 고른다. 마른 오징어는 모양이 반듯하고 몸통 부분이 뽀얗게 잘 마른 것을 고른다.

전복 | 자양·강장에 좋다

일반적으로 조개류에는 피로해진 신경을 회복시키는 작용이 있는데, 그중에서도 특히 전복은 시신경의 피로회복에 뛰어난 효능이 있다. 자양·강장에도 좋아 제주도 전복은 옛날 진시황이 불로장생을 위해 먹은 식품으로 유명하며, 햇볕에 말린 전복포는 예로부터 일급 강정 식품으로 알려져 있다. 몸이 허약할 때 전복죽을 끓여 먹으면 기운이 나며, 소변이 잘 나오게 되어 황달이나 방광염에도 도움이 된다. 또 목이 타거나 가슴이 메는 증세를 가라앉히고 간장을 강하게 하는 작용도 한다.

전복은 요오드 함량이 높아서 한방에서 고혈압 치료에 쓰기도 한다. 껍질은 한방에서 '석결명(石決明)' 이라 부르며 백내장, 결막염 등의 치료약으로 쓰고 있다. 전복을 구입할 때는 산 것을 고르되 껍질이 거칠고 내장이 터지지 않은 것이 좋다.

정어리 | 성인병 예방에 효과가 있다

정어리에는 필수아미노산이 균형 있게 들어 있으며 비타민 $B_1 \cdot B_{12}$도 풍부하게 들어 있어 신진대사를 활발하게 해 준다. 등 푸른 생선에 속하는 정어리는 붉은 살 속에 지방을 가득 함유하고 있는데, 대부분이 불포화지방산이다. 그중 EPA(에이코사 펜타엔산)라는 물질은 동맥경화와 뇌혈전증 예방에 효과가 있다.

정어리는 머리부터 꼬리까지 통째로 먹기 때문에 칼슘, 인 등을 섭취하기에 가장 적합하다. 특히 칼슘 함유량은 생선류 중에서 멸치 다음으로 많고 비타민 D도 풍부하므로 칼슘 흡수를 돕는다. 따라서 뼈와 이를 강하게 하고 신경 안정에 도움이 된다.

PLUS TIP

고르기와 약효 살리기

눈이 깨끗하고 전체적으로 광택이 있는 것, 살이 단단하고 탄력이 있는 것, 신선도가 좋은 것을 선택한다. 정어리는 오래 두면 산화하여 악취가 나므로 가능한 한 빨리 먹는 것이 좋다.

정어리를 다져 밀가루, 달걀과 반죽해서 만든 정어리 경단국은 노인이나 허약 체질인 사람의 건강식으로 좋다. 신선하지 않은 것을 먹으면 설사하거나 두드러기가 날 수 있으므로 주의한다.

조기 | 기력을 되찾아 준다

예로부터 고급 생선으로 쳐온 조기는 이름 그대로 '힘이 나게 해 주는' 생선이다. 육질이 부드럽고 담백해서 맛이 좋을 뿐만 아니라 양질의 단백질이 풍부해 영양가 면에서도 우수하다. 지방질이 적어 소화가 잘되므로 발육기 어린이나 소화 기관이 약한 노인에게 특히 좋으며 몸이 쇠약해졌을 때 먹으면 기력을 되찾아 준다. 또한 비타민 A와 D가 풍부해 야맹증이나 안질환에도 크게 도움이 된다.

조기를 소금에 절였다가 말린 굴비는 입맛을 돋워 주는 고급 반찬이지만 나트륨 함량이 높으므로 신장병이 걱정되는 사람은 되도록 먹지 않는 것이 좋다.

PLUS TIP

고르기

머리 부분이 둥근 삼각형에 가깝고 몸은 통통한 유선형이며 길이는 30cm 내외가 적당하다. 주둥이 주변은 주황빛이 나고 몸은 연한 황금빛을 띤 참조기가 가장 맛이 좋다. 제철은 봄부터 여름까지로 조기나 굴비 모두 굵은 것일수록 먹을 것이 많고 영양가도 높다.

참치 | 발육기 어린이에게 좋다

참치는 '바다의 닭고기' 라 불릴 정도로 서양 사람들이 좋아하는 생선이다. 여름철에 잡히는 것이 지방 함량이 적어 맛이 좋다. 겨울철에 잡히는 것은 지방이 많고 수분이 적어 횟감으로 많이 이용된다.

중국에서는 옛날부터 지혈 작용이 있다 하여 혈뇨나 대하의 치료, 허약 체질인 사람의 체력 보강에 이용해 왔다. 양질의 단백질이 많고, 지방질에는 콜레스테롤을 감소시키고 뇌혈전증을 예방하는 EPA(에이코사펜타엔산)가 풍부하게 함유되어 있다.

참치에 들어 있는 미네랄의 일종인 세렌은 동맥경화증을 예방하고 노화를 늦추는 산화 방지 작용도 한다. 다른 어류에 비해 칼슘 함량이 높고 두뇌 발달을 돕는 DHA가 풍부해 발육기 어린이에게 매우 좋은 식품이다. 또한 칼로리가 적고 양질의 영양소가 골고루 들어 있어 다이어트를 하는 사람에게도 최적의 식품이다.

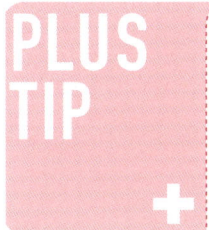

육류

단백질과 지방질이 풍부하게 들어 있어 적당히 먹으면 몸에 활력이 생기고 성장기 어린이의 발육에도 좋다

닭고기 | 젖 분비를 촉진한다

담백한 맛과 부드러운 육질이 특징이다. 다른 육류와 달리 근육 속에 지방이 섞여 있지 않아 맛이 담백하고 소화흡수가 잘되므로, 위가 약한 사람에게 좋다. 단백질은 쇠고기나 돼지고기보다 많으며 그중에서도 필수아미노산이 많이 들어 있다. 지방질도 풍부한데, 쇠고기나 돼지고기와는 달리 불포화지방산의 비율이 높으므로 콜레스테롤의 염려는 없다. 성인병 예방을 위해서도 많이 먹는 것이 좋다. 피를 보충하는 작용이 있어 체력 회복에 도움이 되고 젖을 잘 나오게 하는 효과도 있다.

PLUS TIP

조리하기

기름기가 신경 쓰이는 사람은 껍질과 피하지방을 제거하고 조리한다. 닭고기는 특유의 누린내가 있으므로 마늘, 파 등 양념과 후춧가루 등 향신료를 써서 없앤다. 가슴살은 지방이 적은 대신 퍽퍽한 느낌이 든다. 닭고기 부위 중에서 상품으로 치는 것은 씹는 맛이 좋고 풍미가 진한 다리살이다.

돼지고기 | 칼로리가 풍부한 스태미나 식품이다

단백질과 지방질이 주성분이며 살코기의 단백질은 곡류나 콩류보다도 훨씬 우수하다. 돼지고기 다리살 100g에 들어 있는 만큼 단백질을 섭취하려면 밥으로는 6공기, 달걀은 3개, 우유는 700㎖나 먹어야 한다. 돼지고기는 비계가 생각날 정도로 지방질이 많은데 지방은

칼로리가 높아 에너지원으로 우수할 뿐만 아니라 뇌의 활동에 없어서는 안 될 요소다. 같은 기름이라도 돼지기름은 쇠기름에 비해 필수지방산의 비율이 훨씬 높다.
비타민 B_1이 풍부한 것도 특징인데, 쇠고기의 10배, 현미의 2배가 넘는 비타민 B_1이 들어 있다. 그 밖에도 돼지고기는 내장을 튼튼하게 하고 피부에 윤기를 주며 변비나 기침에 효과가 있다. 중국에서는 돼지족이 하체를 강하게 하고 산모가 먹으면 젖이 잘 나오는 식품이라고 하여 널리 이용하고 있다.

PLUS TIP

영양소 살리기

선명한 붉은색을 띤 것이 신선하다. 기생충에 감염될 우려가 있으므로 완전히 익혀서 먹는다. 마늘, 생강과 잘 어울리므로 함께 요리하면 맛이 한결 좋다. 특히 마늘은 돼지고기에 들어 있는 비타민 B_1의 흡수 효과를 높인다.

쇠고기 | 풍부한 단백질이 성장을 돕는다

맛이 좋고 영양가가 높아 전 세계 사람들이 즐겨 먹는 고기 중 하나다. 양질의 단백질과 철분이 풍부하고 지방질이 많다. 특히 철분은 돼지고기보다 훨씬 많아 빈혈인 사람이 섭취하면 더없이 좋다.
쇠고기의 단백질에는 필수아미노산이 많이 들어 있으므로 성장기 어린이의 영양 공급원으로 그만이다. 하지만 포화지방산이 많아 소화 흡수가 잘되지 않으며 콜레스테롤이 비교적 많아서 고지혈증인 사람은 주의해야 한다. 칼슘보다 인의 함량이 많은 산성 식품이므로 알칼리성 식품인 채소와 함께 먹는 것이 바람직하다. 쇠고기를 비롯한 육류는 몸을 따뜻하게 하는 성질이 있으므로 많이 먹으면 냉증을 개선해 준다. 그 밖에 위장의 작용을 도와주고 위장이 차서 설사를 자주 하거나 식욕부진인 사람에게도 효과가 있다.

PLUS TIP

영양소 살리기

소화율은 좋지만 너무 오래 가열하면 질겨지고 소화가 잘 안 되며 맛도 떨어진다. 위액의 분비를 촉진하는 마늘이나 후추 등을 이용해서 조리하면 좋다. 고기의 결이 고울수록 육질이 연하다.

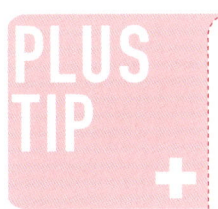

기타

앞서 소개되지 않은 식품을 포함해 자연 재료를 다양한 방법으로 처리, 가공하여 만든 식품까지 그 특징과 영양에 대해 알아본다

간 | 빈혈을 예방해 준다

간은 고기에 비해 지방과 칼로리가 적어서 다이어트식으로 자주 이용된다. 주성분은 보통 살코기와 마찬가지로 단백질과 각종 비타민이다. 그중에서도 비타민 A 함유량은 당근의 10배, 치즈의 40배로 매우 많아 식품 중 가장 뛰어난 비타민 A 공급원이다.

비타민 B군이나 비타민 C 함유량도 채소보다 훨씬 많으며 단백질 중에서도 아미노산이 풍부해 체내에 흡수되면 낭비 없이 피나 살이 된다.

간의 가장 큰 특징은 철분, 엽산, 비타민 B_{12}, 비타민 C 등 조혈 작용이 높은 미네랄과 비타민이 아주 풍부하다는 점이다. 돼지, 닭, 소 어느 것의 간이든 영양가가 뛰어나지만 그중에서도 돼지의 간이 가장 영양가가 높고 다음이 소, 그리고 닭의 순서다.

엽산과 비타민 B_{12}, 비타민 C가 풍부해 빈혈 예방에 효과가 뛰어나다. 또한, 미용 비타민으로 불리며 피부를 건강하게 유지해 주는 비타민 A와 B_2가 많이 들어 있어 여성에게는 더없이 좋은 식품이다. 돼지의 간 5g이면 하루 필요한 비타민 A를 충분히 섭취할 수 있다.

간은 또 간장병을 치료해 주기도 하는데, 양질의 단백질이 간세포를 재생하고 풍부한 비타민과 미네랄이 간장의 기능을 높이기 때문이다.

PLUS TIP +

고르기와 보관하기

붉은색이 선명하고 탄력이 있는 것이 좋은 것이다. 색이 흐리면 오래된 것이므로 피한다. 간이나 곱창 같은 내장육은 세균이 생기기 쉬우므로 냉장고에 보관하기는 어려우며 신선할 때 먹는다.

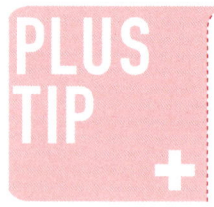

간장 | 음식의 풍미를 돋운다

간장 자체에 특별히 주목할 만한 영양가가 있는 것은 아니지만, 요리의 간을 맞추고 풍미를 돋워 식욕을 증진시키는 역할을 하므로 없어서는 안 될 식품이다. 간장의 단맛 성분은 아미노산, 특유의 향은 방향 성분 때문이다.
가슴이나 배가 부풀어 올라 기분이 나쁠 때 뜨거운 보리차에 간장을 2~3방울 떨어뜨려 먹으면 가슴이 후련해진다. 방부 효과도 있고, 향기가 있으므로 식품의 비린내를 없애는 작용도 한다. 염분의 비율은 진간장이 20% 정도이고 국간장은 보통 30%가 넘으므로 고혈압, 심장병, 신장병이 있는 사람은 섭취를 줄인다.

치즈 | 헌 위벽을 재생한다

우유에 유산균과 렌넷이라는 효소를 첨가, 단백질을 응고시켜 맛과 영양을 좋게 한 식품이다. 단백질과 지방질 함량이 높은 고칼로리식이면서도 소화가 잘되는 것이 특징이다.
치즈가 다른 유제품에 비해 소화력이 좋은 것은 발효·숙성되는 동안 단백질이 분해되었기 때문이다. 그래서 병을 앓고 난 뒤나 수술 후 회복기의 환자, 위장 기능이 약해져서 우유를 잘 소화시키지 못하는 노인에게 특히 좋다.
치즈에는 비타민 A·B_1·B_2·나이아신 등이 풍부하고 칼슘도 우유 못지않게 많이 들어 있어 자라나는 어린이의 영양 간식으로 더없이 좋다. 그 밖에도 숙취를 예방하므로 술 마실 때 안주로 먹으면 좋다. 또한 헌 위벽을 재생하는 작용도 있으므로 위산과다나 위궤양이 있는 사람은 충분히 먹는 것이 좋다.
치즈는 응고 방법이나 응고효소의 종류에 따라 맛과 향, 모양이 달라진다. 크게 자연 치즈와 가공 치즈로 분류되는데, 자연 치즈는 우유를 응고시켜 일정시간 숙성한 것이며 가공 치즈는 숙성된 자연 치즈를 두 종류 이상 적당히 혼합하여 가열한 뒤 새로운 맛과 모양으로 만든 것이다. 시중에서 판매되는 것은 대부분 이 같은 가공 치즈다.
보관할 때는 2~5℃ 정도의 냉장고에 두는 것이 가장 좋다. 온도가 너무 높으면 녹아 버리고 너무 낮으면 조직이 가닥가닥 부스러지기 때문이다.

곤약 | 칼로리가 거의 없는 다이어트식이다

예로부터 장을 깨끗이 하는 식품으로 알려져 있다. 성분의 97%가 수분이어서 영양가는 거의 없지만, 우리 몸에 없어서는 안 되는 식물성 섬유가 풍부하고 칼로리가 거의 없어 다이어트 식품으로 그만이다.

곤약에는 사람의 소화 효소로는 분해할 수 없는 글루코만난이라는 식물성 섬유가 들어 있다. 이 식물성 섬유가 장 운동을 활발하게 하고 체내의 노폐물이나 독소를 흡수하여 체외로 배출하는 작용을 하므로 평소 변비가 있는 사람이나 비만인 사람, 성인병이 걱정되는 사람에게 좋다.

글루코만난은 혈당치의 상승을 억제하고 콜레스테롤치를 떨어뜨리는 작용이 있어 당뇨병이나 고혈압 치료에 뛰어난 효과가 있다. 하지만 변비에 좋다고 너무 많이 먹는 것은 금물이다. 특히 경련성 변비나 신경과민증인 사람, 복부에 염증성 질환이 있는 사람은 많이 먹으면 오히려 증세가 악화될 수 있으므로 주의한다. 외용으로는 삶아서 뜨겁게 한 곤약을 타월에 싸서 허리에 대면 냉증이 낫고 이뇨 효과도 있다.

PLUS TIP

조리하기

곤약을 굳힐 때 사용한 응고제 성분을 없애려면 조리 전에 뜨거운 물에 데치거나, 소금을 뿌리고 잘 문질러 씻어서 볶은 후에 조리한다. 삶은 것을 나무 방망이로 두드린 뒤 한입 크기로 뜯어서 조리하면 떫은맛도 빠지고 맛이 쉽게 배어든다.

된장 | 암을 예방하는 효과가 있다

콩이 원료이므로 양질의 단백질은 물론 지방질, 비타민 B_2, 철분, 인, 칼슘이 콩과 마찬가지로 풍부하다. 발효 작용으로 인해 단백질이 아미노산으로 변하여 소화가 잘되는 것이 특징이다. 소화 흡수율이 95% 이상이나 되는 우수한 식품이다.

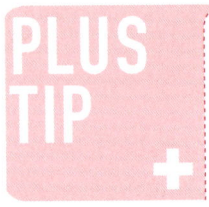

된장에 들어 있는 필수아미노산은 달걀과 비교해 손색이 없다. 그중 리신은 밥과 함께 먹으면 한층 더 영양가가 높아지므로 밥과 된장국을 함께 먹는 것이 영양 면에서도 매우 합리적이다. 된장에 들어 있는 아미노산이 니코틴의 해를 막고 간장의 해독 작용을 돕기 때문에 술이나 담배를 즐기는 사람은 매일 된장국을 먹으면 좋다.
최근에는 된장국을 먹으면 암을 예방할 수 있다는 연구 결과가 나와 주목을 끌고 있다. 이것은 콩에 들어 있는 트립신 인히비터라는 성분에 항암 작용이 있기 때문이다. 된장에는 또 유산균이 들어 있어 대장의 작용을 활발하게 해 주므로 변비와 설사 예방에 좋으며, 칼슘도 많아서 뼈와 이의 강화에도 도움이 된다. 하지만 염분이 많으므로 몸이 잘 붓거나 혈압이 높은 사람은 주의한다.

녹차 | 신경 활동을 활발하게 한다

녹차에는 카페인, 타닌, 비타민, 단백질이 들어 있다. 그중에서도 비타민 C가 풍부한 것이 특징이며 뜨거운 물을 부어도 거의 손실되지 않는다.
녹차의 약효 성분은 타닌과 카페인에 있다. 카페인은 대뇌 중추를 자극하여 졸음을 없애고 신경이나 근육 작용을 활발하게 한다. 이런 이유로 녹차는 습관성이 없는 이뇨제나 강심제로 이용되기도 한다.
타닌에는 지혈·진통 작용과 설사를 멎게 하는 작용이 있다. 식중독이나 심한 설사 증세가 있을 때 보리차나 녹차를 마시게 하는 것도 이 때문이다. 타닌에는 또 나쁜 냄새를 흡수하는 성질이 있어 구취를 없애 준다. 녹차에 풍부한 엽록소도 구취 예방에 효과가 있다.
녹차는 지방 성분을 분해하는 작용을 하므로 기름진 음식과 함께 먹으면 비만 방지에도 도움이 된다. 또한 혈액순환을 원활하게 하고, 혈관을 유연하게 해서 고혈압이나 동맥경화증 예방에도 좋다. 혈당도 떨어뜨린다.
약을 먹을 때 차를 약물로 삼아 마시면 약효가 떨어질 수 있으므로 약은 끓여서 식힌 맹물이나 생수와 함께 마신다. 녹차에는 특유의 단맛이 있는데 이것은 아미노산 때문이다. 이 밖에 적은 양의 불소가 들어 있어 이의 표면을 단단하고 강하게 하며 충치 예방에도 좋다.

PLUS TIP +

약효 살리기

우선 찻주전자와 컵을 충분히 따뜻하게 해 둔다. 따뜻하게 한 찻주전자에 조금 많다 싶게 잎을 넣어 뜨거운 물을 붓는다. 처음에 부은 물은 한 번 따라 버리고 다시 70~80℃의 뜨거운 물을 부어 2~3분 정도 우린 뒤 마신다.

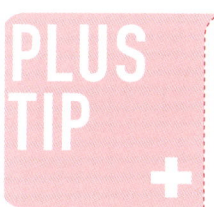

달걀 | 콜레스테롤치를 낮춰 준다

비타민 C를 제외한 각종 영양소가 골고루 들어 있는 완전식품이다. 특히 달걀의 단백질은 양질이고 아미노산과의 조화가 좋아 영양가가 매우 높다. 평소 식사에서는 부족하기 쉬운 필수아미노산인 리신, 트립토판이 풍부하며 콩의 단백질에서는 기대할 수 없는 메티오닌이라는 아미노산도 들어 있다. 이 메티오닌 성분이 간장의 해독 작용을 돕는다. 소화 흡수도 우수하여 반숙란은 흡수율이 96%나 된다.

달걀노른자에는 비타민 A·B_1·B_2, 철분, 인이 들어 있고 흰자는 대부분이 동물성 단백질과 비타민 B_2로 구성된다. 자양에는 토종 달걀이, 고혈압·당뇨병에는 식초에 담근 달걀이 도움이 된다. 난유(卵油 : 달걀노른자 기름)를 꾸준히 먹으면 허약 체질 개선, 정력 증강, 심장병 치료에 효과가 있다.

난유는 외용약으로 이용할 수도 있다. 난유를 환부에 잘 문질러서 바르면 치질, 백선, 화상, 머리가 세는 증세 등에 효과를 볼 수 있다. 과거에는 달걀에 콜레스테롤이 많아 많이 먹으면 동맥경화의 원인이 된다고 했으나 노른자에 들어 있는 레시틴이 오히려 콜레스테롤치를 낮춰 준다는 것이 밝혀졌다.

PLUS TIP

고르기와 조리하기

햇빛에 비춰 보아 안이 희미하게 비쳐 보이는 것이 신선하다. 농도가 옅은 소금물에 넣었을 때 옆으로 가라앉는 것, 깨뜨리면 노른자가 퍼지지 않고 볼록 튀어나온 듯한 것이 신선하다.

달걀은 소금물에 삶아 냉수에 식혔다가 껍질을 벗기는 것이 요령이다. 삶는 시간은 반숙일 경우 100℃에서 약 13분이 기준이다. 소화가 잘되기에는 반숙이 제일이고 다음이 날달걀, 완숙란 순이다.

설탕 | 피로회복에 효과가 빠르다

설탕은 순도가 높은 것일수록 단맛이 강하고 얼음설탕처럼 결정이 크고 순도가 낮은 것일수록 단맛이 덜하다. 주성분은 당질이며 칼슘, 칼륨 외에 철분과 단백질도 조금 들어 있다. 피로회복을 도우므로 우리 몸에 없어서는 안 될 성분이지만 요즘에는 청량음료 등을 비롯한 당질의 과잉 섭취가 문제가 되므로 가능한 한 줄이는 것이 좋다.
피로에 지쳤을 때 설탕을 먹으면 일시적으로 피로가 회복된다. 하지만 과잉 섭취하면 당질 대사에 필요한 비타민 B_1이 대량으로 손실되어 오히려 피로해진다. 그 밖에도 설탕을 필요 이상 많이 섭취하면 충치가 생기고 세균에 대한 저항력이 약해진다.

소금 | 소염·살균 작용이 있다

음식의 간을 맞출 때 없어서는 안 되는 것이 소금이다. 주성분은 염화나트륨인데 염화나트륨은 체내로 들어가는 혈액의 삼투압을 조절하고 근육이나 신경의 흥분을 진정시키는 작용을 한다. 그러나 너무 많이 먹으면 고혈압과 신장병의 원인이 되므로 주의한다. 성인은 하루에 약 10g 이내로 제한하는 것이 좋은데, 10g 중 약 3g은 식품 자체에 들어 있으므로 조미료로 쓸 수 있는 것은 7g 정도라고 볼 수 있다.
적당량의 소금은 식욕을 증진시키고 변비를 낫게 하는 효과가 있다. 습관성 변비라면 아침 공복 시 소금을 조금 넣은 물을 한 컵씩 마시는 것이 좋다.
소금은 소염·살균 효과도 커서 상처를 씻어내는 데 소금물을 사용하기도 한다. 목이 부었거나 아플 때는 소금물로 입 안을 헹구어 낸다. 치조농루가 있을 때 칫솔이나 손가락에 소금을 묻혀 마사지하면 잇몸이 수축하여 세균 감염을 막고 염증도 가라앉는다.
설사와 복통이 있을 때는 볶은 소금을 천에 싸서 뜨겁게 찜질하면 효과가 있다.

우유 | 뼈와 이를 튼튼하게 한다

칼슘을 비롯해 양질의 단백질, 인, 철분, 비타민 A·B_2·C 등 각종 영양소가 균형을 잘 이뤄 완전식품으로 불린다. 칼슘이 풍부한 데다가 칼슘의 흡수를 돕는 젖당, 카세인(우유의 주요한 단백질)이 들어 있으므로 소화 흡수가 뛰어난 것이 장점이다. 그 밖에 신경의 흥분이나 초조감을 진정시키고 가슴이 두근거리는 증세를 가라앉히는 작용도 한다. 칼슘이 부족하면 뼈가 약해지고 정신적인 스트레스의 원인이 되기도 한다. 노인이나 임산부들은 물론이고 성장기 어린이는 하루에 400㎖, 보통 성인은 200㎖는 먹는 것이 좋다.
갱년기의 여성들에게는 골다공증이라 하여 뼈에 구멍이 생기는 병이 일어나기 쉽다. 이것은 성 호르몬의 결핍이나 칼슘 부족과 관계가 있다. 평소 골다공증 예방을 위해서도 매일 우유를 마시는 것이 좋다.
우유에 풍부한 비타민 B_2는 에너지대사를 촉진하며, 비타민 C·E와 함께 과산화 지질을 억제하여 동맥경화증과 백내장을 예방한다. 그 밖에도 우유에 들어 있는 양질의 단백질은 간장병, 당뇨병 치료에 효과가 있고, 꾸준히 먹으면 위암이나 뇌졸중 예방에도 도움이 된다. 하지만 우유 알레르기가 있는 사람은 미열이나 비염, 피부염, 설사를 일으킬 수 있으므로 주의하는 것이 좋다. 우유에는 피부를 아름답게 하는 효과도 있으므로 우유를 따뜻한 물에 풀어 얼굴을 씻거나 목욕하면 피부가 촉촉하고 매끄러워진다.

두부 | 성인병 예방에 좋은 건강식품이다

원료인 콩과 마찬가지로 필수아미노산이 풍부한 단백질과 콜레스테롤치를 저하하는 리놀레산이 들어 있어서 성인병 예방에는 없어서는 안 될 식품이다. 비타민 B_1·E와 칼슘·칼륨 등 미네랄, 올리고당이 많아 콩으로 먹는 것보다 소화 흡수가 훨씬 잘된다. 콩의 흡수율은 70%이지만 두부의 흡수율은 95% 이상이다. 두부가 위장이 허약한 사람에게 특히 좋다고 하는 것은 이 때문으로, 약한 위장을 바로잡고 식욕을 증진하는 효과가 있다.
두부를 만들 때 나오는 비지도 훌륭한 영양의 보고로, 두부에는 거의 없는 식물성 섬유와 미네랄이 듬뿍 들어 있다.

PLUS TIP +

보관하기

두부를 보관할 때는 물에 담가 냉장고에 둔다. 물에 담그지 않은 채 냉장고에 넣어 두면 수분이 빠져나가 푸석푸석해질 염려가 있기 때문이다. 두부는 실온에 그냥 두면 금방 쉬므로 주의한다.

식물성 기름 | 고혈압·동맥경화를 예방한다

식물성 기름에는 리놀레산이나 리놀레인산 등 불포화지방산이 풍부하다. 이것들은 콜레스테롤치를 낮추는 작용을 하므로 고혈압, 동맥경화 예방에 매우 적합하다. 식물성 기름은 체내에 쌓인 지방을 연소하므로 체중 감량 효과도 기대할 수 있다. 칼로리가 높고 위에 머무르는 시간이 길어서 과식을 피할 수 있으므로 비만 방지 효과가 더욱 커지는 것이다.
불포화지방산이 충분히 작용하면 세포막을 튼튼히 하고 혈관을 깨끗이 유지하므로 노화 방지 효과도 높아진다. 그러나 불포화지방산은 산화하기 쉬워 과산화물이라는 유독한 물질이 생기기 쉽다. 이것이 혈관에 부착되면 동맥경화증을 일으키고 암 발생률을 높이는 것으로 알려져 있다.
기름의 산화를 막는 것이 비타민 E인데, 식물성 기름에는 비타민 E도 많이 들어 있다. 비타민 E는 부신피질호르몬의 분비를 원활하게 하고 면역 세포를 강하게 하는데 이 때문에 스트레스에 강해지고 몸에 스태미나가 생긴다.

PLUS TIP

보관하기

가능하면 새로운 기름을 쓰고 큰 통의 기름이라면 조금씩 덜어서 사용한다. 비록 개봉하지 않았어도 1년 이상 지난 것은 사용하지 않는 것이 좋다. 튀김을 할 때 거품이 잘 없어지지 않으면 산화했다는 증거다.

식초 | 항균과 비만 방지 효과가 있다

식초의 영양가는 원료나 제조방법에 따라 차이가 난다. 식용으로 쓰이는 것으로는 에틸알코올을 물에 희석한 후 초산 발효한 양조식초와, 현미로 술을 빚어 초산 발효한 현미식초, 사과를 원료로 한 사과식초 등이다.
식초에는 아미노산 등의 유기산과 비타민, 미네랄이 풍부한데 영양 면에서 양조식초에 비해 현미식초가 월등하다. 식초의 주성분인 유기산은 체내의 유기산을 분해하여 체외로 배출하는 작용을 하므로 피로회복을 돕고 스태미나를 좋게 한다. 그 밖에도 식초에는 비만을 방지하고 과산화 지질을 억제하는 효과와 강한 항균 작용이 있다.
피로해지면 근육 속에 피로물질인 젖산이 쌓이게 되는데 식초의 유기산은 젖산을 분해하는 작용을 하므로 피로회복에도 효과가 뛰어나다.
식초의 신맛은 소화액의 분비를 촉진하여 식욕을 돋워 준다. 식욕부진인 사람은 되도록 음식에 식초를 많이 넣어 먹는다.

양조식초에 들어 있는 아미노산은 체내에 지방이 쌓이는 것을 막아 비만 방지에도 큰 몫을 한다. 비만이 염려되는 사람은 매일 아침 현미식초나 사과식초를 물에 타서 마시면 변통이 좋아지고 비만도 방지된다.

식초 자체에 칼슘은 들어 있지 않지만 칼슘 흡수를 돕는 작용을 하므로 성장기 어린이나 임신부에게도 좋은 식품이다. 하지만 위궤양이나 위산과다인 사람은 직접 마시지 말고 조미료로 적당량만 사용한다. 식초는 살균 작용이 뛰어나 무좀이나 발냄새를 치료하는 데도 도움이 된다.

PLUS TIP +

영양소 살리기

식초는 조미료로 쓰일 뿐만 아니라 다양하게 활용할 수 있다. 냄새를 중화하는 작용을 하므로 비린내가 심한 생선을 식초에 절였다가 조리하면 비린내가 없어지고 살균 효과도 있다. 또 채소나 과일 씻는 물에 식초 한 방울을 떨어뜨리면 비타민 C의 파괴도 막아 준다. 식초를 생선이나 해조류와 함께 사용하면 음식이 부드러워지고 칼슘의 흡수도 좋아진다.

꿀 | 피로회복을 돕는다

주성분은 포도당과 과당, 젖당이며, 그 밖에 단백질, 사과산, 비타민과 칼륨·칼슘 등이 들어 있다. 비타민으로는 B_1·B_2·B_6·C·K 등이 있고 엽산, 판토텐산 등 여러 종류의 영양소가 유효하게 작용한다.

주성분인 포도당과 과당은 더는 분해되지 않는 단당류이므로 소화 흡수가 좋고, 즉시 에너지로 변하기 때문에 피로회복에 뚜렷한 효과를 발휘한다. 식초는 신경 안정에도 좋은데, 꿀과 사과식초를 혼합해 만든 버몬트드링크를 꾸준히 마시면 더욱 효과가 있다.

비타민과 미네랄은 혈액을 알칼리성으로 유지하는 작용을 하므로 내장이나 혈관을 튼튼하게 해 주고 젊음에 필요한 판토텐산이 많아 노화 방지에 도움이 된다.

꿀은 또 여러 가지 성인병 예방에 효과가 있고 조혈 작용이 있는 엽산과 철분도 풍부해 빈혈에도 좋다. 그 밖에 정장 작용이 있으므로 설사나 변비에도 효과가 있다.

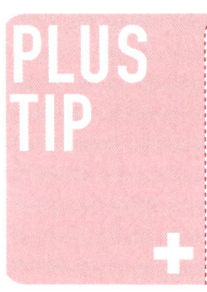

꿀은 숙취 해소에도 뛰어나 술을 마신 다음 날 아침에 꿀을 먹으면 회복이 빠르다. 감기로

인해 기침할 때나 목이 아플 때도 효과가 크다.

꿀은 많이 먹어도 살이 찌지 않는다고 안심하는 사람들이 있는데 꿀도 지나치게 많이 먹으면 살이 찐다는 점에 주의한다. 꿀은 미용효과도 뛰어난데, 이것은 꿀에 살균 작용이 있기 때문이다. 꿀과 달걀노른자를 섞어 팩을 하거나 오일에 꿀을 섞어 마사지해도 좋다. 평소 피부가 거칠어 신경쓰이는 사람은 세안 후 꿀을 얇게 바르고 5~6분 있다가 씻어 낸다. 꿀은 비타민 B_6와 나이아신의 작용으로 입술이 트는 것도 막을 수 있다. 또 설탕과 달리 칼슘을 분해하는 작용을 하지 않으므로 단맛을 낼 때 설탕 대신 사용하면 효과가 좋다. 단, 꿀은 상추, 기장과 궁합이 맞지 않으므로 함께 사용하지 않는다.

요구르트 | 정장 작용이 뛰어나다

단백질, 지방질, 칼슘, 비타민 B_1·B_2가 들어 있다. 요구르트의 주성분인 유산균은 식물성 섬유와 비슷한 정장 작용을 하므로 변비와 설사에 효과가 있다. 이 유산균은 또 혈액 중의 콜레스테롤치를 떨어뜨리고 몸의 면역 기능을 높여 주어 질병을 예방·치료한다.

요구르트의 단백질은 소화가 아주 잘되므로 환자나 어린이, 노인에게 특히 좋으며 우유를 먹으면 소화가 안 되고 위가 거북한 사람에게 권할 만하다. 한편 노화 방지에 도움이 되는 비타민 B_2는 단백질과 유산균의 작용으로 더욱 흡수가 잘돼 효력이 커진다.

요구르트는 크게 액상 요구르트와 플레인 요구르트로 나눌 수 있다. 액상 요구르트는 우리가 흔히 마시는 액체 상태의 요구르트로서 향료를 첨가하고 단맛을 더한 것이 특징이다. 플레인 요구르트는 우유에 발효균을 넣어 걸쭉하게 응고시킨 것으로 시큼한 맛이 난다. 발효균만 있다면 플레인 요구르트를 집에서 만들어 먹을 수도 있는데, 시큼한 맛에 익숙지 않은 사람이라면 꿀이나 설탕을 넣어서 먹는 것이 좋다.

PLUS TIP

고르기와 보관하기

하루에 200~500㎖ 정도는 먹는 것이 좋다. 당분을 첨가한 것은 살이 찔 염려가 있으므로 무가당인 것을 선택한다. 깨끗한 백색을 띠는 것이 신선한 것이며 신맛이 강하고 냄새가 이상한 듯하면 변질되었다는 증거다. 반드시 10℃ 이하의 냉장고에 보관한다.

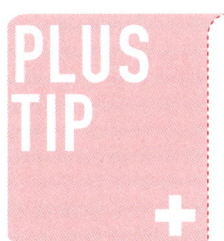

약이 되는 차

가정에서 손쉽게 구할 수 있는 식품이나 약초를 이용해 건강차를 끓이면 맛과 향은 물론 건강까지 챙길 수 있다

매실차 | 식중독을 예방한다

덜 익은 매실과 차조기잎을 소금에 절여서 매실장아찌를 만든다. 붉은색을 띤 매실장아찌를 끓는 물에 우려 만든 매실차는 뛰어난 정장 작용이 있어 설사와 변비를 치료하고 강한 살균 작용과 해독 작용으로 식중독을 예방·치료한다. 식중독에 걸리기 쉬운 여름철에 즐겨 마시면 좋다.

생강차 | 몸을 따뜻하게 해 준다

생강의 매운맛을 내는 성분은 우리 몸의 신진대사를 촉진하여 몸을 따뜻하게 해 준다. 몸이 따뜻해지면 감기 증세를 예방·치료하고 냉증, 저혈압 증세에도 효과적이다. 그 밖에 생강에는 간장과 위장의 운동을 돕는 작용이 있어 숙취 해소에도 좋다. 평소 맛과 향 그리고 건강까지 얻을 수 있는 생강차를 즐겨 먹는다.

모과차 | 기침·감기·술독을 풀어 준다

기침과 감기에 약효가 뛰어난 모과는 맛이 시고 떫어 생으로 먹기보다는 차나 술로 만들어 마시는 것이 좋다. 누렇게 잘 익은 모과를 얇게 썰어 황설탕에 1~2개월 정도 재워 두면 모과시럽이 우러난다. 모과시럽에 끓는 물을 부어 차로 꾸준히 마시면 기침과 감기 예방은 물론이고 술 마신 다음 날 술독도 풀어 준다. 신경통, 요통 증세에도 잘 듣는다.

율무차 | 신진대사를 촉진한다

율무에는 풍부한 양의 단백질과 지방, 칼슘·철분이 들어 있어 신진대사를 원활하게 돕고 피로회복, 자양·강장에 좋은 약효를 내며 부기·각기·신경통 증세에도 잘 듣는다. 율무를 살짝 볶아 두었다가 차를 끓여서 꾸준히 마시면 기미·주근깨·여드름을 예방하는 미용 효과도 얻을 수 있다.

구기자차 | 몸의 저항력을 높여 준다

구기자차는 동양권에서 즐겨 마시는 차로, 꾸준히 복용하면 몸의 저항력을 높여 잔병치레를 막아 준다. 또한, 콜레스트롤치와 혈당치를 내리는 작용이 있어 성인병을 예방·치료한다. 그 밖에 피로회복을 돕고, 신경쇠약, 시력감퇴, 정력감퇴에도 효과가 뛰어나다.

구기자를 깨끗이 씻어 물기를 빼고 서늘한 곳에서 잘 말린 다음 밀폐용기에 보관한다. 찻주전자에 구기자를 넣고 고운 빛이 우러날 때까지 끓이는데, 이때 입맛에 따라 꿀이나 설탕을 넣으면 더욱 맛이 좋다.

결명자차 | 시력 저하를 예방한다

결명자는 손상된 간 기능을 재생하는 작용이 있어 차를 끓여 꾸준히 마시면 간장 질환으로 인해 시력이 떨어지는 것을 예방하고 숙취도 풀어 준다. 또한 혈압이 올라가는 것을 막아 고혈압으로 인한 두통이나 어지럼증 등에도 효과가 좋다.

대추차 | 기침과 변비 증세에 효과가 있다

한방약을 달이거나 차를 끓일 때 빠지지 않고 들어가는 것이 바로 대추다. 대추는 예로부터 노화를 방지하고 강정·강장에 효과가 뛰어나다 하여 신비롭게 취급되는 식품이었다. 이런 약효 외에도 대추를 달여 차로 마시면 변비를 없애 주고 열을 내리며 기침을 멎게 한다. 단, 덜 익은 것은 역효과가 날 수 있으므로 주의한다.

유자차 | 신경통·중풍을 예방·치료한다

달콤한 맛과 부드러운 향이 일품인 유자차는 모세혈관을 튼튼하게 하고 혈액순환을 촉진해 뇌혈관에 이상이 생겨 발생하는 중풍을 예방하며 신경통에도 효과가 뛰어나다. 그 밖에 암을 예방하는 비타민 C와 카로틴도 풍부하다.

유자를 얇게 저며 썰어 꿀이나 설탕을 넣어 가며 켜켜이 재우고 밀봉해서 서늘한 곳에서 15일 정도 두면 유자시럽이 완성되는데, 이 시럽을 따뜻한 물에 풀어 마신다.

감잎차 | 고혈압·동맥경화를 예방한다

감나무의 어린 잎을 말려서 우려낸 차로, 비타민 C와 A가 풍부해 감기를 예방하고 병에 대한 저항력을 높여 준다. 또한 감잎차를 꾸준히 마시면 고혈압, 동맥경화, 당뇨병 등 성인병 예방은 물론 치료 효과도 얻을 수 있다. 5월에 딴 어린 잎에는 칼슘 성분 또한 풍부해 빈혈증에도 잘 듣는다.

인삼차 | 간장병, 암을 예방·치료한다

예로부터 '만병통치약'으로 전해져 내려오는 인삼은 심장·위장·간장의 기능을 회복하고 콜레스테롤치를 내려 주는 작용을 하며, 고혈압, 당뇨병 등 성인병을 예방·치료한다. 그 밖에 신경통·류머티즘 증세에 잘 듣고 피로회복에 좋으며 스트레스를 해소해 준다.

칡차 | 감기·숙취에 잘 듣는다

초기 감기에 잘 듣는 칡차는 몸을 따뜻하게 해 주고 열을 내려 주며 두통·어깨결림을 가라앉힌다. 또 숙취로 인한 갈증 해소에도 좋다. 칡차는 생칡을 손질하여 그대로 냄비에 넣고 물을 부어 끓여 마시는 방법과 칡가루를 빻아서 따뜻한 물에 타서 마시는 방법이 있다. 칡전분은 한방에서 '갈분'이라 하여 지혈제 대용으로도 사용한다. 집안일을 하다가 손을 베었을 때 사용하면 금세 피가 멈춘다. 갈분은 한약재 시장에 가면 쉽게 구할 수 있다.

국화차 | 현기증·귀울림 증세에 좋다

국화차는 노란 꽃을 피우는 식용 국화꽃을 이용해서 끓이는 향기로운 차로, 열을 내리고 독소를 중화하며 현기증·귀울림 증세에 잘 듣는다. 말린 황국은 한약재 시장에서 구입할 수 있으며 직접 만들어 사용할 수도 있다.

오미자차 | 과로로 인한 기억력·시력감퇴에 좋다

단맛, 신맛, 쓴맛, 매운맛, 짠맛 다섯 가지 맛을 지닌 오미자에는 뇌파를 자극하는 성분이 들어 있어 졸음을 쫓고 과로로 인한 시력감퇴나 기억력감퇴를 개선하는 데 큰 도움이 된다. 특히 밤샘 작업을 하는 사람이나 늦게까지 공부하는 수험생에게 권할 만한 차다. 오미자는 오래 끓이면 신맛이 강해지므로 한소끔 끓어오르면 바로 불에서 내린다.

솔잎차 | 고혈압·중풍 증세를 예방한다

솔잎에는 혈관 벽을 튼튼하게 하는 작용이 있어 중풍과 고혈압을 예방하고 혈액순환을 도와 신경통·류머티즘 증세에 잘 듣는다.
차를 만들 때는 꿀 1큰술, 흑설탕과 물 1큰술반씩 솔잎에 넣고 버무려 1주일 정도 재워두었다가 체에 밭치면 솔잎시럽이 완성되는데, 이를 생수에 타서 마신다. 단, 솔잎시럽은 그냥 보관하면 초나 술이 될 수 있으므로 반드시 냉장 보관한다. 솔잎차는 산뜻한 풀냄새가 좋아 '솔바람차'라고도 불린다.

진피차 | 피로회복·감기 예방의 약효가 있다

감귤의 말린 껍질(진피)을 끓여서 마시는 향기로운 차다. 귤의 껍질에는 과육보다 많은 양의 비타민 C가 들어 있어 피로회복·감기 예방·식욕증진·피부미용에 효과가 있다. 껍질이 얇고 싱싱한 감귤을 골라 그늘진 곳에서 바짝 말린 다음 찻주전자에 담고 물을 부어 은근한 불에서 끓인다. 맛이 적당히 우러나면 꿀을 조금 섞어 마신다.

약이 되는 술

약술은 예로부터 건강을 지켜 주는 민간약으로 쓰여왔는데, 담그는 재료, 마시는 법이나 양에 따라 병이 될 수도 약이 될 수도 있다

금귤술 | 피로회복, 감기 초기 증세에 잘 듣는다

껍질째 먹는 금귤은 비타민 A·C, 칼슘 등이 풍부해 기침과 가래를 가라앉히고 피로회복을 도우며 위를 튼튼하게 해 준다.

버찌술 | 피로회복, 식욕증진에 효과가 있다

빛깔이 고운 버찌에는 포도당과 과당, 사과산과 구연산 등이 들어 있어 피로에 지친 몸에 활력을 주고 식욕을 돋우며 불면증이나 감기 증세에도 효과가 좋다.

매실술 | 빈혈·변비 증세에 효과가 있다

매실은 매화나무의 열매로 과육에는 양질의 구연산과 사과산이 들어 있고 씨에는 아미그달린이 풍부해 만성피로, 식욕부진, 일사병 등에 좋은 약효가 있으며 정장 작용이 뛰어나 설사·변비 증세에도 잘 듣는다.

알로에술 | 변비·불면증·신경통에 효과적이다

알로에는 비타민 B·C가 풍부해 여드름·화상 등에 바르면 효과가 있다. 또한 술을 담가 마시면 위를 튼튼하게 해 주고 변비·신경통·류머티즘·불면증에 효과적이다.

대추술 | 피로회복과 노화방지에 좋다

대추는 오래된 기침을 가라앉히고 이뇨·강장, 피로회복, 식욕증진 등에 효과가 있다. 대추술을 담가 조금씩 마시면 노화방지 효과도 얻을 수 있다. 술을 담글 때는 말린 대추를 사용하는데, 시중에서 파는 것을 구입하는 것도 좋지만 직접 말려서 이용하는 것이 좋다.

솔잎술 | 성인병에 효과가 있다

솔잎은 혈관을 튼튼하게 강화하는 작용을 해 고혈압·중풍 등 성인병 증세를 예방·치료하고 혈액순환을 촉진해 동상과 류머티즘 예방 및 치료에도 효과가 있다.

마늘술 | 강장 · 강정 효과가 뛰어나다

예로부터 강장·강정 식품으로 전해져 오는 마늘은 말초신경을 자극하는 작용이 있다. 또한, 신진대사와 혈액순환을 촉진해 신경통, 동맥경화, 고혈압을 예방하고 냉증이나 불면증·감기 등에 효과가 있으며 호르몬 계통을 자극해 정력을 증강한다.

인삼술 | 허약 체질, 신경쇠약 증세를 개선한다

한약재 중에서도 귀하게 다루어지는 인삼은 허약 체질을 개선해 주고 식욕을 돋우며 위장·신장·간장의 기능을 돕는다. 그 밖에 피로회복 기능이 뛰어나며 신경쇠약 증세에도 잘 듣는다. 술을 담글 때는 백삼이나 홍삼이 좋다.

감귤술 | 감기 예방·피부미용에 효과가 있다

감귤에는 풍부한 비타민 C가 들어 있어 신진대사를 촉진하고 식욕을 돋우며 피부미용·감기 예방에 효과가 있다. 감귤의 껍질에는 과육의 4배나 되는 비타민 C가 들어 있으므로 술을 담글 때는 껍질째 쓰는 것이 좋다.

잇꽃술 | 생리통·갱년기 장애에 효과가 있다

'홍화주' 라고도 불리는 잇꽃술은 예로부터 전해져 오는 부인병의 명약이다. 잇꽃에는 혈액순환을 돕는 작용이 있어 냉증을 풀어 주고 월경불순이나 생리통에 약효가 뛰어나며 갱년기 장애에서 오는 모든 증세를 가볍게 해 준다. 잇꽃은 한약재 시장에서 구할 수 있다.

살구술 | 심장병·고혈압 증세에 효과적이다

새콤달콤한 맛이 그만인 살구는 식욕을 돋우고 피로회복에도 좋다. 조금 덜 익은 살구를 골라 씨를 빼지 말고 통째로 담근다. 살구술을 꾸준히 마시면 심장병·고혈압은 물론 암 예방 효과도 얻을 수 있다.

모과술 | 기침과 천식 증세를 가라앉힌다

모과에는 신맛을 내는 사과산과 구연산이 들어 있어 소화효소의 분비를 돕고 신진대사를 촉진하며, 타닌과 비타민 C 또한 풍부해 기침과 천식을 가라앉힌다.

오디술 | 노화를 방지한다

오디는 뽕나무의 열매로 포도당과 사과산이 들어 있어 여름에 더위를 먹었을 때나 빈혈 증세가 있을 때 먹으면 효과가 좋다. 또한 오디로 술을 담가 꾸준히 마시면 흰머리가 생기는 것을 막고 저항력을 높여 주며 노화 방지에 효과가 있다.

사과술 | 식욕을 돋우고 피로회복에 효과가 있다

사과에는 비타민 C가 풍부해 피로를 풀어 주고 식욕을 돋우며 피부미용에도 좋은 효과가 있다. 술을 담가 마실 때는 신맛과 단맛의 조화가 이루어진 홍옥이 적당하다. 이때 껍질째 담가야 약효가 훨씬 좋다.

잣술 | 혈압을 내리고 자양·강장에 좋다

자양·강장제로 널리 알려진 잣은 비타민 B군과 불포화지방산을 많이 함유하고 있다. 잣으로 술을 담가 꾸준히 마시면 피부를 부드럽고 윤택하게 하며, 혈압을 내려 준다. 잣술은 많이 마시면 설사를 일으킬 수 있으므로 주의한다.

생강술 | 냉증이 있거나 감기에 걸렸을 때 좋다

생강에는 위를 튼튼하게 하는 건위 작용과 통증을 가라앉히는 진통 작용, 땀을 내는 발한 작용이 있어 위장이 약하거나 몸이 찬 사람, 감기에 걸리기 쉬운 사람에게 효과가 좋다. 생강술은 잠들기 전 20~30㎖씩 마시는데 감기에 걸렸을 때는 따뜻하게 데워 마신다.

감초술 | 기침과 목구멍 통증을 가라앉힌다

한방에서 가장 많이 사용하는 약재 중 하나인 감초로 술을 담가 마시면 심한 기침과 목구멍의 통증이 가라앉는다. 신경통, 생리통, 복통 증세에도 잘 듣는다.

셀러리술 | 식욕부진, 불면증 증세에 효과가 있다

셀러리에는 비타민 B_1·B_2·C가 풍부해 피로를 풀어 주고 식욕을 돋우며 신경통·류머티즘 증세에 약효가 좋다. 또한, 신경안정 작용이 뛰어나 잠자리에 들기 전에 마시면 숙면을 취할 수 있다. 셀러리술은 맛이 강하므로 물이나 다른 음료를 섞어 마시는 것이 좋다.

진달래술 | 진통·해열 작용이 뛰어나다

옅은 분홍빛이 아름다운 진달래술은 맛과 향이 좋을 뿐만 아니라 신경통, 두통, 천식 등에 잘 듣는다. 또 여성들의 고민인 냉증이나 생리통에도 뛰어난 효과가 있다. 진달래술은 '두견주' 라고도 불린다. 단, 철쭉과 혼동하면 중독을 일으켜 위험하다.

chapter ★ 02

내 몸이 원하는 필수 영양소

단백질

단백질은 뼈나 근육 · 혈액 등을 만드는 데 꼭 필요한 요소로, 하루에 60~70g 정도 필요하다

근육 · 뼈 · 피부 · 혈액 등을 만드는 단백질

우리 몸의 구성 요소 중 빼놓을 수 없는 영양소로, 근육 · 뼈 · 피부 · 머리카락 · 혈액 외에 호르몬이나 효소 · 면역물질 등도 단백질에 의해 만들어진다. 또한, 단백질에 의해 합성되는 글루타민산은 머리를 좋게 하는 물질도 만들어 낸다고 알려져 있다.

단백질은 20종 이상의 아미노산이 결합한 것으로 결합 형태에 따라 단백질의 성질이 달라진다. 아미노산 가운데는 우리 몸에서 합성되는 것도 있지만, '필수아미노산'은 체내에서 만들어지지 않는다. 그런데, 필수아미노산 가운데 단 한 가지만이라도 빠지면 뼈나 근육, 혈액을 만드는 데 필요한 단백질을 합성할 수 없다.

또한, 필수아미노산의 양이 한 가지라도 적으면 다른 아미노산이 제 아무리 많이 함유되어 있다 하더라도 체내에서 단백질을 합성하는 효력이 낮아진다. 따라서 필수아미노산을 균형 있게 함유하고 있는 단백질이 양질의 단백질이라 할 수 있다.

육류나 어패류에 함유된 동물성 단백질은 필수아미노산을 균형 있게 함유하고 있는 양질의 단백질이다.

반면에 콩이나 곡물 등에 함유된 식물성 단백질은 대체로 필수아미노산이 한두 종류 부족한 것이 특징이다. 콩과 쌀이 비교적 우수하다. 물론, 동물성 단백질도 고기나 생선 종류에 따라 필수아미노산의 구성이나 함량이 다소 차이가 있다. 또, 고기나 생선, 달걀 등이 양질의 단백질을 섭취할 수 있는 식품이긴 하지만 이들 동물성 식품에는 콜레스테롤이나 지방도 많이 함유되어 있으므로 주의해야 한다. 두부나 비지 등 식물성 단백질과 함께 먹으면 더욱 좋다.

✚ 효과적인 섭취 방법

필수아미노산은 매일 섭취하는 것이 좋다. 필수아미노산을 균형 있게 함유한 동물성 단백질은 흡수 효율은 좋지만, 지방질 또한 많으므로 비만 방지나 성인병 예방을 위해서 석쇠에 굽거나 삶는 등 조리법을 잘 선택해 지방을 빼고 먹는 것이 현명하다.

✚ 과잉 섭취할 때 나타나는 현상

단백질을 과잉 섭취하면 골다공증의 원인이 된다. 그 이유는 단백질이 체외로 대량 배출될 때 칼슘이 필요하기 때문이다. 특히 신장 기능이 저하된 사람은 과잉 섭취하지 않는다.

✚ 부족할 때 나타나는 현상

두뇌활동이 저하되고 빈혈과 뇌졸중의 원인이 된다. 또한 스태미나가 저하되어 체력이 약해지고 의욕도 떨어지며 피부가 거칠어진다. 손톱과 발톱이 잘 자라지 않으며 단백뇨, 간장병, 악성 종양의 증세가 악화된다.

✚ 단백질 섭취가 필요한 사람

성장기의 어린이, 격한 운동이나 육체노동을 하는 사람은 단백질 소비량이 많으므로 충분한 단백질 섭취가 필요하다.

또, 간장 장애가 있는 사람은 단백질이 부족하면 간 기능이 저하되기 쉬우므로 충분히 섭취한다. 하루 필요량은 성인의 경우, 남자 70g, 여자 60g 정도다.

당질

몸의 주요 에너지원으로, 탄수화물로도 불리며 쓰고 남은 에너지는
중성지방이 되어 체내에 축적되므로 적절히 섭취한다

주요 에너지원으로 쓰이는 당질

당질은 포도당, 과당 등 단당류나 다당류가 결합한 물질로 '탄수화물'이라고도 한다. 탄소, 수소, 산소의 3원소로 이루어져서 몸의 주요 에너지원이 된다. 특히, 포도당은 뇌의 활동을 활발하게 해 주는 유일한 에너지원이다.

쌀, 빵, 면류, 고구마류, 설탕 등이 대표적인 식품이며 체내로 들어간 당질은 탄산가스와 물로 분해되는 과정에서 에너지를 만들어 내고 남은 것은 체내에서 중성지방이 되어 피하 등에 축적된다. 이것이 비만의 원인이 되고 각종 성인병을 유발할 수 있으므로 주의한다.

당질은 분자량의 크기에 의해 단당류(포도당, 과당 등), 이당류(설탕, 전당, 맥아당 등), 다당류(전분, 글리코겐, 식물섬유 등)로 나누어진다. 과일이나 꿀 등 단당류는 가장 흡수가 잘되고 몸에 부담을 주지 않지만, 흡수가 좋은 만큼 피하지방으로 변하기 쉬운 특징이 있다. 쌀이나 빵, 고구마, 바나나, 밤 등 다당류는 단당류보다 흡수율이 떨어지지만 이들 식품은 포도당이 된 다음 흡수되므로 양적으로 가장 많이 섭취하게 되는 셈이다.

✚ 당질이 부족할 때 나타나는 현상

당질은 과잉 섭취하면 비만의 원인이 되지만 다이어트를 하면서 극단적으로 당질 섭취를 줄이면 신진대사에 여러 가지 장애를 일으킨다.

① 기초체력이 저하되고 피곤해지기 쉽다

당질의 부족 상태가 계속되면 몸을 구성하는 단백질을 빼내 에너지원으로 사용하므로 뼈와 근육을 구성하는 단백질이 제 역할을 하지 못한다.

② 간장의 해독 작용이 약해져 피부가 거칠어진다

간장에 축적되어 있던 글리코겐이 포도당으로 바뀌므로 피부에도 영향을 준다.

③ 의식 장애를 일으킬 수도 있다

다이어트를 위해 당질 섭취를 줄이는 경우에도 하루에 최저 밥 한 그릇 분량의 당질은 섭취해야 한다.

✚ 효과적인 섭취 방법

비타민 B_1을 충분히 공급해야 에너지 효율을 높일 수 있다. 배아, 쌀겨, 돼지고기 등에 많이 들어 있는 비타민 B_1은 당질을 연소하는 작용을 하기 때문이다. 섭취량의 기준은 총에너지의 약 60%, 설탕과 과당은 각각 하루에 50g 이내로 줄인다.

당질을 함유한 음식 중에는 당질 이외의 영양소도 풍부하게 포함하고 있는 것도 있다. 흑설탕은 칼슘과 비타민 B_1을, 쌀은 단백질을, 과일이나 고구마류에는 비타민류가 들어 있다. 곤약, 해조, 버섯에는 다당류의 하나로 최근 주목받고 있는 식물섬유가 들어 있다. 이들 식품에 함유된 식물섬유는 에너지원은 되지 않지만, 변통을 좋게 하고 혈당의 상승을 막으며 콜레스테롤을 줄여 준다 하여 건강식품으로 환영받고 있다.

✚ 과잉 섭취할 때 나타나는 현상

에너지로 쓰고 남은 당질은 체지방으로 쌓이므로 비만의 원인이 된다. 또 비만이 진행되면 고혈압·고지혈·당뇨병·지방간 등 성인병의 원인이 되기도 한다. 특히 설탕은 인슐린을 분비해 당뇨병의 원인이 되고 충치를 진행시킨다.

✚ 피로할 때 에너지 효율을 높이는 방법

피곤할 때는 종종 단것이 먹고 싶어지는데, 이는 혈액 속의 포도당이 에너지로 사용되어 몸에서 당질을 요구하기 때문이다. 이때 단것을 섭취하면 혈당치가 급상승하여 일시적으로 피로감이 해소된다. 하지만 그 후에는 혈당치가 급격히 저하되어 자칫 피로감이 심해질 수 있으므로 단것이 먹고 싶을 때는 비타민 B_1을 함께 섭취하거나 구연산이 풍부한 식품을 섭취해 피로회복을 돕는다. 구연산은 '피로산' 이라고 불리는 젖산 등을 연소하고 피로회복을 돕는 물질로, 레몬 같은 감귤류, 천연양조식초에 많이 들어 있다.

식물섬유

식물섬유는 변비를 막아 주고 고혈압, 동맥경화, 당뇨 등 성인병을 예방하는데, 가능한 여러 종류를 골고루 먹는 것이 좋다

장 속의 유해물질을 정화하는 식물섬유

식물섬유는 다른 물질을 흡착하는 성질을 가지고 있어, 장 속의 유독물질이나 발암물질을 흡착하여 배설한다. 또한 변비를 예방하는 효과도 가지고 있어 변의 양이 적거나 변의가 느껴져도 좀처럼 나오지 않을 때 먹으면 좋다. 평소 식물섬유가 들어 있는 음식을 자주 섭취하면 비만도 개선되고 고혈압이나 동맥경화, 당뇨병 등 성인병 예방에도 도움이 된다.

✚ 식물섬유의 종류

식물섬유에는 물에 녹는 것과 녹지 않는 것, 동물성인 것과 올리고당이 있다. 물에 녹는 것은 수분을 흡수하는 성질과 미끈미끈한 점성을 지니며 과일, 곤약, 해조류에 많이 함유되어 있다. 물에 녹지 않는 식물섬유는 몸에 해로운 물질을 빨아들이는 효과가 있으며 우엉, 셀러리 등 채소류에 많이 함유되어 있다.
또한, 동물성 식물섬유는 새우, 게 등 갑각류와 상어지느러미 등에 많으며 올리고당은 양파, 우엉, 아스파라거스, 보리 등에 들어 있는데 소화가 잘 안 되는 특징이 있다.

✚ 성인병 예방에 효과적인 식물섬유

① 변의 양을 늘리고 변통을 좋게 한다

식물섬유를 섭취하면 수분을 흡수하는 보수성(保水性) 때문에 변통이 쉬워진다. 또한 변 속의 유해한 물질이 직장으로 흡수되는 걸 막아 준다. 식물섬유가 충분하면 장 내에 변이 머무는 시간이 짧아지기 때문이다.

② 장 내의 유해물질을 배출한다

물에 녹지 않는 셀룰로오스 등 식물섬유는 발암성 물질 같은 장 내의 유해 물질을 흡수, 체외로 내보낸다. 또한 장 내 세균의 독소 분해 활동을 자극한다. 특히, 주목되는 것은 대장암 예방 효과가 크다는 점이다. 식물섬유의 섭취량이 적은 구미인들에게는 대장암이 많다. 최근에는 우리나라도 대장암 발생률이 느는 추세다.

③ 혈청 콜레스테롤을 감소시킨다

혈액 속의 콜레스테롤치를 낮추어 주고 동맥경화증이나 담석증 예방에도 효과가 있다. 이는 콜레스테롤을 원료로 하는 담즙산, 중성지방을 체외로 배출시키기 때문이다. 또한 콜레스테롤이 장에 재흡수되는 것을 막아 준다.

④ 혈당치를 낮춘다

당분이 단번에 흡수되는 것을 막아 주므로 당뇨병 예방과 치료에 효과가 있다.

⑤ 비만을 막는다

만복감을 주고 지방 흡수를 저지하는 작용이 있으므로 비만 예방에 도움이 된다.

✚ 효과적인 섭취 방법

채소의 줄기, 곡류의 껍질 부분에 풍부하다. 흰쌀보다는 현미, 사과의 껍질, 귤의 중간껍질에 많이 함유되어 있다. 가능한 한 많은 종류의 식물섬유를 섭취한다.

✚ 과잉 섭취할 때 나타나는 현상

병에 걸려 영양상태가 좋지 않은 사람, 설사가 잦은 사람은 주의한다. 비타민, 미네랄 등 이외의 영양소를 흡수·배출하기 때문이다.

✚ 식물섬유 섭취가 특히 필요한 사람

고혈압증, 고지혈증, 동맥경화증 등 혈관 계통의 질환이 있는 사람, 당뇨병인 사람, 담석증에 잘 걸리는 사람, 치질이 지병인 사람 등은 자주 먹는 것이 좋다.

콜레스테롤을 낮추고 싶은 사람은 펙틴이 함유된 호박, 사과, 양배추, 당근 등을 섭취하고, 혈당치를 낮추려면 곤약, 참마, 콩류를 먹는다. 또한 변비가 되기 쉬운 사람도 매일 섭취하는 것이 좋다. 하루 필요량은 남성, 여성 모두 20g이다.

지방질

3대 영양소 중 가장 큰 에너지원으로 동물성·식물성 지방을 1:1로 섭취하는 것이 좋다

호르몬과 신경을 구성하는 지방질

3대 영양소 중에서 가장 큰 에너지원이다. 동물이나 식물에 축적된 중성지방을 모두 일반적으로 '지방'이라 부른다. 위 속에서 머무르는 시간이 길어 적은 양으로도 큰 에너지를 얻을 수 있다. 자칫 다이어트의 큰 적이란 이미지를 갖기 쉽지만, 인간의 몸에 없어서는 안 될 중요한 영양소다.

또한 지용성 비타민(A·D·E·K)이 함께 함유되어 있어 지방이 흡수될 때 동시에 이들 비타민도 흡수되고 저장에도 관여한다. 이 외에도 호르몬이나 세포막의 재료가 되며 신경의 작용 등에도 깊이 영향을 미친다.

음식에 함유된 지방에는 동물성 지방(고기, 생선에 함유), 식물성 지방(깨, 해바라기, 옥수수, 땅콩 등에 함유)이 있다. 음식을 통해 얻은 지방은 에너지원으로 사용되고, 에너지로 사용되지 않은 분량은 체지방으로 축적된다. 체지방은 음식에서 얻은 에너지가 부족할 때 에너지를 공급하고 추울 때는 체내 열의 방출을 막는 역할도 담당한다. 지방질 1g당 9kcal에 달하는 에너지를 얻을 수 있다.

✚ 지방질의 특징

영양소 중 적은 양으로 가장 많은 에너지를 낼 수 있으며 체내에 축적되어 열의 방출을 막고 체온을 유지한다. 또한 외부의 충격으로부터 내장을 보호하고 지용성 비타민과 함께 섭취하면 흡수를 돕는다. 지방 속의 콜레스테롤은 세포막의 원료나 지방의 소화에 필요한 담즙의 원료가 된다. 또한, 부신피질호르몬, 성호르몬을 만드는 작용도 한다.

✚ 효과적인 섭취 방법

지방은 수많은 지방산이란 물질로 이루어져 있으며 지방산은 포화지방산과 불포화지방산으로 나뉜다. 포화지방산은 육류나 치즈, 초콜릿, 우유 등에 많고, 불포화지방산은 식물성 지방이나 생선의 지방에 많이 함유되어 있다.

포화지방산은 체내에서 콜레스테롤을 만드는 데 재료가 된다. 콜레스테롤은 세포막을 형성하거나 담즙산, 비타민 D, 호르몬을 만드는 중요한 작용을 하고 있지만 과잉 섭취하면 혈액 속의 콜레스테롤이 너무 많아져 동맥경화증이 생기거나 심근경색 등을 일으키는 요인이 된다.

한편, 불포화지방산은 혈액 속의 콜레스테롤을 감소시킨다. 특히 등 푸른 생선의 지방에는 혈전을 예방하는 다가(多價) 불포화지방산이 많이 함유되어 있다.

다가 불포화지방산 일부는 인간의 체내에서 합성되지 않으므로 음식으로 섭취해야 하며, 그 때문에 필수지방산이라 불리고 있다. 필수지방산은 리놀산, 리놀렌산, 아라키돈산 등 3종류가 있는데 리놀산이 있으면 인간의 체내에서 다른 두 가지를 합성할 수 있다. 그러나 리놀산도 과잉 섭취하면 반대로 혈전을 촉진하는 요인이 된다. 또한 식물성 기름이라 해도 코코넛유나 야자유는 콜레스테롤치를 높이는 작용을 한다.

또한, 동물성 지방에는 혈관을 강화하는 지방산도 있으므로 일률적으로 식물성 지방은 건강에 좋고, 동물성 지방은 좋지 않다고 할 수 없다. 동물성과 식물성을 1:1 비율로 섭취하는 것이 이상적이다. 불포화지방산은 공기와 접촉하면 과산화지질이라는 유해물질로 변하기 쉬운 성질이 있다. 같은 기름에다 몇 번이나 튀김을 하거나 오래된 기름을 요리에 사용하면 과산화지질을 대량으로 섭취하는 원인이 된다.

✚ 과잉 섭취할 때 나타나는 현상

비만이 진행되며 고혈압증, 당뇨병, 고콜레스테롤혈증 등 여러 가지 성인병을 불러올 수 있다. 또한, 불포화지방산을 과잉 섭취하여 과산화지질이 과잉 생성되면 암이나 노화를 일으키는 요인이 될 수 있다.

✚ 지방질 섭취가 필요한 사람

보편적인 식사를 하고 있다면 부족할 염려는 없다. 단, 마른 사람은 의식적으로 섭취한다.

철분

헤모글로빈 합성에 필요한 미네랄의 일종으로, 체내 흡수율을 높이려면 비타민 C와 함께 먹는다

헤모글로빈 합성에 필요한 철

성인의 체내에 있는 철의 양은 약 3g이며 그중 반 이상은 헤모글로빈 속에 들어 있어서 산소를 운반한다. 그 밖에 근육 속의 단백질에도 있다.
철은 많은 음식에 함유되어 있지만 장에서 쉽게 흡수되기 어려워 부족하기 쉽다. 특히 여성은 월경 때문에 만성적인 철 결핍 상태에 빠지기 쉽다. 헤모글로빈은 체내에서 산소를 운반하는 작용을 하므로 철이 부족하여 헤모글로빈이 감소하면 산소부족으로 현기증, 체력저하와 함께 심장 고동이 빨라지고 숨이 차는 증세가 나타나기 쉽다.

✚ 효과적인 섭취 방법

비타민 C에는 철의 흡수를 촉진하는 작용이 있으므로 비타민 C를 함유한 식품과 함께 먹는다. 단, 녹차, 커피 등에 함유된 타닌 성분은 철의 흡수를 억제하므로 식사 직후에 차나 커피를 마시는 것은 피한다. 또 동물성 식품의 철은 흡수되기 쉬운데, 특히 간이 좋다. 고기류에 함유된 철은 25~37%로 비교적 흡수가 잘되지만 채소, 곡류, 해조류, 유제품, 달걀 등의 철은 5%밖에 흡수되지 않는다.

✚ 철분 섭취가 특히 필요한 사람

월경 중이거나 임신 중인 여성은 남성 필요량의 2배 정도가 더 필요하다. 특히, 빈혈이 있거나 쉽게 피곤해지는 사람, 안색이 나쁜 사람, 위궤양이나 치질 등 출혈성 병이 있는 사람은 철이 결핍되기 쉬우므로 신경 써서 섭취한다.

칼슘

뼈와 이를 구성하는 데 필요한 미네랄의 일종으로, 주요 생리기능을 처리하는 역할도 한다

뼈와 이를 구성하는 칼슘

중요한 미네랄의 하나로 체내 칼슘의 99%는 뼈와 이에 있다. 식품을 통해 많은 양을 섭취하더라도 필요한 양만 흡수되고 나머지는 체외로 배출된다.

혈액 속이나 근육, 세포막 속에서도 소량의 칼슘이 존재하며 단백질이나 글리코겐의 대사, 혈액의 응고, 호르몬의 분비, 세포분열, 면역기능 등에 관여한다. 신경과 근육의 흥분을 조정하고 심장의 고동을 일정하게 유지하는 것도 칼슘의 역할이다.

✚ 효과적인 섭취 방법

비타민 D, 단백질은 칼슘의 흡수율을 높여 주므로 칼슘과 함께 먹는다. 또한 칼슘과 인은 결합하여 뼈를 형성하므로 이 두 가지를 거의 동량으로 섭취한다. 작은 생선, 우유, 치즈, 해조류, 굴 등은 칼슘과 인이 균형 있게 들어 있는 식품이다. 그중에서도 우유를 마시는 것이 칼슘 보급에 가장 효과적이다. 우유에 들어 있는 카세인과 젖당이 칼슘의 흡수를 돕기 때문이다. 중장년층, 특히 여성은 하루에 400㎖ 정도, 남성도 200㎖ 정도 섭취하는 것이 좋다.

✚ 칼슘 섭취가 특히 필요한 사람

성장기 어린이는 물론 나이가 들어감에 따라 칼슘 섭취가 더욱 필요하다. 특히 갱년기 이후의 여성에게 결핍증이 많으므로 주의해서 섭취한다. 또한 임신 중인 여성, 격한 운동이나 육체노동을 하는 사람은 칼슘 소모량이 많으므로 그만큼 많이 섭취하는 것이 좋다. 다이어트 중인 사람, 음주, 흡연 습관이 있는 사람도 부족하기 쉬우므로 신경 써서 섭취한다.

비타민

인체의 생리 작용이 정상적으로 유지되는 데 필요한 영양소로 세 끼 식사를 통해 얻는 것이 기본이다

비타민 A

눈을 보호하고 암을 예방하는 비타민 A

비타민 A는 시력을 보호하고 점막을 정상으로 유지하게 하며 병의 회복과 성장을 돕는다. 또한 피부나 머리카락, 뼈, 잇몸 등을 건강한 상태로 유지하는 데도 중요한 역할을 담당하고 있다.

동물의 간 등 동물성 식품에 함유된 비타민 A는 레티놀이라 불리며 그대로 비타민 A로 흡수된다. 한편 시금치, 당근 등 주로 식물성 식품에 함유된 카로틴은 체내에서 비타민 A로 바뀐다. 카로틴은 체내에서 필요로 하는 분량만큼만 비타민 A로 바뀌므로 과잉 섭취에 의한 부작용은 염려할 필요가 없다.

비타민 A는 암의 예방과 치료에도 도움이 된다. 비타민 A가 부족하면, 내장을 보호하고 있는 점막이 약해져 세포가 상처를 입기 쉽고, 이 부분에 암이 발생하기 쉽다. 이 상처를 비타민 A가 회복시킨다고 한다. 특히, 폐, 식도, 피부암을 예방하고 점막암을 억제하는 작용을 한다. 그리고 바이러스 등에 의한 감염증을 막고 호흡기 계통의 저항력을 키워 준다.

✚ 비타민 A가 부족할 때 나타나는 현상

① 안구건조증(눈의 점막이 마름)이나 야맹증이 나타난다.

② 미각, 후각의 기능이 저하된다.

③ 피부가 거칠어지거나 입술이 갈라진다. 손톱도 약하게 물러진다.

④ 점막이 약해져 감기에 걸리기 쉽고 감염증에 걸리기 쉽다.

⑤ 성장기에는 발육이 늦어진다.

✚ 과잉 섭취할 때 나타나는 현상

① 급성 중독증이나 만성적인 과잉증을 일으킬 수 있다.

② 피로감, 구토증, 수면장애, 식욕부진, 피부가 거칠어지는 등의 증세가 나타난다.

✚ 효과적인 섭취 방법

비타민 A는 지질에 녹기 쉬운 지용성 비타민이므로 기름에 볶는 것이 좋다. 또한 열에도 강하여 식물성 식품에 함유된 비타민 A는 가열하면 흡수율이 더 높아진다.

✚ 비타민 A 섭취가 특히 필요한 사람

성장기 어린이나 청소년, 쉽게 피로를 느끼는 사람에게 필요하다. 또한, 코나 목의 점막이 약한 사람, 감기에 잘 걸리는 사람, 다래끼가 잘 나는 사람은 신경 써서 섭취한다. 하루 필요량은 성인 남녀 모두 700R.E.이다.

비타민 B_1

만성 피로와 스트레스 해소에 효과 있는 비타민 B_1

'피로회복 비타민'이라 불리는 비타민 B_1은 수용성의 결정체로 독특한 냄새가 있다. 쌀이나 설탕 등의 당질이 분해되고 에너지로 변할 때 없어서는 안 될 요소다. 체내에서 당분을 분해하여 에너지로 바꾸는 데 비타민 B_1이 필요하기 때문이다.
비타민 B_1이 부족하면 '각기병'에 걸릴 수 있다. 알코올이 에너지로 전환되는 과정에서 비타민 B_1을 빼앗는다는 것도 명심한다.

✚ 비타민 B_1의 역할

① 뇌와 신경에 필요한 에너지를 공급하는 작용을 돕는다. 정신 상태를 향상시키고 뇌를 활성화한다.

② 소화를 돕는다. 특히, 당질의 소화를 촉진한다.

③ 온몸의 신경조직과 근육의 작용을 정상으로 유지한다. 멀미에도 효과가 있다.
④ 성장을 촉진한다.

✚ 비타민 B_1이 결핍되면 나타나는 현상

① 뇌나 신경으로 에너지가 충분히 공급되지 못하므로 정서불안과 스트레스의 원인이 된다. 집중력, 기억력도 저하된다.
② 식욕감퇴나 소화불량이 나타난다.
③ 뇌의 유일한 에너지원인 당질의 에너지 대사가 나빠지기 때문에 온몸에 피로감과 무기력감이 나타난다.
④ 심장이 심하게 고동치거나 숨이 차오를 수 있다.
⑤ 손발이 저리거나 부어오른다. 각기병에 걸릴 수 있다.

✚ 효과적인 섭취 방법

돼지고기, 메밀, 현미, 표고버섯, 명란젓 등에 풍부하게 함유되어 있고 닭, 돼지 등의 간도 빼놓을 수 없는 식품이므로 골고루 섭취한다. 한편, 조개나 새우, 게, 잉어 등에는 비타민 B_1을 파괴하는 효소가 함유되어 있으므로 주의한다.

✚ 비타민 B_1 섭취가 특히 필요한 사람

스포츠나 육체노동 등으로 에너지 소비가 많은 사람, 단것이나 스낵, 알코올을 좋아하는 사람, 외식을 많이 하는 사람은 비타민 B_1이 풍부한 식품을 충분히 섭취한다. 또한 야근이나 밤샘 작업을 많이 하는 사람, 정신적인 스트레스가 많은 사람도 비타민 B_1을 많이 섭취하는 것이 좋다. 하루 필요량은 성인 남자 1.25mg, 여자 1.0mg이다.

비타민 B_2 세포의 재생과 성장을 촉진하는 비타민 B_2

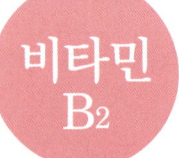

세포의 재생을 돕는 중요한 작용을 한다. 또한 성장을 촉진하고 건강한 피부, 머리카락, 손톱을 만든다. 지질이나 단백질, 당질의 대사에도 관여한다.
그 밖에 체내에서 과산화지질이 생성되는 것을 막아 준다. 과산화지질은 동맥경화증이나 노화를 촉진하고 발암성이 있는데 비타민 B_2가 성인병과 암을 예방해 준다.
또한, 당뇨병이 있으면 비타민 B_2의 흡수율이 나빠지는데 비타민 B_2를 충분히 섭취하면 당뇨병이나 당뇨병의 합병증을 가라앉히는 데도 도움이 된다.

✚ 비타민 B_2가 부족하면 나타나는 현상

① 눈이 충혈되거나 약한 빛에도 눈이 부시고 침침해지며 각막염을 일으킬 수도 있다.
② 구내염이나 구순염, 구강염 등 구강 내부와 입술, 혀 등에 염증이 생긴다.
③ 피부가 거칠어지거나 피부병에 걸리기 쉽다.
④ 콧등 주변에 기름이 배거나 모세 혈관이 빨갛게 드러나 보인다.
⑤ 항문이나 음부가 가렵거나 짓무른다.
⑥ 성장기에는 온몸의 성장 장애가 발생한다.

✚ 효과적인 섭취 방법

비타민 B_1과 마찬가지로 체내에 축적되지 않으므로 매일 섭취해야 한다. 일반적인 식사만으로는 필요량을 충족할 수 없는 경우가 많다. 특히, 외식을 자주 하는 사람은 비타민제 복용으로 비타민 B_2를 보충하는 것이 좋다. 많은 양을 섭취해도 과잉증이나 부작용을 염려할 필요는 없다.

✚ 비타민 B_2 섭취가 특히 필요한 사람

비타민 B_2가 많이 들어 있는 고기, 생선, 달걀, 유제품을 별로 먹지 않는 사람은 비타민 B_2 부족이 되기 쉽다.
비타민 B_2는 비타민 B_1의 활동과 밀접한 관련이 있다. 비타민 B_1이 대량으로 소비될 때 비타민 B_2 부족 상태가 되는 일이 흔하다. 그러므로 스포츠나 일로 체력소모가 많은 사람, 단 것을 자주 먹는 사람, 알코올 섭취가 많은 사람도 비타민 B_2 부족에 주의한다.
그 밖에 궤양이 있는 사람이나 당뇨병 환자, 스트레스가 많은 사람도 충분히 섭취해야 한다. 하루의 필요량은 남자 1.5mg, 여자 1.2mg이다.

비타민
C

감기 예방과 콜라겐을 생성하는 비타민 C

비타민 C의 중요한 작용 중 하나는 콜라겐의 생성이다. 콜라겐은 피부와 근육, 뼈 혈관을 결합하고 있는 조직으로 비타민 C가 결핍되면 콜라겐 생성량이 줄고 뼈가 약해져 출혈이 생기기 쉽다.

감기의 대부분은 바이러스가 원인인데 비타민 C에는 감기를 예방하거나 회복을 빠르게 하는 효과가 있다. 또한 체내에 들어온 바이러스의 침입을 막고 면역기능을 돕는 작용도 한다. 부족하면 감기 이외의 병에도 걸리기 쉽고 피로하며 회복력도 저하된다. 비타민 C는 육체적·정신적 스트레스와도 관계가 있다.

✚ 비타민 C의 역할

① 스트레스를 풀어 준다.

② 잇몸 출혈을 막는다.

③ 혈액 속의 콜레스테롤치를 내려 준다.

④ 감기를 예방한다.

⑤ 완화(하제) 작용을 한다.

⑥ 괴혈병 예방과 치료, 발암물질의 발생을 막아 준다.

✚ 비타민 C가 부족할 때 나타나는 현상

① 피부나 점막, 관절 등에서 출혈이 생기기 쉽다.

② 뼈가 약해져 골절되기 쉽다.

③ 근육이 쇠약해지고 심장이 비대해진다.

④ 피로감, 무력감, 신경 실조를 일으킨다.

⑤ 괴혈병에 걸리기 쉽다. 그 밖의 병에 걸리기 쉽고 베인 상처가 잘 낫지 않으며 성장이 지연되는 등 장애를 일으킨다.

⑥ 담배 1개비 피울 때마다 비타민 C가 25mg씩 손실된다. 흡연을 하는 사람은 하루 필요량보다 많이 섭취해야 한다.

✚ 효과적인 섭취 방법

비타민 C를 파괴하지 않는 요령은 생으로 먹거나 살짝 익혀 먹는다. 채소는 데치고 삶는 것보다 기름에 볶는 것이 손실이 적다. 삶거나 데친 물, 볶은 국물 등에는 비타민 C가 녹아 있으므로 버리지 말고 사용한다. 떫거나 쓴맛을 우려낼 때도 찬물에서 재빨리 우려낸다.

✚ 비타민 C 섭취가 특히 필요한 사람

감기에 잘 걸리는 사람, 쉽게 피로를 느끼는 사람, 운동량이 많은 사람에게 필요하다. 특히, 격한 운동을 하면 비타민 C가 많이 소비된다. 정신적·육체적인 스트레스가 많은 사람도 충분히 섭취한다. 스트레스가 쌓이면 부신피질 호르몬이 분비되는데, 이때 다량의 비타민 C가 소비되기 때문이다. 담배도 체내의 비타민 C를 파괴하므로 담배를 피우는 사람도 충분히 섭취해야 한다. 또한, 임신부나 수유기의 여성은 비타민 C가 결핍되지 않도록 주의한다. 하루 필요량은 성인 남녀 모두 55mg이다.

비타민 D

뼈를 튼튼하게 하는 비타민 D

비타민 D는 카르시페롤이라 불리는 지용성 물질로 식품 속에도 함유되어 있지만, 인간의 체내에서도 합성된다. 비타민 D의 작용 중에서 가장 중요한 것은 칼슘과 인의 흡수를 촉진해 뼈나 이에 침착시키는 일이다. 비타민 D가 부족하면 마음이 안정되지 않고 안절부절못한다. 또한 골연화증이나 골다공증 등 결핍증이 나타나 골절되기 쉽다.

특히 유아들이나 한창 자라는 아이들은 뼈의 발육 부진이나 구루병에 걸리기 쉬우므로 결핍되지 않도록 주의한다. 어린이나 임신·수유기의 여성은 보통의 4배 정도를 더 섭취해야 한다. 또한 갱년기 여성이나 노인도 비타민 D를 충분히 섭취한다. 과잉 섭취할 때는 식욕부진, 구토, 체중 감소 등이 나타난다.

✚ 효과적인 섭취 방법

비타민 D는 자외선을 쏘이면 활성화되므로, 일조량이 적은 계절이나 스모그가 많은 도회지 사람들은 음식으로 보충한다. 비타민 D는 생선이나 햇볕에 말린 표고버섯, 정어리, 꽁치 등의 등 푸른 생선에 풍부하게 함유되어 있다. 비타민 A, 비타민 C와 함께 섭취하면 감기 예방에도 효과적이다. 단, 기계로 말리면 자외선이 닿지 않아 비타민 D가 형성되지 않는다.

+ 비타민 D 섭취가 특히 필요한 사람

유아나 성장기 아이들은 발육에 영향을 줄 수 있으므로 결핍되지 않도록 신경을 쓴다. 임신·수유기의 여성도 결핍에 주의한다. 갱년기 여성이나 노인도 비타민 D의 섭취에 신경을 써야 하며 야간노동자도 주의가 필요하다. 하루 필요량은 성인 남녀 모두 10㎍이다.

비타민 E

노화를 방지하는 비타민 E

노화방지 비타민으로서 최근 주목을 받는 비타민이다. 노화에 관해서는 아직 충분히 해명되고 있지 않지만 노화의 원인이라 여겨지는 것 중 하나로 과산화지질이 있다. 비타민 E는 체내에서 과산화지질이 만들어지는 것을 막아 주므로 노화방지에 도움이 된다고 여겨지고 있다. 이 밖에 비타민 E는 좋은 콜레스테롤을 늘리거나 혈액 속의 중성지방을 줄여 동맥경화증을 예방한다.
비타민 E는 식물성 비타민으로 인간의 체내에서는 합성되지 않는다. 비타민 E는 산화하기 쉽고 열에 약하므로 샐러드 드레싱 등으로 만들어 먹는 것이 가장 효과적이다. 결핍되면 피부가 약해지는 등의 증세가 나타난다. 하루 필요량은 성인 남녀 모두 10mg씩이다.

+ 비타민 E가 부족할 때 나타나는 현상

기미가 끼거나 안면흑피증에 걸리기 쉽다. 또한, 노화를 촉진하거나 피부의 저항력이 떨어진다. 임신 중인 사람은 유산하기 쉽다.

+ 효과적인 섭취 방법

비타민 E는 식물성 기름에 풍부하게 함유되어 있지만 샐러드 드레싱을 만들어 생으로 먹는 것이 가장 효과적이다. 비타민 E는 산화하기 쉽고 열에 약하기 때문이다.

염분

인간의 생리 작용에 없어서는 안 되는 영양소로 과잉 섭취하면 성인병을 불러올 수 있으므로 주의한다

체액을 알칼리성으로 유지하는 염분

조미료로서 매일의 식탁에서 빼놓을 수 없는 것이 식염이다. 식염에 들어 있는 성분 중에 특히 나트륨은 위액의 분비를 촉진하고 소화를 돕거나 체액을 알칼리성으로 유지하게 하는 등 인간의 생리 작용에 필요한 미네랄이다.

✚ 과잉 섭취할 때 나타나는 현상

염분을 지나치게 섭취하면 혈압을 상승시켜 고혈압증이나 동맥경화증을 불러일으킨다. 나트륨 성분은 체내에서 수분을 빨아들이는데 수분을 흡수하는 분량만큼 심장 박동 수가 상승한다. 나트륨의 이런 작용을 억제하는 것이 녹황색 채소, 과일, 콩, 우유, 치즈 등에 함유된 칼륨이라는 미네랄이다. 칼륨은 체외로 수분을 배출하는 작용을 하므로 칼륨이 많은 음식을 나트륨과 함께 섭취하면 상호작용으로 체내 수분이 일정하게 유지된다.

✚ 효과적인 섭취 방법

염분의 하루 섭취량은 평균 10g 정도이다. 그러나 특별히 양을 측정해서 섭취하지 않더라도 고기나 채소 등 식품 자체에 함유된 염분을 섭취하는 것만으로도 충분하다. 따라서 조리 시 염분 사용이 지나치지 않도록 각별히 신경 쓴다. 또한, 라면, 장아찌, 젓갈같이 염분이 많이 든 음식은 주의해서 먹는다.

고혈압인 사람은 하루 6~8g 이하로 섭취량을 제한하는 것이 바람직하다. 발열이나 심한 설사 등으로 탈수증세를 일으킨 경우는 적당량의 물과 식염의 보급이 필요하다.

special book.

베이고, 다치고, 넘어지고,

알아두면 약이 되는 셀프 처방

● ● 생활하다 보면 베이고, 다치고, 벌레에 물리는 등 상처를 입거나 갑자기 통증이 느껴져 놀라는 경우가 있다. 그럴 때는 먼저 상처를 소독하고, 부기를 가라앉히거나 통증을 줄여 주는 등 조치를 취하는 것이 중요하다. 평소 집에 있는 식품으로 응급처치하는 방법이나 붙이는 약, 바르는 약 등 약효 성분을 내는 여러 가지 방법들을 알고 있으면 유용하게 사용할 수 있다. 시간 날 때 익혀 두었다가 위급할 때 당황하지 말고 침착하게 처리하자.

멀미할 때

무·생강즙을 마시고 마른오징어를 씹는다

자동차나 기차, 배, 비행기 등 흔들리는 물체를 탔을 때 속이 메슥거리고 어지러운 증세를 '멀미'라 한다. 이러한 증세는 몸의 균형을 조절하는 부위가 자극을 받아 자율신경이 이상흥분을 일으켜 생기는 것이다. 건강한 사람이라도 그날의 컨디션이나 심리적인 상태에 따라 나타날 수 있으므로, 예방법을 익힌다.

★무·생강즙을 마신다 멀미로 인해 속이 메스껍고 구토 증세가 계속될 때는 강판에 간 생강즙 1/2컵과 무즙 1/2컵을 잘 섞고 꿀 2큰술을 타서 소주잔으로 2잔 정도 마시면 효과가 좋다. 아이들에게 먹일 때는 꿀을 조금 많이 넣으면 무리 없이 먹일 수 있다.

★마른오징어를 씹는다 마른오징어를 잘게 찢어 꼭꼭 씹어 먹으면 멀미 증세가 가라앉는다. 오징어처럼 질긴 식품을 씹는 동안 잡념이 사라지고 위의 활동이 원활해져 멀미를 잊게 된다. 쥐포나 노가리·말린 문어다리 등도 같은 효과가 있다.

★얇게 썬 생강을 입에 문다 멀미가 자주 나는 사람은 생강을 얇게 저며 썰어 비닐 랩에 싸서 가지고 다니다가 속이 메스껍고 토하고 싶을 때 1조각씩 꺼내 입에 물고 있는다. 생강의 강한 향이 자극적이긴 하나 속이 편해진다.

★유황·밀가루연고를 붙인다 유황가루와 밀가루를 2:1 비율로 섞고 적당량의 물을 부어 조금 묽은듯하게 반죽한다. 반죽한 연고를 거즈에 펴 발라 배꼽에 붙이고 반창고로 고정한다. 차나 비행기 등을 타기 30~40분 전에 붙인다.

벌레에 물렸을 때

곶감을 식초에 절였다가 바르거나 오이나 순무즙을 바른다

벌레에 물리면 먼저 물린 부위를 비눗물로 깨끗이 씻는다. 아무리 가렵더라도 손으로 긁거나 만지지 말고 찬물이나 얼음물로 찜질해서 통증을 가라앉힌다. 응급처치로 가려움증·통증·부기 등이 가라앉으면 다른 치료를 하지 않아도 되지만 쉽게 가라앉지 않을 때는 병원 치료를 받는다.

★곶감을 식초에 절였다가 바른다 곶감을 유리병에 담고 식초를 가득 부어 서늘한 곳에서 1개월 정도 절여 둔다. 벌레 물린 부위에 식초에 절인 곶감을 바르면 식초의 강한 살균 작용과 곶감의 수렴 작용으로 효과가 좋다.

★오이즙이나 순무즙을 바른다 씨가 적고 싱싱한 오이를 강판에 갈아 거즈로 걸러서 즙을 낸다. 그 즙을 탈지면이나 거즈에 적셔 가려운 부위에 바른다. 순무와 함께 환부를 시원하게 찜질해 주면 가려움증이 가라앉는다.
순무만 강판에 갈아 거즈로 짜낸 다음 그 즙을 탈지면에 적셔 환부에 널찍하게 발라도 좋다. 즙을 바르고 나면 환부가 시원해지면서 가려움증이 덜하다.

★호박꽃즙을 바른다 호박꽃 몇 송이를 따서 흐르는 물에 씻은 다음 거즈로 즙을 짜서 소금을 조금 섞는다. 그 즙을 탈지면에 적셔 아픈 부위에 바른다. 소금의 살균 작용으로 아린 듯한 느낌이 들지만 곧 통증이 줄어든다.

★나팔꽃잎즙을 바른다 나팔꽃의 푸른 잎을 따서 소금으로 바락바락 주물러 거즈로 짜낸 즙을 가려운 부위에 바른다. 나팔꽃잎은 반드시 흐르는 물에 깨끗이 씻어 마른행주로 물기를 닦아낸 다음 즙을 짠다.

베거나 긁혔을 때

알로에의 젤리질을 붙이거나 마늘즙을 바른다

날카로운 물건에 베거나 긁혔을 때는 상처가 어느 정도인지 살펴보고 치료한다. 상처가 심하면 거즈 등으로 환부를 꼭 눌러 피를 멎게 한 후 의사의 치료를 받고, 상처가 가벼우면 깨끗이 씻은 다음 소독약을 발라 잡균의 감염을 예방한다. 소독약이 없거나 빠른 치료 효과를 원할 때는 민간요법을 사용한다.

★ 쑥즙을 바른다 쑥 10~15g을 흐르는 물에 씻어 분마기에 간 다음 거즈로 싸서 즙을 받는다. 그 즙을 탈지면에 적셔 베거나 긁힌 부위에 발라 준다. 즙을 짜고 난 건더기는 거즈에 얇게 펴 발라 환부에 대고 붕대나 반창고로 고정한다. 쑥은 피를 멈추게 하고 통증을 가라앉히는 작용을 해 상처를 빨리 아물게 한다.

★ 마늘즙을 바른다 깨끗이 손질한 마늘 1~2개를 강판에 갈아 거즈에 받쳐서 즙을 낸 뒤 그 즙에 3~5배 정도의 물을 붓고 잘 섞어서 거즈에 적신다. 적신 거즈를 환부에 대면 소독 효과가 있어 얼얼한 느낌이 든다.

★ 알로에의 젤리질을 붙인다 알로에는 강한 살균 작용과 세포 재생 작용이 있어 상처 부위의 감염을 예방하고, 흉터가 생기지 않도록 막아 준다.
싱싱한 알로에잎을 구해 껍질을 벗긴 다음 잎 안의 젤리질 부분을 직접 상처에 붙이고 붕대나 반창고로 고정한다. 2~3시간에 한 번씩 새것으로 갈아 준다.

★ 고춧잎 · 줄기 달인 물을 바른다 연한 고춧잎과 줄기를 햇볕에 바짝 말린 것 30g에 물 2컵을 붓고 중불에서 물이 반으로 줄어들 때까지 달인다. 그 물을 탈지면에 적셔 상처난 부위에 넓게 바르면 소독 효과를 얻을 수 있다.

이가 아플 때

구운 가지꼭지를 씹거나 솔잎 달인 물로 양치질한다

이가 쑤시고 아픈 원인은 대부분 충치에 의한 것이지만, 치은염, 구강염, 치조농루 등에 의해서 나타나기도 한다. 어떠한 원인이든 가볍게 생각하고 방치해 두면 증세가 심해져 이를 뽑아야 할 경우도 생긴다. 반드시 의사의 치료를 받고 통증이 심할 때는 진통 효과가 있는 식품과 약초를 사용해 응급처치한다.

★무즙을 귀에 떨어뜨린다 지름 8~10cm 정도 되는 맵지 않은 무를 골라 강판에 갈아 그 즙을 아픈 이의 반대쪽 귀에 몇 방울 떨어뜨린다.

★간 마늘을 아픈 이로 문다 마늘을 강판이나 분마기에 곱게 갈아 아픈 이에 조금 얹어 지그시 물고 있으면 통증이 가라앉는다. 2시간에 한 번씩 갈아 주는데 마늘은 사용하기 직전에 갈아야 약효가 더 좋다.

★가지꼭지를 검게 구워서 씹는다 가지의 꼭지 부분을 잘라 알루미늄호일에 싸서 중불에서 검게 구운 다음 아픈 쪽 이로 씹으면 통증이 줄어든다.

★솔잎 달인 물로 양치질한다 깨끗이 씻은 솔잎 10g에 물 5컵을 붓고, 중불에서 물이 반으로 줄어들 때까지 달인다. 달인 물이 식으면 그 물로 통증이 가라앉을 때까지 몇 번이고 양치질한다.

★범의귀즙으로 냉찜질한다 범의귀잎을 물에 깨끗이 씻은 다음 대접에 담고 적당량의 소금을 뿌려 손으로 조물조물 주무른다. 거즈에 소금에 절인 잎을 담고 꼭 짜서 즙을 받는다. 그 즙을 탈지면에 적셔 아픈 이에 대고 냉찜질한다.

코피가 날 때

콧속에 무즙을 넣거나 짓찧은 마늘로 발바닥을 찜질한다

코피는 어떤 물체에 얼굴을 부딪혔거나 코를 잘못 후볐을 때, 머리에 피가 몰렸을 때, 또는 정신적인 스트레스가 쌓였을 때 주로 나타난다. 대부분은 2~3분이면 자연적으로 코피가 멎으므로 크게 걱정하지 않아도 된다. 그러나 출혈이 심하거나 특별한 이유 없이 코피가 자주 날 때는 반드시 의사의 진찰을 받는다.

★콧속에 무즙을 넣는다 맵지 않은 무를 골라 흐르는 물에 깨끗이 씻은 다음 푸른 부분은 잘라내고 흰 부분만을 강판에 곱게 간다. 이 무즙을 둥글게 말은 탈지면에 적셔서 콧속에 넣어 주면 코피가 서서히 멎는다.

★연근즙을 마신다 이유없이 코피가 자주 나는 사람은 신선한 연근을 깨끗이 손질해서 강판에 간 다음 거즈에 밭쳐 즙만 소주잔으로 한 잔씩 마신다. 조금 번거롭더라도 매일 하루 분량씩 만들어 마시는 것이 좋다.

★짓찧은 마늘로 발바닥을 찜질한다 마늘을 잘게 썰거나 분마기에 짓찧어 움폭 들어간 발바닥에 찜질해 주면 코피를 멈추는 데 효과가 좋다.

★쑥 달인 물을 마신다 쑥을 따다가 바람이 잘 통하는 그늘에서 바짝 말린다. 하루에 3g씩 물 3컵을 붓고 달여 물이 반으로 줄면 조금씩 마신다.

★회화나무 열매 달인 물을 마신다 회화나무의 꽃이나 열매를 말렸다가 코피가 날 때 10g 정도에 물 3컵을 붓고 하루 3회로 나누어 마셔도 효과가 좋다. 회화나무의 꽃과 열매는 한약재 시장에서 구입할 수 있다.

타박상을 입었을 때

치자연고를 환부에 바르거나 알로에를 갈아 냉찜질한다

타박상을 입거나 손가락·발목 등을 삐면 겉으로 보이는 상처는 없으나 내부의 작은 혈관들이 터져 붓고 멍이 들며 통증이 느껴진다. 이럴 때는 먼저 차가운 물수건이나 얼음 주머니로 다친 부위를 냉찜질하고 부기와 통증이 가라앉으면 온찜질로 혈액순환을 촉진한다.

★소금·식초를 섞어 온찜질한다 천연양조식초와 굵은소금을 1컵씩 섞어 물 10컵을 붓고 팔팔 끓인 다음 50℃ 정도가 될 때까지 식힌다. 물이 적당한 온도로 식으면 거즈나 수건을 그 물에 담가 꼭 짠 다음 아픈 부위에 온찜질한다.

★무·생강을 갈아 온찜질한다 상처가 없고 속이 실한 무 1개와 껍질 벗긴 생강 1쪽을 강판에 갈아 고루 섞은 다음 거즈에 도톰할 정도로 펴 발라 환부에 붙인다. 그리고 그 위에 뜨거운 물수건을 올려놓아 온찜질 효과를 낸다. 이 방법은 혈액순환을 촉진하여 멍을 빨리 가시게 한다.

★알로에를 갈아 냉찜질한다 삐거나 타박상을 입어 통증이 심하고 붉게 부어오를 때는 싱싱한 알로에의 생잎을 구해 껍질을 깨끗이 씻은 다음 가시는 잘라내고 강판에 갈아서 거즈에 바른 뒤 환부를 찜질한다. 알로에는 피부세포의 신진대사를 돕고 열을 내리는 작용을 한다.

★치자연고를 바른다 잘 말린 치자나무열매를 분마기에 넣고 곱게 찧어 가루를 만든다. 치자가루 1/2컵에 달걀흰자 1개분과 밀가루를 조금 섞어 부드럽게 반죽한 다음 거즈에 펴 발라 환부에 붙인다.

팔꿈치 통증이 있을 때

쑥으로 약초 목욕을 하면 통증이 줄어든다

팔꿈치에 염증이 생겨 나타나는 관절통으로, 테니스나 배드민턴 등 팔꿈치를 많이 사용하는 운동을 할 때 갑작스럽게 심한 통증이 느껴진다. 이런 증세가 느껴질 때는 먼저 팔을 되도록 움직이지 말고 통증이 있는 관절에 냉찜질한다. 아픈 증세가 가라앉으면 소염 효과가 있는 식품으로 온찜질한다.

★ 쑥으로 약초 목욕을 한다 예로부터 신경통·복통 등에 민간약으로 사용된 쑥으로 약초 목욕을 해도 효과가 뛰어나다. 쑥의 생잎 200g을 깨끗이 씻어 베 보자기에 담고 따뜻한 목욕물에 우려낸 다음 그 물로 목욕한다. 이때 약초가 담긴 주머니로 아픈 부분을 문지르듯이 마사지하면 더욱 효과가 좋다.

★ 감자·밀가루연고로 온찜질한다 싹이 돋지 않은 싱싱한 감자 3개를 깨끗이 씻어 껍질을 벗기고 강판에 간 다음 같은 분량의 밀가루를 섞어 뜨거운 물을 붓는다. 반죽이 연고 상태로 발효되면 거즈에 1cm 두께로 펴 발라 환부에 붙여 준다. 재료가 마르면 새것으로 교환한다.

★ 토란즙·밀가루·식초를 섞은 연고로 온찜질한다 알이 굵은 토란 3개를 준비하여 깨끗이 씻은 다음 껍질을 벗기고 강판에 간 뒤 같은 분량의 밀가루와 식초 2큰술을 넣고 고루 섞어 연고를 만든다. 관절염으로 인해 통증이 느껴질 때는 이 연고에 찬물을 조금 섞어 잠시 재워 두었다가 거즈에 고루 펴 발라 냉찜질하고, 통증이 가라앉으면 뜨거운 물을 섞은 다음 수건을 적셔 꼭 짜낸 뒤 온찜질한다. 피부가 민감한 사람은 토란옻이 오를 염려가 있으므로 엷은 거즈를 한 장 대고 찜질하는 것이 좋다.

피부가 붓고 가려울 때

소주를 바르면 피부가 진정되고 부기가 빠진다

토란이나 옻나무 등 식물에서 화장품·향수·약품에 이르기까지 피부병의 원인이 되는 것은 참으로 많다. 먼저 부어오르거나 가려울 때는 냉찜질로 증세를 가라앉히고 밤나무잎 달인 물, 소주 등을 바른다. 땀을 많이 흘리거나 자극적인 음식, 조미료를 많이 먹는 것도 피부병의 원인이 되므로 피한다.

★ 소주를 바른다 옻이 올랐을 때는 탈지면에 소주를 적셔 환부에 발라 준다. 소주에 들어 있는 알코올 성분이 작용하여 1~2일이면 부기가 빠진다.

★ 복숭아잎 달인 물로 목욕한다 욕조에 뜨거운 물을 받은 다음 복숭아잎을 띄워 물이 우러나면 약초 목욕을 하거나 복숭아잎 100g에 물 3컵을 붓고 중불에서 양이 반으로 줄어들 때까지 서서히 달인다. 이 물을 거즈에 흠뻑 적셔 환부를 씻어 내듯이 닦아 준다. 약초를 달일 때 투명 내열유리 냄비를 사용하면 성분 변화를 일으키지 않고 물의 양도 한눈에 알아볼 수 있어 편리하다.

★ 밤나무잎 달인 물을 바른다 밤나무잎 말린 것과 가지 10g에 물 1컵을 붓고 중불에서 양이 반으로 줄어들 때까지 달인다. 달인 물을 아침저녁으로 2~3일 정도 환부에 바르면 피부병으로 인한 가려움증이 가라앉는다. 말린 밤나무잎과 가지는 한약재 시장에서 구입할 수 있다.

★ 메밀가루·명반연고를 붙인다 메밀가루 100g과 명반가루 10g을 대접에 담고 적당량의 물을 부은 다음 되직하게 반죽한다. 붕대 또는 한지에 반죽한 연고를 펴 발라 환부에 붙이되 재료가 마르면 새것으로 갈아 준다.

피부가 텄을 때

붉은고추 우린 물에 손이나 발을 담그거나 당근즙을 바른다

날씨가 춥고 건조한 겨울철에는 피부가 트고 동상에 걸리기 쉽다. 이런 증세가 유난히 심한 사람은 몸이 약하거나 빈혈·비타민 부족 등이 원인일 수 있으므로 혈액순환에 도움이 되는 식품을 섭취하고 차가운 곳에 피부를 오래 노출하지 않는다. 외출할 때는 몸을 따뜻하게 하고 물일을 한 후에는 물기를 닦아 준다.

★당근즙을 바른다 상처가 없고 싱싱한 당근을 강판에 갈아 거즈로 짜서 받아낸 즙을 동상 걸린 부위에 바르고 가볍게 마사지해 주면 혈액순환을 촉진하여 가려운 증세를 가라앉혀 준다.

★생강 달인 물로 씻는다 생강은 몸을 따뜻하게 하고 신진대사를 왕성하게 해 주는 작용이 있어 생강 달인 물로 동상이 걸린 부위를 씻어 주면 효과가 좋다. 생강 9g에 물 3컵을 붓고 물이 반으로 줄어들 때까지 달인다. 생강 달인 물은 뜨거울 때 사용하지 말고 미지근하게 식었을 때 사용한다.

★붉은고추 우린 물에 담근다 피부가 트고 까칠해졌을 때는 붉은고추 2~3개를 잘게 다져 대야에 담고 적당량의 뜨거운 물을 부어 그 물이 미지근하게 식으면 5분 정도 환부를 담가 준다. 하루에 1회, 3~5일 정도 반복하면 증세가 조금씩 호전된다.

★신발에 붉은고추를 넣는다 동상에 걸려 발에 감각이 없을 때는 붉은고추 3~4개를 잘게 다져 거즈나 탈지면에 싸서 신발 속에 넣어 둔다. 고추는 혈액순환을 원활하게 하는 작용이 있으므로 증세가 조금씩 호전된다.

화상을 입었을 때

알로에의 젤리질을 펴 바르거나 소금물에 담근다

뜨거운 기름·물, 불 등에 데어서 화상을 입었을 때는 적절한 응급처치를 하는 것이 가장 중요하다. 우선 피부에 스며든 열을 찬물이나 얼음물 등으로 식히고 상처가 생긴 부위에 세균이 들어가지 않도록 깨끗하게 닦는다. 화상으로 인해 물집이 생겼을 때는 터트리지 말고 피부과를 찾는다.

★꿀을 바른다 뜨거운 물이나 기름에 데었다고 하더라도 피부 표면이 빨갛게 붉어지는 정도로만 나타나는 가벼운 화상에는 꿀을 고루 바른다.

★오이나 가지를 얇게 썰어서 붙인다 오이를 얇게 저며 썬 다음 화상이 생긴 부위에 붙이거나 가지를 냉장고에 차게 넣어 두었다가 세로로 얇게 잘라서 환부에 붙인다. 오이나 가지는 피부에 남아 있는 열을 식혀 준다.

★묽은 소금물에 담근다 피부가 화상 때문에 빨갛게 부어오를 때는 묽은 소금물을 만들어 환부를 담그거나 탈지면에 적혀 마사지해 주면 통증이 줄어들고 물집이 생기지 않는다. 단, 심한 화상으로 피부의 표피층이 벗겨졌을 때는 삼간다. 무즙으로 찜질해도 열이 내린다.

★알로에의 젤리질을 붙인다 알로에는 뛰어난 살균 작용과 소염 및 수렴 작용 등이 있어 화상 치료에 매우 좋다. 알로에의 생잎을 잘라 끓는 물에 넣었다가 살짝 데쳐 살균한 다음 껍질을 벗겨 그 안의 젤리질을 화상을 입은 부분보다 조금 널찍하고 얇게 저며 썬다. 썰어 놓은 알로에를 차게 했다가 화상이 있는 부위에 붙인다. 수분이 마르면 새것으로 바꿔 준다.

허리를 삐끗했을 때

생강연고를 펴 바르거나 붉은고추즙으로 찜질한다

무거운 짐을 들어 올리거나 허리 근육에 갑작스런 자극을 주어 허리를 삐끗했을 때는 염증이 생기거나 인대가 늘어나 아프다. 이럴 때는 2~3일 정도 안정을 취하고 통증이 심한 부위에 찜질을 해 준다. 통증이 어느 정도 가라앉으면 따뜻한 물이나 생강연고, 붉은고추즙 등으로 찜질해 혈액순환을 촉진한다.

★생강연고를 펴 바른다 껍질째 깨끗이 씻은 생강 1쪽을 강판에 갈아 대접에 담고 2배 정도의 밀가루와 섞는다. 통증이 심하거나 열감이 느껴질 때는 찬물을, 허리가 뻣뻣하거나 묵직한 느낌이 들 때는 뜨거운 물을 넣고 조금 묽게 반죽하여 연고를 만든다. 거즈에 반죽해 놓은 생강연고를 잘 펴 바른다. 피부가 민감한 사람은 환부에 식물성 기름을 바르거나 얇은 거즈를 한 장 덧댄 다음 생강연고를 바른 거즈를 붙인다.

★식초를 넣어 먹는다 평소 음식에 식초를 자주 섞어 먹으면 요통 예방에 도움이 된다. 이는 식초의 초산과 아미노산이 식품 중에 함유된 칼슘의 흡수를 높이고, 체내에서 사용되기 쉽게 해 주기 때문이다. 특히 녹황색 채소로 만든 샐러드나 생선, 대두 제품에 식초를 듬뿍 넣어 먹으면 뼈가 튼튼해지고 근육의 수축성이 좋아져 요통 예방에 탁월한 효과를 볼 수 있다.

★볶은 콩으로 찜질한다 알이 굵고 윤기가 흐르는 메주콩 50알 정도를 대접에 담고 자작할 정도로 물을 부은 다음 2~3시간쯤 불린다. 콩이 부드러워지면 체에 건져 물기를 뺀 뒤 마른 행주로 닦아 프라이팬에 달달 볶는다. 콩이 볶아지면 뜨거울 때 수건이나 면주머니에 싸서 마사지하듯이 허리를 문질러 준다.

너무 뜨거우면 속옷을 입은 채로 마사지해도 좋다. 콩이 식으면 다시 뜨겁게 볶아서 여러 번 반복해 주면 통증이 조금씩 가라앉는다.

★유자차를 마신다 유자차는 모세혈관을 튼튼하게 하고 혈액순환을 촉진하므로 허리 통증이나 신경통 예방과 치료에 좋다. 잘 익은 유자를 따서 잘게 썬 다음 꿀이나 설탕과 함께 켜켜로 깔고 15일 정도 재워 두면 유자청이 되는데 이것을 따뜻한 물에 타서 마신다.

★부추 달인 물을 마신다 부추는 어혈을 풀어 주고 몸을 따뜻하게 해 주는 성질이 있어 요통에 효과가 있다. 만성 요통일 경우에는 부추 달인 물에 청주를 타서 마시면 컨디션도 회복되고 통증도 줄어든다.

★청주목욕을 한다 허리가 아프거나 신경통으로 쑤실 때 목욕물에 청주를 조금 타면 통증이 가시고 몸이 개운해진다. 먼저 욕조에 따뜻한 물을 적당히 받은 다음 청주 2ℓ를 부어 고루 섞는다. 그런 다음 목욕물에 몸을 담그는데, 이때 가슴 아래까지만 담그는 것이 좋다. 이렇게 오래 앉아 있으면 따뜻한 기운이 허리 부분에 집중되어 허리 통증이 사라진다.

★붉은고추즙으로 찜질한다 붉은고추 생것 7~8개를 깨끗이 씻어 꼭지는 따내고 잘게 썬 다음 냄비에 담고 물 3컵을 부어서 물이 반으로 줄어들 때까지 달인다. 달여낸 고춧물에 거즈나 부드러운 수건을 적셔 따뜻할 때 허리에 찜질해 주면 혈액순환을 촉진해 준다. 물이 식으면 몇 번이고 데워서 뜨겁게 찜질해야 효과가 더 좋다.

★황백연고를 만들어 찜질한다 한약재 시장에서 황벽나무의 속껍질을 구입해 분마기에 곱게 간 다음 가루 5큰술에 식초 1/2컵을 고루 섞는다. 이것에 달걀흰자 1개분을 섞어서 반죽한 다음 거즈나 부드러운 수건에 반죽한 재료를 발라 허리에 붙여 통증을 가라앉힌다. 연고가 마르면 새것으로 교환해 준다.

ㄱ

ㄴ

ㄷ

ㄹ·ㅁ

ㅂ

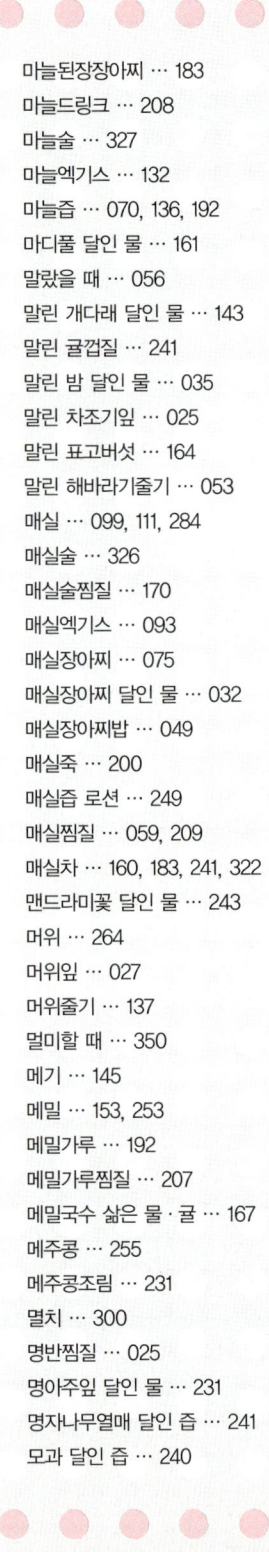

ㅅ

ㅈ

ㅊ

ㅋ·ㅌ

ㅍ

ㅎ